Peter Mandel / Andreas Pflegler

Farben: die Apotheke des Lichtes

Band 1

Peter Mandel / Andreas Pflegler

Farben: die Apotheke des Lichtes

Band 1

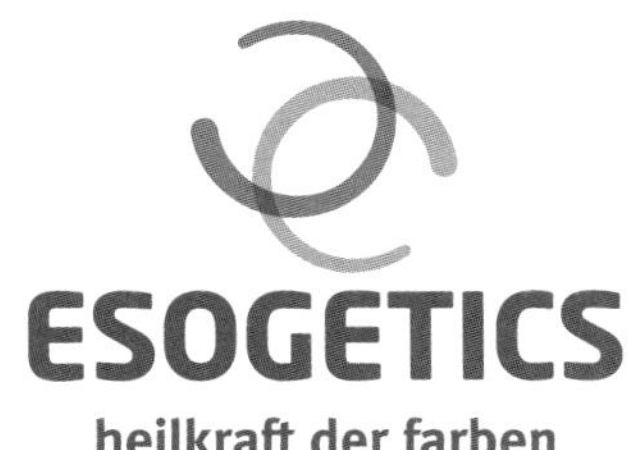

5. Auflage 2017

D-76646 Bruchsal • Hildastraße 8

Illustrationen: Rosita Mandel
Lektorat: Birgit Henneges
Umschlaggestaltung: Hans-Jürgen Mandel
Satz und Layout: Hans-Jürgen Mandel, Graphik & Layout
Druck: Druck & Kalendermarketing Sosset GmbH, 88353 Kisslegg
Printed in Germany – ISBN 978-3-925806-99-5

Inhalt

Zu diesem Buch

Mit dem Band 1 der Buchreihe „Farben: die Apotheke des Lichtes" wird die Farbtherapie der Esogetischen Medizin erstmals auch Nichtmedizinern und Nichttherapeuten zugänglich gemacht. Unserer Überzeugung nach ein sehr wichtiger Schritt. Denn viele oft chronisch verlaufende körperliche und seelische Belastungen, viel Zeit und letztendlich viele Kosten können wir uns alle durch einen sinnvollen und eigenverantwortlicheren Umgang mit den Gaben und Aufgaben, die jedem von uns in die Wiege gelegt sind, ersparen.

Sicher gibt es viele Wege dorthin – die Esogetische Farbtherapie ist einer davon:
ein Weg, der schon von vielen Ärzten und Heilpraktikern beschritten wurde,
eine Therapie, deren Erfolg seit vielen Jahren Tausende von Patienten überzeugt,
eine Lehre, in der es um den ganzen Menschen geht!

Peter Mandel als Hauptautor schöpfte aus seiner jahrzehntelangen Praxis- und Forschungsarbeit und filterte die Therapien heraus, die gerade für zu Hause so hilfreich sind. Im praktischen Teil des Buches beschreibt er – zusammen mit seinem Kollegen und langjährigen Praxismitarbeiter Andreas Pflegler – die „gängigsten" Alltagsbeschwerden und wie man ihnen durch einfache Anwendungen mit der Farbtherapie – und ohne Tabletten und generell ohne schädliche Nebenwirkungen – vorbeugen und im wahrsten Sinne zu Leibe rücken kann.

So konnte der erste Band einer ganzen Buchreihe entstehen, welche Informationen über Hintergründe und Symptome bestimmter Beschwerden mit praktischen Anweisungen kombiniert und in der Sprache des Patienten bzw. des gesundheitsbewussten Laien ausdrückt.

Dabei versteht sich diese Buchreihe nicht etwa als Ersatz für den Gang zum Arzt oder Heilpraktiker. Im akuten Krankheitsfall – und darauf weisen die Autoren auch immer wieder hin – ist die fachlich fundierte Diagnose und Therapie unumgänglich.

„Farben: die Apotheke des Lichtes" ist vielmehr eine Hilfe zur Vorbeugung, Therapiebegleitung, zur Linderung und Genesung von Alltagsbeschwerden.

Und da eine der Grundaussagen in der Esogetischen Medizin lautet: „Wie innen, so außen", lassen wir über der so genannten inneren Schönheit auch den Aspekt der kosmetischen Anwendung nicht außer acht...

Die Schwerpunkte liegen aber eindeutig in der Behandlung verschiedener, in der therapeutischen Praxis häufig beklagter Beschwerden. Dabei geht es im ersten Buch vor allem um Grundbehandlungen bei Magen- und Darmerkrankungen, Kinderkrankheiten, um den Aufbau der körpereigenen Abwehr und um Erkrankungen der Haut.

Mit diesem wie auch mit den nächsten Bänden versuchen wir, eine Symbiose zu schaffen zwischen größtmöglicher Information und Hilfestellung einerseits und übersichtlichen, leicht nachvollziehbaren Farbtherapie-Anweisungen für die ganze Familie andererseits. Dabei sehen wir es als unsere Aufgabe, kein Gesundheitslexikon zu präsentieren, sondern Ihnen eine praktische, sofort umsetzbare Hilfe an die Hand zu geben.

Teil 1

Peter Mandel

Licht und Farben

Der Weg zur Esogetischen Farbtherapie

Als ich vor vielen Jahren begann, mich mit dem Thema Licht und Farben näher zu beschäftigen und mich dafür zu interessieren, was Licht und Farbe im eigentlichen Sinne sind, welche Möglichkeiten sie uns geben und auf welche Weise sie Einfluss auf uns ausüben, konnte ich natürlich noch nicht ahnen, welchen Weg ich damit beschritten hatte. Heute ist mir klar, dass mir dieser Weg bestimmt war – ein Weg, der tiefer und tiefer in die Geheimnisse des Lebens hineinführen sollte!

Anfangs war es auch für mich nichts weiter als eine phantastische Philosophie, die das Licht als Urquell des Lebens beschrieb. Ständig kreisten meine Gedanken um dieses zentrale Thema, und mehr und mehr wurde ich mir dessen bewusst, dass ich mich damit wirklich „im Kreis drehte".

Und ich tat das einzig Richtige: Ich verließ meine eigene Gedankenwelt, um die Philosophien und Erkenntnisse anderer zu erschließen. Ich begann, Bücher zu lesen – alte und neue Literatur. Ich las einfach alles, was mir geeignet erschien, mich auf meinem Weg ein kleines Stück weiterzubringen.

Natürlich dachte ich zu der Zeit nicht im entferntesten daran, dieses Medium „Licht" mit therapeutischen Anwendungen in Verbindung zu bringen. Doch während ich vorhandenes Wissen sammelte, entwickelte sich immer stärker der Wunsch, dieses Wissen sinnvoll umzusetzen. Und nachdem ich viele Jahre über Licht und Farben theoretisiert hatte, begann ich 1977 mit meiner praktischen Arbeit. Damals war es noch üblich, den Körper großflächig zu bestrahlen. Diese Art der Behandlung mit Licht war sehr zeitintensiv und langwierig, und oft war die Geduld der Patienten überstrapaziert.

Während ich noch darüber nachdachte, warum die Therapieerfolge bei dieser Art von Behandlung so lange auf sich warten ließen, wurde mir plötzlich klar: Meine Praxiserfahrung und die Erkenntnisse, die ich aufgrund meiner „Sammlerleidenschaft" über Licht und Farben gewonnen hatte, ließen sich miteinander kombinieren! Das war die Geburtsstunde der Farbpunktur.

Ich konzentrierte mich voller Enthusiasmus und mit meiner ganzen Kraft auf diese Arbeit – vor allem auf die chinesische Philosophie und Akupunkturlehre. Ich wollte herausfinden, ob es einen Zusammenhang zwischen dem Energienetz der chinesischen Meridiane und Licht beziehungsweise Farben gibt. Denn einerseits war für das menschliche Verständnis das Licht Inbegriff der sichtbaren Energie, und andererseits sprach man in der chinesischen Akupunktur von Energiebahnen und Energiepunkten. Intuitiv wusste ich, dass Licht, so wie es die Wissenschaft beschreibt, ein adäquates Medium zu diesen unsichtbaren Energien sein musste!

Wenn man Licht und Farben mit den Energiebahnen und -punkten zusammenbringen wollte, musste also die Konsequenz heißen: weg von der Großflächenbestrahlung und hin zur Punktbestrahlung!

Das war die Basis einer neuen Therapieform, die zwischenzeitlich zwar ausgereift und seit über 25 Jahren fester Bestandteil in therapeutischen Praxen vieler Länder der Erde geworden ist, die aber noch unendlich viele Möglichkeiten birgt, Licht ganz gezielt zum Wohlbefinden und zur Gesundung der Menschen einzusetzen.

Bereits 1973 hatte ich auf einem anderen Gebiet begonnen, Energie zu beobachten. Seit langem faszinierte mich ein bereits vor der Jahrhundertwende entdecktes Verfahren, das in den 30er Jahren von dem russischen Forscherehepaar Semjon und Valentina Kirlian erneut aufgegriffen und weiterentwickelt wurde: die Kirlianfotografie. Man glaubte damals, eine Technik zur Hand zu haben, die es ermöglichte, die legendäre Aura sichtbar zu machen. Nach kürzester Zeit gab es auf dem Buchmarkt einen regelrechten „Kirlianboom"; auch seriöse Wissenschaftler beschäftigten sich ernsthaft mit diesem Phänomen. Man wollte herausfinden, ob die Phänomene in einem Kirlianbild eine Energie darstellten, die Teil alles Lebendigen – ja, vielleicht sogar der Motor des Lebens überhaupt war. Wie nicht anders zu erwarten, gab es die widersprüchlichsten Aussagen; der Bogen der Behauptungen spannte sich vom bloßen Glauben bis hin zur heftigsten Ablehnung.

Mein Interesse wurde von meinem Bruder Eberhard Mandel tatkräftig unterstützt – er konstruierte die notwendigen Apparate, mit deren Hilfe ich meine Beobachtungen intensivieren und neue Ideen umsetzen konnte. Möglicherweise, so überlegten wir, war der Grund für die konträren Aussagen bezüglich der Kirlianfotografie darin zu suchen, dass immer nur ein Teilbereich innerhalb dieser Aufnahmetechnik sichtbar gemacht, untersucht und interpretiert wurde.

Alles, was ich je lernen und erfahren durfte, festigte und belegte meine Überzeugung, dass die Ganzheitlichkeit des Lebens eine Tatsache ist. Die Ganzheitlichkeit lässt es zwar zu, aus dem Teil auf das Ganze zu schließen, jedoch immer unter der Voraussetzung, dass jede Reflexion – gleichgültig, wo sie ansetzt – das Ganze reagieren lässt! So entstand Schritt für Schritt eine Diagnoseform, die durch die Information der Phänomene über psychische und physische Unregelmäßigkeiten Aufschluss gibt: die Energetische Terminalpunkt-Diagnose, kurz ETD. Und schon bald wurde meine Theorie bestätigt – die auf einem Kirlianbild sichtbaren Strukturen (die so genannten Biophotonen-Abstrahlungen der Fingerkuppen und Fußzehenspitzen) zeichneten ein Zustandsbild des ganzen Menschen. Damit war es erstmals möglich, die Informationen des Inneren visuell im Außen abzulesen! Allerdings war dazu ein Umdenken erforderlich:

Nun kam es nicht mehr darauf an, nur den Ort der Beschwerde oder des Schmerzes zu untersuchen, sondern den Weg zurück zur Ursache zu verfolgen. Dieser Weg wird durch die so genannten topographischen Sektoren (die Einteilung und Zuordnung der Abstrahlungen) der Energetischen Terminalpunkt-Diagnose klar aufgezeigt. Wie bei einem roten Faden kann man die Beschwerden, über welche die Patienten klagen, auf dem Kirlianbild nachvollziehen und bis zu ihrer Ursache zurückverfolgen. Oft haben diese Ursachen, auch im medizinischen Sinne, keinen direkten Bezug zum Krankheitsbild des Patienten. Zum Beispiel sind Konfliktsituationen während der Kindheit – vor allem um das 3., 6., 9. und 12. Lebensjahr – sehr oft Ursachen für Krankheiten im Erwachsenenalter. Auch wenn der Mensch sich keines Konfliktes bewusst ist (und schon gar nicht, wenn es um Probleme geht, die so lange zurückliegen), können ihn solche psychischen oder auch physischen Belastungen nicht selten sein ganzes Leben lang „verfolgen" und sich in verschiedenartigsten Beschwerdebildern manifestieren. Nicht umsonst entstehen die meisten körperlichen Beschwerden aufgrund vorangegangener psychischer Belastungen – also aus akuten oder chronischen Konfliktsituationen! Nur wenn die Ursache einer Krankheit richtig erkannt wird, werden auch die Beschwerden auf Dauer gemildert oder geheilt! Und sicher ist, dass jeder Schmerz, jede Krankheit eine Ursache hat; denn alles ist einem Entwicklungsprozess unterworfen, und auch eine Krankheit fällt nicht einfach vom Himmel! Lassen Sie mich das Ganze anhand eines Beispiels verdeutlichen:

Abbildung 1:
Dieses ETD-Bild zeigt den Zustand einer 42jährigen Frau. Sie kam in unsere Praxis wegen dauernder Bauchbeschwerden. Alle vorangegangenen Untersuchungen ergaben keinen Befund; auch die röntgenologische Untersuchung brachte kein Ergebnis. Die Patientin war noch nie ernsthaft krank gewesen, und außer einer Mandel- und Blinddarmoperation war ihre Krankheitsgeschichte unauffällig. Die Bauchbeschwerden, die sich einerseits durch Übersäuerung, andererseits

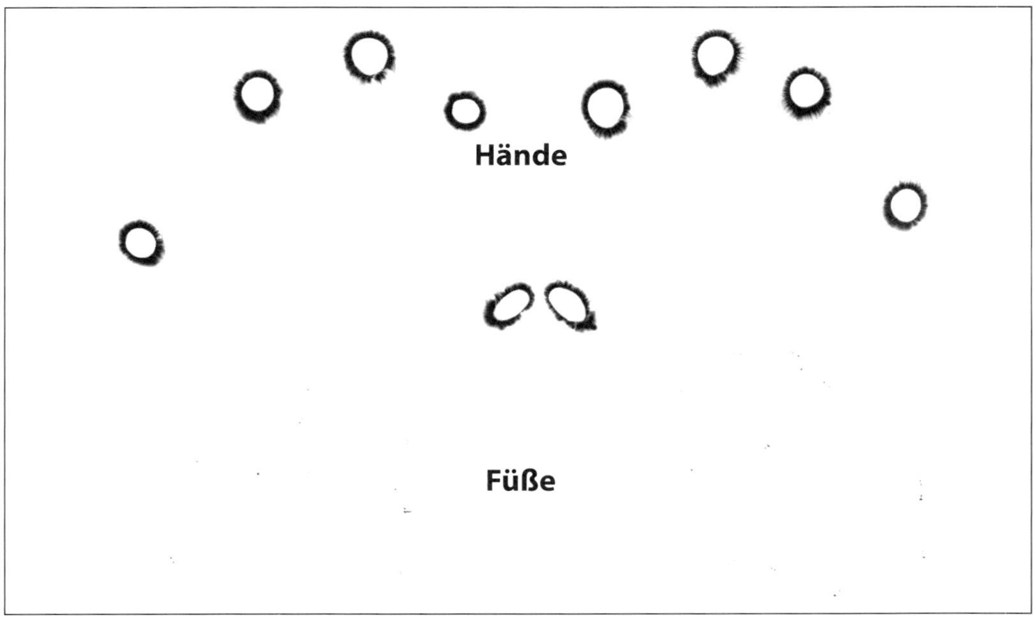

Abb. 1 ETD-Bild 1

durch starke Blähungen bemerkbar machten, waren während der Kirlian-Aufnahmen besonders quälend.

Betrachten wir das ETD-Bild genauer, so fällt besonders die Leere im Bereich der Füße (untere Bildhälfte) auf. Hier zeigt sich keine Abstrahlung, und das bedeutet, dass die oberen Stoffwechselorgane inaktiv sind. Das alleine lässt sicherlich nicht auf ein krankhaftes Geschehen schließen, jedoch kann eine solche Funktionsschwäche die Beschwerden unserer Patientin auslösen. Auch die Art der Abstrahlung im Fingerbereich lässt interessante Rückschlüsse zu. Sie erscheint in diesem Bild starr, ohne Bewegung, und weist auf eine „Starre" in der Psyche hin. Dadurch entsteht zwangsläufig Stress, der sich über den Solarplexus (Sonnengeflecht) bemerkbar macht.

Wir behandelten die entsprechenden Sequenzen für Säure und für Schwäche der Bauchorgane mit der Farbpunktur. Schon nach drei Behandlungen hatte die Patientin keine Blähungen mehr. Sie konnte nun selbst beobachten, dass ihre Symptome besonders nach Aufregung stark ausgeprägt waren. Nach insgesamt fünf Behandlungen konnten wir die Therapie abschließen und die Patientin aus unserer Praxis entlassen. Alle Beschwerden waren beseitigt.

Abbildung 2:
Hier zeigt sich deutlich, dass die Abstrahlungen im Fußbereich aufgebaut sind. Dies wiederum bedeutet, dass die Organbereiche wieder normal funktionieren. Die Patientin behandelte sich nun nach unseren Farbpunktur-Anweisungen zu Hause weiter.

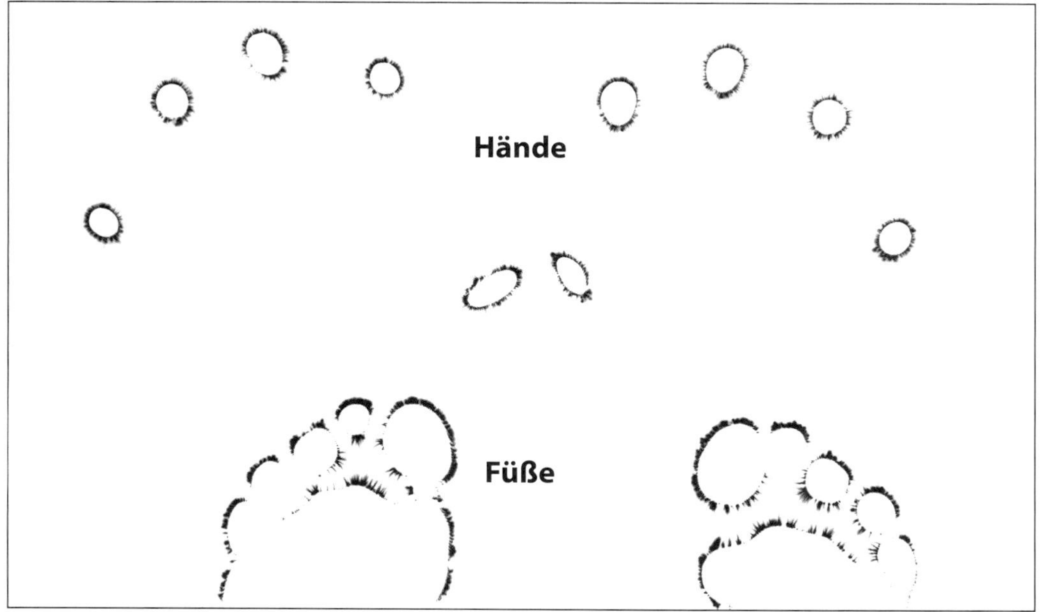

Abb 2 ETD-Bild 2

Die ETD war Ausgangspunkt meiner therapeutischen Überlegungen. Der Schlüssel zur Therapie mit Farbe war menschliche Energie, nämlich die Bio photonenabstrahlung der Hautoberfläche als Informationsträger.

So wie der menschliche Körper Information in Form von kleinsten Lichteinheiten (Biophotonen) „abstrahlt", genau so musste es doch auch umgekehrt möglich sein, Licht oder Teile des Lichts als Informationsträger in den Körper einzuschleusen. Diese Überlegungen waren die Grundlage neuer Therapieformen, die ich im Laufe der Jahre entwickelte – ohne jedoch dabei auf alte, bewährte Behandlungen zu verzichten. Mein Bestreben war es immer, nach Möglichkeit wirksame überlieferte Methoden mit Hilfe der enormen Entwicklungen, die uns unser wissenschaftlicher und technischer Wissensstand anbietet, zu optimieren.

Ein erster Schritt in diese Richtung war die Akupunkt-Impuls-Therapie. Und obwohl der Kerngedanke damals und heute derselbe ist, musste ich ihn im Laufe der Zeit immer wieder neu modifizieren. Wir wissen, dass lebende Zellen miteinander kommunizieren. Jede Zelle weiß von der Existenz jeder anderen, und in jeder Zelle ist die Gesamtheit aller Informationen enthalten. Die Überlegung, dass eine gestörte Kommunikation dieser Zellen nach dem Resonanzprinzip beeinflusst werden kann, stand bei allen Entwicklungen neuer Therapien, Reflexpunkte und -zonen im Vordergrund. Führen wir uns nun noch einmal die ETD-Diagnose vor Augen, dann stellen die Fingerkuppen und Zehenspitzen nichts anderes dar als in sich geschlossene Reflexfelder des „Ganzen". Dies wurde auch durch Versuche bestätigt, die wir mit der in der ETD-Topographie festgelegten Anordnung der Organsysteme oder Zellverbände (also deren Übertragung und Platzierung auf die Umflüsse von Finger- und Zehenkuppen) durchführten: Wir überprüften die einzelnen Sektoren mit den piezoelektrischen Impulsen des Akupunkt-Impulsers, indem wir beispielsweise bei Schmerzen in der Wirbelsäule 10 bis 15 Impulse auf den entsprechend der Topographie zuständigen Organsektor gaben. Der Bezug zwischen dem topographischen Sektor der Finger- oder Zehenkuppe und dem zugeordneten Schmerzbereich hatte zur Folge, dass der Schmerz in der Regel abflachte oder kurzfristig ganz beseitigt war!

Dies war der endgültige Beweis: Der Weg der Information ist keine „Einbahnstraße"!

Das Reflexfeld (in unserem Beispiel die Wirbelsäule) signalisiert Schmerz:

- die Information zeigt sich auf dem ETD-Bild im Finger-/ Zehenkuppenbereich exakt im zugeordneten Bereich,
- die entsprechende Zone direkt auf der Finger- bzw. Zehenkuppe wird piezoelektrisch stimuliert,
- das Reflexfeld reagiert, es findet also eine Rückkopplung statt!

Den folgenden Test können Sie – sollten Sie Beschwerden in einem der angegebenen Segmente haben – selbst durchführen.

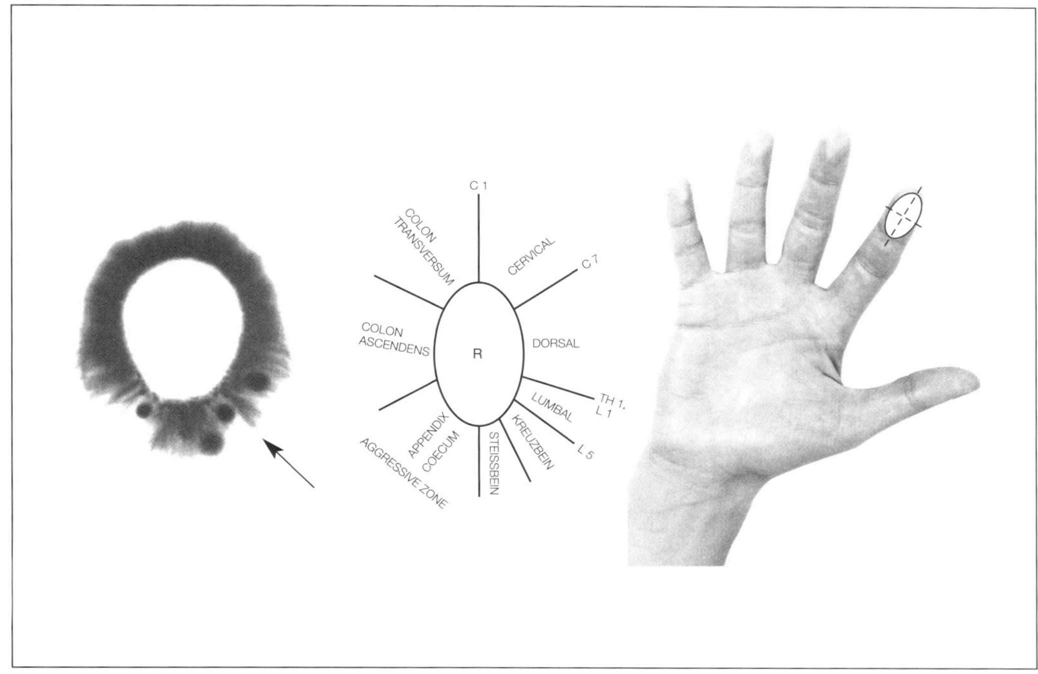

Abb 3 Topografie rechter Zeigefinger

Orientieren Sie sich bei der Festlegung der Segmente und der Stimulationszone an der Abbildung 3.

Topographisch gesehen wird die Wirbelsäule auf die Kleinfingerseite des Zeigefingers projiziert. Oben liegt die Halswirbelsäule, unten die Lendenwirbelsäule und der Beckenknochenbereich. Wenn nun ein Bereich innerhalb dieser Areale schmerzt, dann werden Sie am rechten Zeigefinger (Kleinfingerseite) rechts und links einen äußerst schmerzhaften Punkt ertasten können. Es ist so, als würde sich der Schmerz der Wirbelsäule auf dieses kleine Reflexfeld am Zeigefinger übertragen. Wenn Sie nun diesen Punkt manipulieren – zum Beispiel mit punktueller Massage (dazu genügt ein stumpfer Bleistift) –, dann lässt der akute Schmerz im Bereich der Wirbelsäule in der Regel meist schon nach wenigen Sekunden nach.

Dieses Phänomen können wir bei der Stimulation mit piezoelektrischen Impulsen immer wieder beobachten. Bei dieser Art der Manipulation handelt es sich jedoch lediglich um einen „energiebewegenden" Impuls, der Stauungen oder Blockierungen im Fluss der Lebensenergie zwar bewegen, jedoch nicht durch eine harmonisierende Information beseitigen kann. Der große deutsche Pionier der Elektro-Akupunktur, Dr. Voll, beschrieb einmal den Schmerz als „den Schrei des Gewebes nach flutender Energie".

Die enorme Entwicklung auch im Bereich der alternativen Heilmethoden brachte Ende der 70er und Anfang der 80er Jahre neue Systeme, die ihrerseits wiederum ein Umdenken verlangten. Dem Experimentieren mit Licht und Farben wurde plötzlich verstärktes Interesse entgegengebracht. Auch erkannten wir den Unterschied zwischen den beiden Begriffen „Energie" und „Information". Der Biologe Frederic Vester definiert den Unterschied sinngemäß so: „Wenn ich einer anderen Person Energie gebe, so habe ich sie anschließend nicht mehr. Gebe ich jedoch Information weiter, dann besitze ich selbst diese Information trotzdem noch!"

Auch für uns steht fest, dass es vordergründig um Information geht, will man das Leben verstehen. Natürlich kann Information innerhalb unserer Lebenssphäre nicht alleine existieren. Sie braucht die Energie als Träger. Und auch wenn man Energie und Information jeweils für sich alleine betrachten und bewerten kann, so sind beide in Bezug auf das menschliche Leben untrennbar miteinander verbunden.

Ein dritter Aspekt macht die „Trias Leben" vollkommen: die Materie. Ich bin davon überzeugt, dass unsere Zellen, Organe und Systeme nicht als Einzelaspekte bestehen können. Ganz einfach deshalb, weil jeder einzelne nicht in der Lage ist, sich selbst zu erhalten. Die Ganzheit aller lebenden Bausteine ist es, welche die Existenz des Menschen überhaupt ermöglicht.

Es steht außer Frage, dass unser Fleisch und Blut als Materie zu bezeichnen ist und der Belebung bedarf. Materie zu beleben setzt Information voraus, die – auf den Körper bezogen – die unzähligen Funktionen unserer Zellen verantwortet. Jede dieser Zellen braucht also Information, um zu „leben". Die Zelle nimmt diese Information auf, reagiert und gibt wiederum Information ab. Ein unvorstellbares Kommunikationsnetz, das mit keiner noch so perfekten Technologie auch nur annähernd nachempfunden werden könnte, begleitet das Leben eines jeden Menschen nach einem – wie ich glaube – wohldurchdachten Plan von Geburt an bis zum Tod.

Die Information selbst braucht jedoch einen mobilen Träger, der sie von x nach y bringt, um ununterbrochen alle Aspekte unseres Lebens koordinieren und bewältigen zu können. Dieser Träger scheint das in der traditionellen Philosophie und Medizin Chinas beschriebene Energiemodell zu sein. Es ist vergleichbar mit einem Bewässerungssystem, das selbst in die kleinsten Winkel unseres Seins vordringt, um die Versorgung – in unserem Fall die Versorgung mit Information – zu gewährleisten. Daraus resultiert die Konsequenz, die immer am Anfang aller meiner Überlegungen steht: „Das Wesentliche alles Lebendigen ist die Information." Erst durch die beiden Größen „Information" und „Energie" wird Leben überhaupt möglich, wird der Mensch erst zu einer Einheit. Dieses Gesetz beherrscht alle Bereiche unserer Existenz und bestimmt über unsere guten und weniger guten Lebensphasen.

Jeder Mensch wüsste gerne die Antwort auf die Frage, wo diese Information ihren Ursprung hat und wie sie entsteht. Welche Gesetzmäßigkeiten bestimmen über die Zeugung neuen menschlichen Lebens, über das Heranwachsen im Mutterleib, die Geburt, den Lebensweg und schließlich den Tod? Wenn Schöpfung einen Schöpfer voraussetzt, dann gibt es für jedes Leben in dieser Dimension einen individuellen Plan. Wir wissen, dass die Information Energie als Trägersubstanz benötigt; also muss das, was wir als Energiekörper bezeichnen, ein komplexes System energetischer Leitungsbahnen sein, das ausschließlich dem Zweck dient, die übergeordneten Informationen zu jeder einzelnen Zelle zu transportieren!

Dass der Mensch nicht nur aus Materie besteht, sondern auch einen Energiekörper hat, ist inzwischen mehr als nur eine Glaubenssache. Auch die neuesten Forschungen der Biophysik, allen voran die Arbeiten des deutschen Biophysikers Professor Dr. Fritz Albert Popp, bestätigen das Vorhandensein von Körperenergie, die zu einem wesentlichen Teil aus Licht besteht. Er konnte nachweisen, dass die Zellen aller Lebewesen elektromagnetische Schwingungen abstrahlen, die als Biophotonen bezeichnet werden. Diese schwache Abstrahlung, über die alle Lebewesen verfügen, ist messbar, gleichwohl aber mit dem Auge nicht zu erkennen. Mit dem Tod erlischt diese Strahlung. Diese Lichtabstrahlung, die nach Popps eigenen Worten „atmet wie wogende Blätter im sanften Wind", stellt ein regulierendes Kraftfeld dar, das den ganzen Organismus umfasst und alle biochemischen Vorgänge in uns maßgeblich beeinflusst.

Das Biophotonenfeld, das oft auch als Energiekörper bezeichnet wird, ist dem materiellen Körper übergeordnet. Bisherige Untersuchungen unter der Leitung von Professor Popp lassen vermuten, dass alle Mittel, mit denen der menschliche Organismus zum Guten oder Schlechten hin beeinflusst werden kann, über diesen Energiekörper wirken. Dies gilt für Medikamente wie auch für sämtliche Substanzen in Nahrung und Umwelt. Die Stoffe haben auf uns selbst dann noch Einfluss, wenn sie auch nur in geringsten Mengen vorhanden sind. Denn die von elektromagnetischer Schwingung – also Energie – getragenen Informationen bleiben nach wie vor erhalten und können wirksam werden.

In der Naturheilkunde weiß man längst, dass es die feinsten Reize sind, die – gezielt eingesetzt – die größte Wirkung haben. In der Homöopathie haben die so genannten „Hochpotenzen", das sind Lösungsmittel, die keinerlei Materie der Wirksubstanz mehr beinhalten, besonders tiefgreifende und anhaltende Wirkung. Reine Schwingungsenergie und die darin enthaltene reine Information der ursprünglichen Wirksubstanz scheinen eine geeignete Form der Therapie zu sein, um den Energiekörper zu beeinflussen. Deshalb sind für die Naturheilkunde energetische Therapien von ganz besonderer Bedeutung.

Physikalisch versteht man unter einer harmonischen Schwingung eine innerhalb bestimmter Grenzen regelmäßige

Auf- und Abbewegung, die ausgesandt wird und quasi als Echo auf gleichem Weg zurückfließt. Die Anzahl der Schwingungen innerhalb eines bestimmten Zeitraums bezeichnet man als Frequenz. Es sind spezifische Frequenzen bzw. Energien, die auf unsere Lebensfunktionen einwirken.

Die traditionelle chinesische Medizin baut schon seit Jahrtausenden auf dieser Erkenntnis auf. Sie sieht den Menschen als Bindeglied zwischen Himmel und Erde. Das Gleichgewicht im Menschen schreiben chinesische Philosophen einer universellen Kraft zu: der Lebens- oder Vitalenergie, auch „Chi" genannt. Dieses Chi teilt sich in die beiden Größen Yin und Yang auf, die im menschlichen Körper gleichzeitig wirken und gleichzeitig Gegensätze sind. Die Zweipoligkeit von Yin und Yang ist vergleichbar mit dem Plus- und dem Minuspol elektrischer Systeme. Yin und Yang stehen für die Gesamtheit aller Gegensätze. So ist der Tag, die Wärme, das Licht, das Männliche dem positiven Yang zuzuordnen, wogegen das negative Yin für die Nacht, die Kälte, die Dunkelheit und das Weibliche steht. Diese Einteilung ist jedoch keinesfalls eine Wertung; denn nur bei einem vollkommenen Gleichgewicht beider Pole – Yin und Yang – in unserem Organismus ist ein idealer Gesundheitszustand möglich.

Die Lebensenergie als Summe von Yin und Yang zirkuliert in vorbestimmten Körperbahnen, den so genannten Meridianen, die einem Gitternetz vergleichbar den Körper durchziehen. Sie sind die Energiekanäle, also das „Bewässerungssystem" des chinesischen Energiemodells. Diese Meridiane tragen die Lebensenergie in alle Körperbereiche hinein und sind damit verantwortlich für die Lebensfunktionen von Zellen, Gewebe und Organen. Ein Übergewicht von Yin oder Yang ist in der chinesischen Medizin unweigerlich mit Krankheit verbunden. Nur wenn das polare Gleichgewicht der Bioenergie erhalten bleibt, ist auch die Harmonie aller Lebensfunktionen und damit die Gesundheit gewährleistet.

Das bedeutet, dass bereits durch das Ungleichgewicht von Yin und Yang verursachte Störungen, die durch herkömmliche medizinische Methoden der westlichen Welt noch nicht erkannt werden, durch regulierende Stimulation ausgeglichen werden können und müssen, um Krankheiten möglichst schon im Vorfeld zu vermeiden. Die chinesische Medizin nutzt unter anderem die auf den Energiekanälen liegenden „Energieschleusen" oder Akupunkturpunkte, um harmonisierend eingreifen zu können.

Bei der Farbpunktur handelt es sich um eine veränderte Form der Akupunktur. Auch hier werden die Akupunkturpunkte manipuliert, jedoch nicht durch Nadelung, sondern durch den Einsatz von farbigem Licht. Aus unzähligen Überlieferungen alter Kulturen ist belegt, dass Licht und Farben Regulative sind, welche die Fähigkeit besitzen, falsche oder versiegende Reaktionen über das Resonanzprinzip des Menschen auszugleichen. Wenn dem so ist, dann sind Licht und Farben nicht nur Energie, sondern gleichzeitig auch Information.

Folglich ist auch der Mensch in seiner an den Körper gebundenen Lebensform ein Lichtsystem, das durch Farben immer wieder reguliert werden kann.

Die Therapie mit Farben beruht ganz auf dem Ausgleich von Disharmonien auf der energetischen und auf der informativen Ebene. Die Farbpunktur ist besonders deshalb so wichtig, weil auch die Zellkommunikation, also die Verständigung der Zellen untereinander, mittels Licht erfolgt. Nach Auffassung der modernen Biophysik – vor allem aufgrund der Forschungsergebnisse von Professor Popp – ist die Entstehung von Krankheit in Kommunikationsstörungen von Zellen, Zellverbänden, Systemen und Organen zu suchen.

Gesundheit ist nichts anderes als die Fähigkeit zur Selbstregulierung. Das Biophotonenfeld besitzt im „gesunden" Zustand durch seine hohe Kohärenz (gleichmäßige Schwingung, ähnlich dem Laserlicht) die Fähigkeit, auf alle Störungen und Einflüsse flexibel zu reagieren und sie auszugleichen. Dabei bewegt es sich ständig zwischen zwei Zuständen hin und her, die dem chinesischen Yin und Yang entsprechen. Im Zustand des Ungleichgewichts, das heißt bei einer gesundheitlichen Störung, hat das Biophotonenfeld diese Flexibilität eingebüßt und ist entweder zur einen oder anderen Richtung hin „festgefahren".

Um nun die Selbstregulierungsfähigkeit, die der Abwehrfähigkeit des Organismus gleichzusetzen ist, wieder anzuregen, muss eine Art „ausgleichende Energie und Information" in den Körper eingeschleust werden. Bei der Farbpunktur geschieht dies über die Haut. Die Haut ist nicht nur Schutz und Umhüllung, sie ist auch Antenne und Umwandler für alle Arten von Schwingungen, die uns umgeben. Insbesondere trifft dies auf eine Reihe von Hautbereichen und Punkten zu, die sich im Vergleich zur übrigen Haut durch erhöhte Antennenfähigkeit auszeichnen. Zu ihnen gehören unter anderem die Akupunkturpunkte.

In der Naturheilkunde geht man davon aus, dass der Körper die Projektionsebene für Störungen des „Gesamtsystems Mensch" ist. Das bedeutet, dass jede Erkrankung über das körperliche Geschehen hinaus als Alarmsignal für Disharmonien im Geistigen und Seelischen aufgefasst werden muss.

Wie auch die moderne Physik Materie letztendlich als Energie definiert, so ist es schon seit Jahrtausenden ein Grundprinzip in vielen alten Philosophien (zum Beispiel der Chinesen und Inder), dass alles Leben auf der harmonischen Schwingung und Zirkulation von Energie beruht. Die Lebensenergie stellt einen in sich geschlossenen Energiekörper dar, der Körper, Seele und Geist miteinander verbindet, sie quasi in Symbiose bringt und hält. Das ist auch der Grund dafür, dass jedes energetische Ungleichgewicht alle Bereiche des Seins in Mitleidenschaft zieht.

Die Folge bioenergetischen Denkens ist die ganzheitliche Betrachtung des Menschen und all seiner Funktionen. Eine isolierte Krankheit kann es folglich gar nicht geben! Krankheit erfasst den

Menschen immer in seiner Gesamtheit – Geist, Seele und Körper sind gleichermaßen am Geschehen beteiligt. Und wenn wir den „ganzen" Menschen sehen, dann gilt dies natürlich auch für die einzelne Zelle. Auch sie ist nicht nur Materie, also Zellkörper, sondern gleichzeitig Teil von Geist und Seele, denn sie trägt das Programm des Ganzen in sich.

Dass dem so ist, zeigt unter anderem ein Versuch von Gordon, der die Eizelle eines Frosches durch eine Darmzelle ersetzte und diese befruchtete. Es entstand ein zeugungsfähiger Frosch! Dieser Klon beweist, dass die Lebensinformationen und damit auch die jeder einzelnen Zelle allumfassend sind. Die bioenergetischen Potentiale der Zellen halten die Materie des Menschen in jenem Spannungszustand, der es ermöglicht, die Einheit des Zellsystems zu gewährleisten.

Max Planck sprach davon, dass es Materie an sich nicht gibt. Materie entsteht und besteht einzig und allein durch die Kräfte, welche die Atomteilchen in Schwingung versetzen und sie in winzigen Satellitensystemen zusammenhalten. Ein Atom ist also nicht allein als Materieteilchen zu begreifen, sondern als Energiefeld, als Teil eines atomaren Gefüges, das Grundlage jeder sicht- und greifbaren Materie ist. Folglich müssen wir uns in erster Linie mit der Regulation der Energie und der darin enthaltenen Informationen auseinandersetzen.

Hierzu bietet die Therapie mit Farben beste Voraussetzungen! Da sich die Entwicklung der Farbpunktur auf ganz bestimmte Gesetzmäßigkeiten und Zusammenhänge stützt, sind die Grundregulationen relativ schnell erlernbar, leicht durchführbar und vor allen Dingen schmerzfrei und ohne schädliche Nebenwirkungen anzuwenden.

Nicht zuletzt ist die Farbpunktur eine logische Entwicklung auf der Basis zahlreicher Methoden, wie zum Beispiel die der Energetischen Terminalpunkt-Diagnose und der energiebewegenden Therapie mit piezoelektrischen Impulsen. Die Farbpunktur ist vielseitig einsetzbar; mit ihrer Hilfe werden Akupunkturpunkte, bestimmte Segmente und Hautflächen behandelt. Über 200 neue Systeme und Kombinationen sind mittlerweile erarbeitet und therapeutisch ausgereift.

In Anlehnung an die Farbpunktur wurde in Zusammenarbeit mit den beiden Musikforschern Ludovika Helm und Kay Korten die Farbklang-Therapie entwickelt. Sie macht sich die Informationen der reinen Frequenzen zunutze, um über den Weg vom Ohr zum Gehirn Unregelmäßigkeiten bestimmter Steuerungen zum Ausgleich zu bringen. Die Klangreihen Farbklang-Therapien, Esogetische Klangbilder und Konfliktlösung sind wichtige Entwicklungen meiner bisherigen Arbeit – wie auch die Erkenntnis, dass es Hautzonen gibt, über die durch spezifische Manipulationen das Traumgeschehen des Menschen gesteigert werden kann.

Wenn man bedenkt, dass Träume – salopp ausgedrückt – der „Stuhlgang der Seele" sind, dann ist es gerade auch im Hinblick auf die Gesundheitsvorsorge von großem therapeutischem Wert, wenn man seelische Ausscheidung und Verarbeitung durch einfache Stimulans dieser Zonen anregen kann.

In Zusammenarbeit mit meinem Kollegen Robert Füß aus München entstand die Induktions-Therapie, die sich die Frequenzen des menschlichen Gehirns zunutze macht und sich als therapeutisches Regulationsverfahren bei erkrankten Menschen bewährt. Da die Erforschung des menschlichen Gehirns gerade in den letzten Jahren enorm fortschritt, weiß man, dass der Einsatz ausgleichender Gehirnwellenmuster einen unschätzbaren therapeutischen Wert darstellt.

Die Entwicklung der so genannten „Schädelsomatotopie" ist ein weiterer Meilenstein unserer Arbeit. Bei der Schädelsomatotopie handelt es sich um ganz spezifische Reflexfelder auf dem Schädeldach, die einen Bezug zu Körperorganen, Systemen und vor allem auch zum Bewegungsapparat haben und entsprechend therapeutisch eingesetzt werden können. Die Grundlage für diese Therapieform waren vor allem die Arbeiten der Professoren McLean, Pribram und Bohm. Ihre Erkenntnisse und Theorien des holographischen Modells wurden für die Schädelsomatotopie erstmals als therapeutische Stimulationen angewendet. Die Schädelsomatotopie hat sich im Bereich der Schmerztherapie nach den Gesetzen, die auch der modernen dreidimensionalen Technik der holographischen Fotografie zugrunde liegen, aufgebaut. Übrigens: „Holon" heißt „Das Ganze ist in jedem Teil." Und diese Definition entspricht exakt den Grundlagen der ganzheitlichen Denkweise! Mehr über die Schmerztherapie und das holographische Modell können Sie in meinem Buch „Die Schmerztherapien mit infraroten Frequenzen" nachlesen.

Alle Forschungen und Methoden, die ich nun mehr oder weniger ausführlich vorgestellt habe, sind Teil eines komplexen Systems, dem ich die Bezeichnung „Esogetik" bzw. „Esogetische Medizin" gab. Esogetik ist im übertragenen Sinne das Dach eines Gebäudes, in dem alle bisherigen und zukünftigen Therapien und Erkenntnisse ihren Platz finden.

Die Esogetische Medizin versteht sich als Vereinigung überlieferter Philosophien und Heilslehren mit den energetischen Prinzipien aller Lebensprozesse und modernem medizinischem Wissen. Auf der einen Seite beschäftigt sich die Esogetische Medizin also mit den Aussagen uralter philosophischer Weisheits- und Gesundheitslehren; auf der anderen Seite stehen wissenschaftliche Erkenntnisse, Theorien und empirische Entdeckungen. Letzteres verknüpft sich mit dem heute Machbaren, das Grundlage für neue Erfahrungen und Theorien, ja sogar neue Wissenschaften sein kann. So war es immer, und so wird es auch in Zukunft sein.

Die Esogetische Medizin unternimmt den Versuch, noch nicht Verstandenes, Nichtfassbares mit den Erkenntnissen der modernen materiellen Welt zu verbinden. Alle Erfahrungen, die jemals gemacht und weitergegeben wurden, stellen wir erst einmal grundsätzlich in Frage. Wir wollen untersuchen, ob und wie dieses „alte" Wissen auch noch in unserer Zeit seine Daseinsberechtigung hat. Das Ziel ist, auf diese Weise neue Erkenntnisse in Bezug auf den Menschen als Ganzes und auf seine Gesundheit im Besonderen zu gewinnen. Aus dieser Erkenntnis heraus ist jeder von uns, ob Therapeut oder Laie, in der Lage, den Sinn von Krankheit zu erfassen und Einsicht zu gewinnen in das, was uns krank macht. Das hört sich nicht nur sehr einfach an – das ist es auch! Esogetik – so definiert – ist naheliegend, umfassend, logisch und von verblüffender Einfachheit. Es geht eigentlich „nur" darum, mehr Verantwortung für sich und seine Gesundheit zu übernehmen; und zwar nicht deshalb, weil unser rationales Denken uns dies gebietet, sondern weil wir den Sinn – unseren Lebenssinn – erkannt und verstanden haben. Esogetik zeigt einen Weg, wie man diese Eigenverantwortlichkeit wahrnehmen und mit welchen Mitteln man ihr gerecht werden kann.

Hinter Sinn und Unsinn von Krankheit und Schmerz zu blicken, bedeutet Selbsterfahrung und Selbsterkenntnis. Oberstes Gebot hierbei ist es, nicht den Fehler der Verallgemeinerung zu begehen. Jeder Mensch empfindet subjektiv, das heißt: Es gibt so viele Wahrheiten, wie es Menschen gibt! Was der Mensch empfindet und für sich selbst als Wahrheit begreift, wird immer ausschließlich seine ganz persönliche Wahrheit und sein subjektives Verstehen sein.

Trotzdem ist der esogetische Gedanke alles andere als einfach umzusetzen. Wenn wir uns fragen, ob wir ohne Wenn und Aber bereit sind, die Mühsal der eigenen Erkenntnis auf uns zu nehmen und uns infolge dessen von einigen liebgewordenen Gewohnheiten zu trennen, dann müssen wir uns ehrlicherweise gestehen, dass das ein recht schweres Unterfangen ist! Wie schnell sind wir doch dabei, ständig andere für die eigenen Probleme (und somit auch für die eigene Krankheit und den Schmerz) verantwortlich zu machen, ist doch diese Einstellung auch ein hervorragendes und überaus wirkungsvolles Druck- und Rechtfertigungsmittel! Wenn wir uns jedoch überlegen, welche Bedeutung diese Sorgen und Ängste eigentlich haben, dann kommen wir bei ehrlicher Betrachtung sehr schnell zu der Erkenntnis, dass wir selbst Schöpfer unserer unmittelbaren Umwelt sind.

Freude und Leid, Angst, Glück und Zufriedenheit sind Gefühle, die nur scheinbar von außen kommen. Tatsache ist, dass sich alle Gefühle im Inneren des Menschen formen. Sicherlich haben Sie den Lernprozess, dass es schmerzt, sich beispielsweise in den Finger zu schneiden, bereits absolviert. Sie vermeiden deshalb bewusst Situationen, die diesen Schmerz auslösen. Trotzdem kommt es tagtäglich mehrmals vor, dass Sie sich einen wie auch immer gearteten Schmerz zufügen, obwohl Sie es eigentlich „besser wissen müssten". Ärger, Aggression oder Stress sind Empfindungen, die hauptsächlich deshalb entstehen, weil wir sie zulassen. Früher oder später werden diese negativen Gefühle zur Erkrankung führen. Denn letztendlich bestimmt unser Ego darüber, ob wir uns aufregen, ärgern und schließlich krank werden.

Es wäre alles so einfach, wenn der Mensch begreifen könnte, dass er es ist, der sich und seine Umwelt stört und zerstört! Einsicht aber bedeutet, in das eigene zurückliegende Leben hineinzusehen. Sind wir bereit, über Vergangenes zu reflektieren, so schaffen wir damit die Voraussetzung, Fehlverhalten zu erkennen und daraus die richtige Schlussfolgerung zu ziehen. Diese Erfahrungen helfen uns, unseren Lebensweg – also die Spanne zwischen Geburt und physischem Tod – neu zu überdenken und uns vielleicht neu zu orientieren.

Das Programm des einzelnen Menschen ist vergleichbar mit dem Rahmenvertrag, der mit einem Inhalt, also mit Leben ausgefüllt werden muss. Der Mensch ist ein offenes System, und dieses System muss sich entwickeln. Bitte verstehen Sie es richtig: Einsicht und Verhaltensänderung haben absolut nichts mit Unterwerfung oder gar Schwäche zu tun! Welche Verbindung hat nun dieses Programm mit Krankheit? Nun, Gesundheit wird mit Harmonie und Glück gleichgestellt; Krankheit bringen wir mit Schmerz, Lähmung, Schicksalsschlag und Gestraftsein in Zusammenhang. Krankheit aber ist immer nur die nach außen sichtbare, „umgestülpte Unwirklichkeit" des Lebens.

Alle Kranken haben etwas gemeinsam: Sie befinden sich für sich ganz allein auf dem falschen Weg – außerhalb ihres eigenen Programms. Lange, bevor man Krankheit als solche überhaupt erkennt, hat sie bereits begonnen. Diese Erkenntnis ist die Voraussetzung dafür, die Krankheit zu meistern oder sie bereits im Vorfeld zu verhindern. Und genau darin besteht die Aufgabe der Esogetik. Krankheit ist das Gehen eines falschen Weges, der oft nur deshalb beschritten wird, weil der richtige Weg nicht als solcher identifiziert werden kann. Nur wenn wir den richtigen Weg beschreiten, können wir „heil" werden oder bleiben. Kein Arzt, kein Heilpraktiker, kein Heiler oder Guru kann heilen; er kann lediglich helfen, den richtigen Weg zur Heilung zu finden!

Die Aufgabe dieses Buches ist es, nicht nur theoretisch über Teilgebiete der umfassenden Therapien mit der Farbpunktur zu informieren, sondern Ihnen konkrete Möglichkeiten aufzuzeigen, wie Sie Farben zu Ihrem eigenen Wohlergehen einsetzen können – und zwar unter Einbeziehung Ihrer Selbsterkenntnis! Bei der Auswahl stützten wir uns auf Beschwerdekomplexe, die in der täglichen Praxis immer wieder zu beobachten sind.

Wir haben Anleitungen ausgearbeitet, die helfen sollen, solche Komplexe zu mildern oder – im Idealfall – zu beseitigen. Dabei beziehen wir uns auf ganz einfache Anwendungen, die jedoch innerhalb der Esogetischen Therapie mit Farben schon seit vielen Jahren erfolgreich sind und deshalb einen hohen Stellenwert besitzen. In erster Linie werden wir uns mit kleinen Flächenbestrahlungen von Reflexfeldern auf der Haut beschäftigen.

Die Farbenlehre

Licht und Farben heilen. Auf dieser Erkenntnis basiert ein großer Teil des Gesundheitswesens alter Kulturen. Denken Sie zum Beispiel an den Sonnenkult, dessen Anhänger in der Sonne das Göttliche sahen und deshalb kranke Menschen der Sonne überließen, um sie am Überirdischen gesunden zu lassen. Auch die Ägypter, Griechen, Römer, Inder und Chinesen wussten um die heilsame Wirkung des Lichts und der Farben. Jede dieser Kulturen hatte ihre eigenen Methoden der „Licht- und Farbtherapie". Und es deutet vieles darauf hin, dass diese Therapien gerade im alten Ägypten hoch entwickelt waren.

Die modernen Licht- und Farbtherapien unserer Zeit sind untrennbar mit Namen wie Niels F. Finsen, dem für die Entwicklung des so genannten „Finsenlichts" 1903 der Nobelpreis für Medizin verliehen wurde, und Auguste R. Rollier verbunden. Beide erarbeiteten die Grundlagen für die heutige medizinische Farblichttherapie. Bis vor einigen Jahren beschränkte sich die praktische Anwendung in den Arztpraxen auf die Rot- und Blaulichtbestrahlung.

Was macht nun aber die heilende Wirkung von Licht und Farben aus? Diese Frage kann man nicht beantworten, ohne auf die Arbeiten zweier großer Männer einzugehen.

Lange Zeit konnten sich die Menschen nicht erklären, warum Blätter grün, Blüten blau, gelb oder rot, Wolken weiß sind. Die physikalische Definition gelang Isaac Newton im 17. Jahrhundert, als er mit Hilfe eines Prismas die Strahlen des weißen Lichtes brach und dadurch das im Licht enthaltene Farbspektrum sichtbar machte. Weitere Untersuchungen ergaben, dass jede Spektralfarbe eine andere Schwingungsqualität, sprich Wellenlänge, besitzt und dass die Färbung eines Körpers dadurch entsteht, dass dessen molekulare Struktur bestimmte Wellenlängen durchlässt, andere dagegen reflektiert. Den reflektierten Teil des weißen Lichts nehmen wir als Farbe wahr.

Goethe war es vorbehalten, die physiologischen Aspekte der Farbe als Empfindung des Auges zu definieren. Er erforschte ihre Ordnung, ihr Harmoniegesetz und beurteilte sie vom Gesichtspunkt der Ganzheit aus. Basis seiner Lehre war die Erkenntnis, dass es nur der drei Farben Rot, Gelb und Blau bedarf. Alle anderen Farben lassen sich aus diesen drei Grundfarben mischen. Goethe entwickelte eine noch heute interessante Farbenlehre und betrachtete diese Arbeit als sein Lebenswerk, seiner Auffassung nach noch wesentlich bedeutender als seine literarischen Schöpfungen. Heute gibt es neben der Goetheschen Farbenlehre natürlich noch eine ganze Reihe weiterer Interpretationen, die sich aber, bei genauerem Hinsehen, meist auf die Thesen Goethes zurückführen lassen.

Goethe setzt die drei reinen Farben an die Ecken eines gleichseitigen Dreiecks, das als harmonische geometrische Figur auf eine andere Ebene übertragen dem Dreiklang in der Musik entspricht. Mischt man diese drei Farben zu gleichen Teilen, so erhält man die Mischfarben erster Ordnung: Rot und Gelb bilden Orange, Gelb

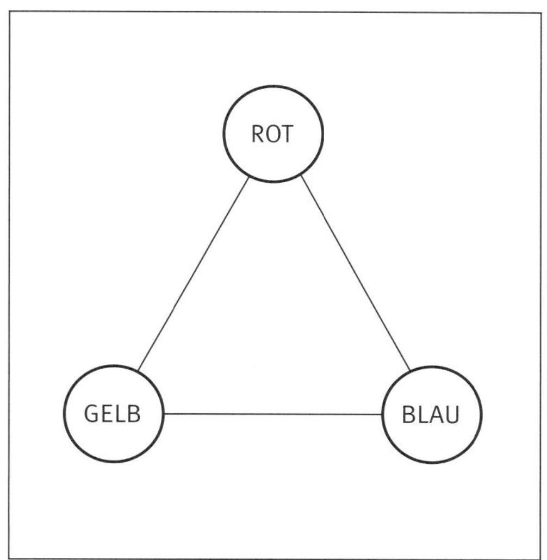

Abb. 4 *Eckpfeiler der Farbharmonie sind die drei reinen Farben*

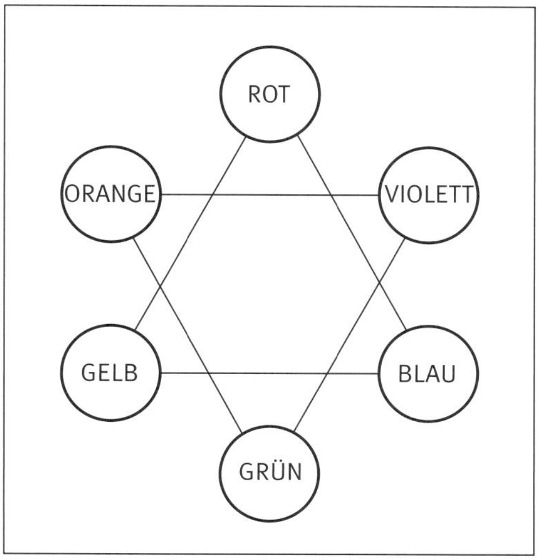

Abb. 5 *Reine Farben und Mischfarben erster Ordnung bilden den sechsstelligen Farbenkreis nach Goethe*

und Blau bilden Grün, Blau und Rot bilden Violett.

Stellt man die drei Mischfarben erster Ordnung mittig zwischen die reinen Farben, aus denen sie hervorgegangen sind und verbindet die Punkte der Mischfarben miteinander, ergibt sich logischerweise ein weiteres, auf der Spitze stehendes gleichseitiges Dreieck. So wird der sechsstellige Farbenkreis geschlossen.

Die sich direkt gegenüberstehenden Farben bezeichnet man als Komplementärfarben. So ist zum Beispiel Grün Komplementärfarbe von Rot und umgekehrt; Gelb und Violett stehen sich komplementär gegenüber, ebenso Blau und Orange. Mischt man eine Farbe mit ihrer Komplementärfarbe zu gleichen Teilen, ist das Ergebnis immer Grau, weil die drei Grundfarben wieder zusammenkommen.

Ein Beispiel: Die Komplementärfarbe Violett setzt sich zu gleichen Teilen aus den beiden Grundfarben Rot und Blau zusammen. Fügt man nun zu gleichen Teilen die Gegenfarbe Gelb zu, erhält man die Farbe Grau.

Der Mensch empfindet bei der Betrachtung der Farben Unterschiedliches. Ein Teil der Farben wirkt warm, der andere kalt. Teilt man nun den Farbenkreis durch eine Linie von Rot/Violett nach Gelb/Grün in zwei gleiche Hälften, dann befinden sich auf der linken Seite die warmen, auf der rechten Seite die kalten Farben.

Interessant sind in diesem Zusammenhang die Arbeiten des Anatomen Becher, der 1954 zu Ergebnissen kam, aus denen sich eine Verbindung zwischen Vegetativum und Auge ableiten lässt. Vegetativum (Nervensystem), Endokrinium

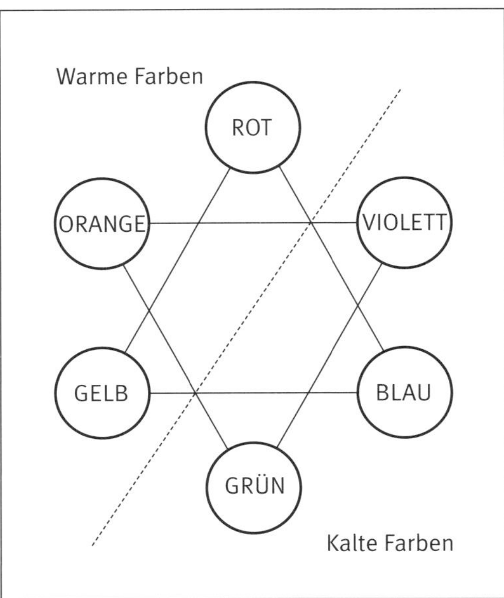

Abb. 6 *Warme und kalte Farben nach der Farbenlehre Goethes*

(Hormonsystem) und Psyche stehen in direktem Bezug zueinander, und da das vegetative System Beziehungen zu allen Organen hat, wird die Wirkung der Farbschwingungen über das Auge hin zu den Organen verständlich. Nun wird den Farben ja seit Jahrtausenden eine spezifische Wirkung zugeschrieben. Die Überlieferungen haben noch heute ihre Berechtigung, auch wenn man sie im Laufe der Zeit modifiziert und auf die jeweilige Methodik zugeschnitten hat.

Die Wirkung von Farben ist die eine Größe innerhalb der Farbpunktur, die andere ist die Eigenschaft der einzelnen Akupunkturpunkte auf dem Körper. Wenn nun beide Größen richtig miteinander kombiniert werden, so kann die Farbbestrahlung sofortige Wirkung zeigen. Natürlich reicht es nicht aus, Grundlagenforschung zu betreiben und anschließend eine theoretische Lehre zu erarbeiten. Zu einer erfolgreichen Therapie gehört schon einiges mehr. Jede Farbe-Punkt-Kombination muss praktisch erarbeitet und über einen langen Zeitraum auf ihre Wirkung hin getestet werden.

Etwas anders verhält es sich mit größeren Wirkungsbereichen der Hautoberfläche. Dass es solche Areale gibt, daran zweifelt heute niemand mehr. Von der Lehre des Vaters der Reflexologie Fitzgerald über die große „Dame der Füße", Frau Ingham, führt der Weg zur wohl unumstrittenen Nestorin der Fußreflexzonen-Therapie, Frau Hanne Marquardt. Sie wird es mir verzeihen, wenn ich ihr Wissen und ihre Arbeit für die Farbpunktur nutze. Wichtig in der Farbflächentherapie sind auch die Areale der Segmente nach Dr. Gleditsch, die Head-Zonen, die Zonen nach Mackenzie, die Punkte nach Cornelius und die Arbeiten von Joachim von Puttkamer. Die Farbwirkungen und die Vielfalt der genau definierten Hautzonen und Akupunkturpunkte sollen Medium sein zur Gesundung kranker Menschen, aber auch für all diejenigen, die sich ihre Gesundheit erhalten wollen.

Nun zu den Farben und deren Indikationen im einzelnen.

Rot
ist die Farbe des Lebens, der glühenden Sonne und des Feuers. Liebe und Wut, Freude und Zorn identifiziert man mit dieser Farbe. Sie hat von allen Farben das größte Durchdringungsvermögen. Rot bringt das Blut in Wallung und findet deshalb bei allen Durchblutungsstörungen Anwendung. Der Farbe Rot sind Herz, Lungen und Muskeln zugeordnet. Bei eiterfreien Wunden und Entzündungen, Hauterkrankungen, chronischem Husten, Asthma, Kehlkopfkrankheiten, Anämie und nässenden Flechten ist Rot die richtige Farbe. Rot erregt, macht gesprächig und heiter, hastig, eifrig und leidenschaftlich. Faule werden fleißig. Langsame und träge Kinder sollten unter rotem Licht Schularbeiten machen.

Blau
ist die Farbe der Entspannung, der Ruhe und Unendlichkeit. Sie gilt als kalte Farbe und hat Bezug zur Hypophyse und zum Endokrinium (Hormonsystem). Bei „hitzigen" Krankheiten, eitrigen Prozessen, bei Schmerzen und Blutfülle gibt man Blau. Auch wirkt diese Farbe hervorragend bei Hämorrhoiden, Warzen und Schilddrüsenvergrößerung. Bestimmte Herzleiden, Schlaflosigkeit und Blutungen werden mit Blau bestrahlt. Blau wirkt auf Hoden und Eierstöcke und ist angezeigt bei Impotenz und Frigidität, in diesen Fällen im Zusammenspiel mit der komplementären Farbe Orange. Blau ist die Farbe des Klimakteriums, sie reguliert die Kontraktion der Muskeln, Bänder und Gewebe. Zappelige Kinder sollten ihre Schularbeiten unter Blaubestrahlung machen. Blau bringt Stille, Schweigen und Zurückhaltung.

Gelb
symbolisiert als warme Farbe die im Zenit stehende Sonne. Gelb fördert die Verdauung, stärkt Nerven und Drüsensystem, regt den Magen an, macht Chronisches akut und ist bei Erkrankungen der Leber und des gesamten Verdauungstraktes angezeigt. Gelb hat einen aufheiternden Effekt, fördert den Lerneifer, die Auffassungsgabe der Kinder und den Intellekt. Auch ist die Farbe Gelb unverzichtbar in Bezug auf das Lymphsystem und damit auf die „Müllabfuhr" des menschlichen Organismus. Unzufriedene Menschen werden durch Gelbbestrahlung oft positiver gestimmt.

Grün
ist die in der Natur am häufigsten vertretene Farbe und gilt als neutraler Faktor. Sie ist bei Bronchialkatarrh, Keuchhusten und Gelenkentzündungen angezeigt (eventuell im Wechsel mit Blau). Bei allen chronischen Erkrankungen sollte man ab und zu mit Grün bestrahlen. Feine Arbeiten können unter Grünlicht besser durchgeführt werden. Grün ist angezeigt bei Geschwülsten und Geschwüren, bei Zysten und Diabetes sowie bei allen Augenerkrankungen. Ausgeglichenheit, Zufriedenheit und Frieden werden der Farbe Grün zugeordnet. Grün beruhigt, entspannt, befreit das menschliche Gewebe von Giftstoffen und fördert deren Ausscheidung. Als Komplementärfarbe zu Rot ist Grün ebenfalls bei allen Gelenkerkrankungen und rheumatischen Veränderungen angezeigt.

Orange
geht aus der Mischung von Rot und Gelb hervor und gilt als die Farbe der Heiterkeit

und des Frohsinns. Sie ist angezeigt bei Unzufriedenheit, Pessimismus, Psychosen, Trübsinn, Depressionen und Angst. Bei Angst wird wechselweise die Farbe Blau eingesetzt. Auf Organe bezogen reagieren alle Sklerosen (Gefäßverkalkungen) auf die Farbe Orange (zum Beispiel die Arterio-, Cerebral- und Koronarsklerose). Orange fördert den Appetit, ist also bei Abmagerungen empfehlenswert. Bei Anämien und allen Herzleiden – insbesondere Herzinsuffizienz (Herzschwäche) – ist mit Orange zu bestrahlen. Bei einem Herzinfarkt oder bei Angina pectoris (Herzenge) sollte man mit Blau wechseln. Morgendliche Schläfrigkeit kann man recht schnell mit Orangebestrahlung überwinden. Orange steigert den Ehrgeiz und bringt Herzenswärme, es wirkt aufheiternd. Arbeitsunlustigen Menschen gibt Orange Kraft und Freude an ihrer Arbeit.

Violett
ist seit alters her als Farbe des Geistes bekannt und wirkt dementsprechend auf das Unterbewusstsein. Violett gibt geistige Kraft, bringt Einsicht und Erkenntnis und verstärkt jede Meditationswirkung. Violett gilt als Farbe der Inspiration. Organisch wirkt sie günstig auf die Milz. Durch ihre anregende Wirkung auf das Lymphsystem ist sie hier komplementär zur Farbe Gelb anzuwenden.

Diese farbtherapeutischen Eigenschaften sind nicht neu – ich habe sie aus der vorhandenen Literatur zusammengetragen. Viele Farbtherapeuten und Farbforscher in aller Welt haben eine Vielfalt von Beschreibungen und Regeln aufgestellt, die in diese Interpretationen hineinfließen. Mit großer Wahrscheinlichkeit wird diese Aufzählung der Indikationen nicht vollständig sein. Um eine Vorstellung von der Vielfalt der Einsatzmöglichkeiten von Farben zu bekommen, genügt dieser Überblick jedoch vollkommen.

Wir kennen jetzt die Wirkungsweise von sechs Farben, nämlich die der drei Grund- und der drei Komplementärfarben des Goetheschen Farbenkreises: Rot und Grün, Gelb und Violett, Blau und Orange. Innerhalb dieses Spektrums ordnen wir den Therapiefarben noch eine siebte Farbe, das Türkis, zu. Türkis steht im siebenteiligen Farbenkreis zunächst separiert ohne unmittelbaren komplementären Partner. Wir haben uns sehr lange mit der Bedeutung und der therapeutischen Einsatzmöglichkeit der Farbe Türkis beschäftigt. Beruft man sich auf die Überlieferung, so reagiert das Unbewusste auf diese Farbe. Nach unzähligen praktischen Erfahrungen können wir diese Annahme nicht nur bestätigen, sondern sind darüber hinaus der Überzeugung, dass Türkis die Farbe der Seele ist!

Es wurden neue Systeme gefunden, mit deren Hilfe der Wirkungsmechanismus der Türkis-Information genauer definiert werden konnte. Heute wissen wir, dass es zwei verschiedene Türkisnuancen gibt, die auf geradezu wunderbare Weise Unbewusstes bewusst machen.

Abbildung 7 veranschaulicht das Zusammenwirken der drei in Symbiose stehenden Dimensionen unseres Lebens, Seele, Geist und Körper. Im Zentrum steht der

1 = Körper
2 = Seele innen + außen
3 = Geistesraum
4 = Geisteskern
4
3
2
1

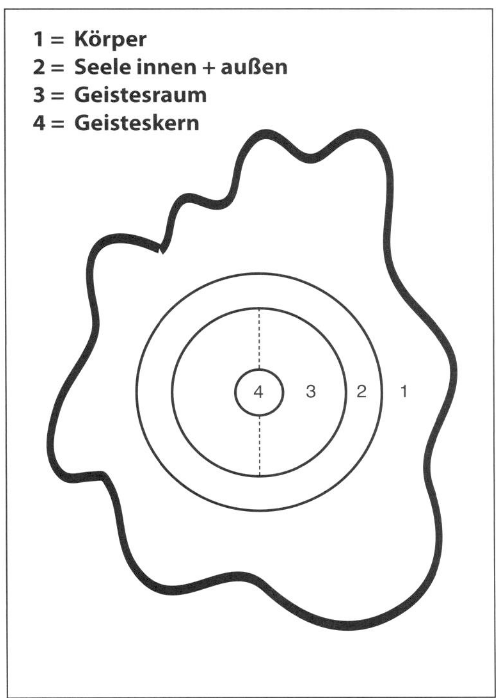

Abb. 7 Das Prinzip Seele – Geist – Körper

Geist; hier hat meiner Überzeugung nach das Göttliche seinen Platz. Ähnlich einer Zelle befindet sich in der Mitte dieses Raumes der Geisteskern, der von einer doppelwandigen Schicht, dem Seelenprinzip, umhüllt ist. Das Außen ist der Körperlichkeit zugeordnet. Das Zusammenwirken dieser drei Schichten wird – von innen nach außen – vom Doppelaspekt der Seele getragen: Der innere Teil des Seelengebildes ist eng mit dem übergeordneten Göttlich-Geistigen verbunden, die äußere Schicht der Seele ist wiederum stärker dem Materiellen, Körperlichen verpflichtet.

So gesehen übersetzt die Seele quasi als „Dolmetscher" Impulse aus dem inneren geistigen Bereich in die körperliche Existenz. Die Antwort von außen nach innen wiederum wird vom äußeren Teil der Seele gesteuert.

Zugegeben – diese Darstellung mutet fast kindlich an; doch es ist sehr wichtig, das Zusammenspiel der drei in Symbiose stehenden Elemente unseres Erdendaseins zu verstehen.

Der nächste Schritt ist die Zuordnung der Farben innerhalb dieses Konzepts. Die Aspekte des „Äußeren"(1) belege ich mit den Grund- und Komplementärfarben des Goethe-Kreises, die siebte Farbe des Spektrums füllt die verbindende Kraft des Seelenbereiches (2) aus. Und entsprechend dem nach außen und nach innen gerichteten Aspekt der Seele teile ich auch das Türkis in eine Dunkelschattierung (außen) und eine Hellschattierung (innen) auf.

Im inneren Teil sind drei weitere Farben angeordnet, welche bei der Farbpunktur eine überragende Rolle spielen. Während sich die Farben Purpur und Lichtgrün im Geistesraum (3) gegenüber stehen, ist die farbliche Entsprechung des Geisteskerns (4) die Farbe Rosé.

Die Definition und Zuordnung dieser Farben führte zu einem weiteren Meilenstein in der Farbpunktur: zur Entwicklung der „Seele-Geist-Farben" Helltürkis, Purpur, Lichtgrün und Rosé. Obwohl sich die Darstellungen in diesem Buch ausschließlich mit den sieben Basisfarben beschäftigen, wollte ich Ihnen der Vollständigkeit halber die Seele-Geist-Farben nicht vorenthalten.

Wenn Sie, liebe Leserin und lieber Leser, tiefer in die Welt der „Seele-Geist-Farben" und damit in die Systeme der Esogetischen Medizin einsteigen wollen, dann empfehle ich Ihnen weitere Literatur über die Farbpunktur.

Nun zurück zur siebten Farbe, welche die Grund- und Komplementärfarben in ihrer Eigenschaft als „Mittlerin" zwischen Seele und Körper – quasi als Fahrstuhl ins Tiefenbewusste – ergänzt:

Dunkeltürkis
wird – ebenso wie auch das Helltürkis – bei allen tiefenpsychologischen Symptomen eingesetzt. Der menschliche Verstand hat die Möglichkeit, den aus der Tiefe des Unterbewusstseins an die Oberfläche steigenden Informationen auszuweichen. Die meisten Patienten empfinden die Behandlung mit der Farbe Türkis als befreiend, wohltuend und beruhigend. Oft werden Gefühle wie Zufriedenheit und Glückseligkeit beschrieben, der Atem wird tief und der Kopf freier. Es ist, als ob sich in der Tiefe unseres Wesens verrostete Ventile wieder öffnen würden.

Manchmal treten jedoch auch spontan starke psychische oder körperliche Reaktionen auf. In solchen Fällen wird die Therapie innerhalb des gerade therapierten Areals sofort beendet – übrigens ein Grundsatz, der für die Gesamtheit der Farbpunktur gilt. Selbst wenn solche vorübergehend belastenden Reaktionen auftreten, machen sie in aller Regel bald einem Gefühl des Wohlbefindens Platz. Ich möchte kurz auf eine interessante Variante der Behandlung mit Dunkeltürkis eingehen. Der Therapeut bestrahlt die entsprechend der Indikation festgelegten Punkte oder Zonen mit einer oder mehreren Grund- und Komplementärfarben, um bestimmte Symptome zu beseitigen. Anschließend behandelt er dieses Areal nochmals für etwa 30 Sekunden mit Dunkeltürkis und „fragt" so den tiefenbewussten Bereich nach seelischen Ursachen der Körpersymptome ab.

Dazu ein Beispiel: Bei Durchfallerkrankungen ist es hilfreich, einen genau definierten Punkt zunächst an der linken, dann an der rechten Hand Gelb zu bestrahlen.

Während des akuten Zustandes lösen sich die Begleitsymptome (z. B. Krämpfe oder Darmkollern) meist schon nach wenigen Minuten auf. Geben wir anschließend

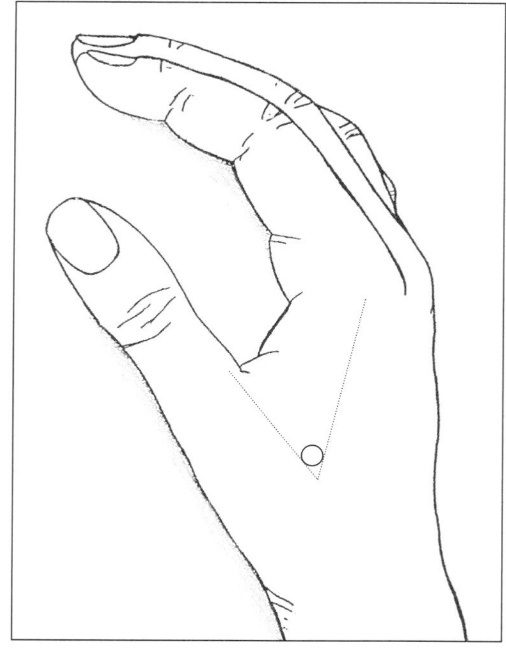

Abb. 8 Lymphzone Hand – Dickdarmpunkt

Türkis auf diesen Punkt, zeigen die Patienten oft spontane psychische Reaktionen. Sie fangen beispielsweise an zu schwitzen, entwickeln kurzfristig Ängste oder weinen, ohne zu wissen warum. Schon nach kurzer Zeit hören diese Reaktionen auf. Das Verblüffende ist, dass nach der zusätzlichen Türkisbehandlung das Beschwerdebild oft wesentlich weniger Symptome zeigt als nach der Gelbbestrahlung! Und das wiederum deutet darauf hin, dass in den meisten Fällen der Seelenaspekt am Krankheitsgeschehen beteiligt ist. Natürlich gibt es zwischenzeitlich viele neue Reflexfelder innerhalb der verschiedenen Behandlungskonzepte, die wir erfolgreich mit Türkis bestrahlen.

Bevor wir nun zum praktischen Teil übergehen, möchte ich Sie noch auf ein paar grundsätzliche Regeln und Verhaltensmaßnahmen hinweisen:

Bei der Selbstbehandlung sollten Sie die Therapieanweisungen für die entsprechenden Punkte, Zonen und Linien auf der Körperrückseite von einem Partner bzw. einer Partnerin ausführen lassen. Nur so lässt sich die exakte Lokalisation und die genaue Farbbestrahlung der einzelnen Therapieareale auch gewährleisten.

Wir werden Ihnen innerhalb der Therapieanweisungen bestimmte Körperlinien oder -punkte zur Farbbestrahlung vorstellen. Alle Linien entsprechen in ihrer Breite immer dem Durchmesser des Farbflächenaufsatzes, und auch die Größe der Punkte ist identisch mit der Auflagefläche des Farbflächenstiftes F 333.

Bei Ellipsen streichen Sie immer nur entlang der Konturlinien. Körperareale, die wir als Zonen bezeichnen, werden ganz mit der oder den jeweils angegebenen Farbe/n ausgestrichen.

Setzen Sie das Therapiegerät zur Behandlung bitte immer senkrecht auf die Hautoberfläche auf.

Die Bezeichnung „rechts und links" versteht sich immer bezogen auf den eigenen Körper, der behandelt wird, nicht aus der Sicht des Betrachters.

Zum Schluss noch meine herzliche Bitte: Auch wenn dieses Buch viele mögliche Behandlungskonzepte und Behandlungsvarianten anspricht und Ihnen „eigene" Kombinationen durchaus logisch und sinnvoll erscheinen mögen – halten Sie sich bitte ausschließlich an die erarbeiteten Anweisungen. Denn die hier gezeigten Möglichkeiten wurden viele Jahre hindurch beobachtet und überprüft; daher wissen wir, dass eventuell auftretende Nebenreaktionen in der Regel ohne Bedeutung sind.

Die Beschwerden des Alltags

Bevor ich mich nun gemeinsam mit meinem Kollegen Andreas Pflegler der Behandlung umfangreicher Beschwerdekomplexe zuwende, möchte ich Ihnen zunächst einige Anleitungen für Belastungen geben, die einerseits „nicht der Rede wert sind", andererseits unser tägliches Leben enorm beeinträchtigen können: Ich spreche von den „kleinen" Alltagsbeschwerden. Gleichzeitig können Sie durch diese einfachen Anwendungen Ihr Wohlbefinden steigern und stabilisieren sowie Müdigkeit und Freudlosigkeit angehen bzw. vermeiden. Es handelt sich hierbei um Grundanwendungen, die Sie immer einsetzen können, wenn Sie sich entsprechend belastet fühlen. So kann eine Manifestation und letztendlich eine daraus resultierende Erkrankung verhindert werden.

Sicherlich stimmen Sie mit mir überein, dass Vorbeugung immer besser ist als die Behandlung einer Krankheit. Deshalb verstehe ich sie als „Hygiene" der informativ-energetischen Systeme. Ganz sicher kann die kontinuierliche Pflege dieser Systeme dazu beitragen, dass das Individuum Mensch sich in seinem „So-Sein" besser zurechtfindet und seine Probleme meistert. Sie werden auch bemerken, dass viele dieser Grundanwendungen in die spezifischen Behandlungsweisen mit einfließen.

Die Farbpunktur hat noch einen weiteren unschätzbaren Vorteil: In unserer extrem schnelllebigen Zeit ist „die Zeit" einer der wichtigsten Faktoren überhaupt. Sie benötigen täglich nur etwa drei bis fünf Minuten, um die hervorragende Wirkung der Farben für sich selbst zu nutzen!

Ausgangspunkt aller Überlegungen in der Esogetischen Medizin ist das menschliche Gehirn. Die Fortschritte in der modernen Gehirnphysiologie geben uns immer mehr Einblick in die wunderbaren Funktionen dieses lebenden „Supercomputers".

Es ist unumgänglich, sich über das elektrische Feld, das nach Ansicht vieler Wissenschaftler unseren Zellen, Organen und dem Gewebe Leben „einhaucht", Gedanken zu machen – vor allem in Bezug auf Krankheit und wie man sie verhindern beziehungsweise heilen kann. Projizieren wir die hierarchische Ordnung unserer äußeren Welt, in der die „Chefs" immer oben sitzen, auf unser Körpersystem, so heißt das: Der „Chef" ist das Gehirn.

Für mich war es eine Kernfrage, wie man diesen „Chef" therapeutisch unterstützen kann, damit seine Organisation zu jeder Zeit und an jedem Ort funktioniert oder – bildhaft gesprochen – damit er sein Haus in Ordnung halten kann. Die Möglichkeiten, welche die Farbpunktur auf therapeutischer Ebene bietet, nenne ich „Steuerungstherapien". Besonders zwei Anwendungen eignen sich bestens zur täglichen Vorbeugung – unabhängig von Krankheit oder Gesundheit; denn ihre Punkt-, Linien- und Zonenkombinationen geben den Impuls für Ruhe und Ausgeglichenheit innerhalb unserer Gehirnsphäre. Dass dadurch möglicherweise latente oder bereits vorhandene Beschwerdebilder aufgelöst werden können, liegt in der Natur der „Chefebene".

Der Volksmund spricht davon, dass die „Mäuse tanzen, wenn die Katze schläft".

Wie bei so vielen Redewendungen gibt es auch hier einen wahren Kern. Wenn wir uns wieder unser Gehirn als Steuerungsmechanismus vorstellen, der für den reibungslosen Ablauf des gesamten Systems verantwortlich ist, so kann man sich denken, was passiert, wenn der Verantwortliche schläft.

Sorgen wir also dafür, dass „die Katze wach ist"! Die „Wecker" der Esogetischen Medizin sind die beiden Therapien Gehirnharmonisierung I und II. Die Harmonisierung I sollte möglichst am Morgen durchgeführt werden, Nr. II am Abend, und zwar im täglichen Wechsel (also am ersten Tag morgens Gehirnharmonisierung I, am zweiten Tag abends Gehirnharmonisierung II usw.). Die Zeit, die Sie für die Durchführung dieser Anwendungen benötigen, beläuft sich auf maximal 5 Minuten – 5 Minuten, die Ihnen Wohlbefinden für den ganzen Tag schenken können! Halten Sie die in den Abbildungen angegebenen Reihenfolgen und Farben bitte unbedingt ein.

Diese beiden Steuerungen sollten am Anfang der Anwendungen stehen, also keineswegs zu einer „Dauereinrichtung" werden. Gerade die beiden Gehirnharmonisierungen werden Sie von der Wirkungsweise der Farben überzeugen. Später können Sie sie mit weiteren Anwendungen kombinieren – entsprechend der Anweisungen, die wir Ihnen im Verlauf des Buches vorstellen werden.

Grundbehandlungen

Gehirnharmonisierung I

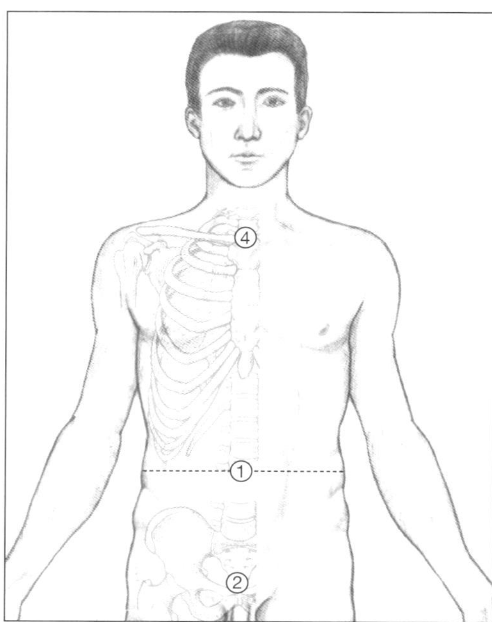

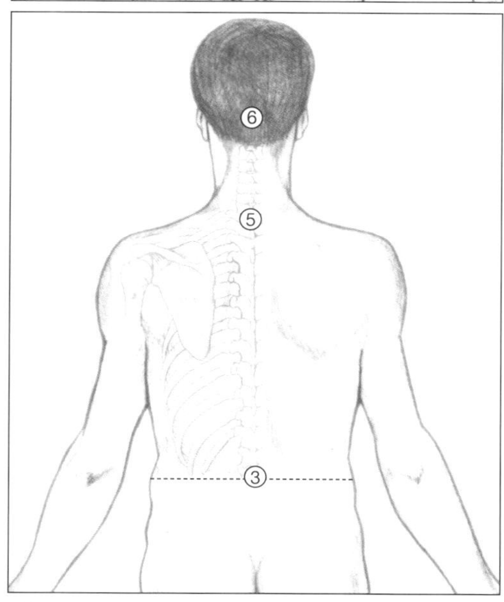

Abb. 9 und 10 Punkte der Gehirnharmonisierung I vorn und hinten

Punkt 1 (Abb. 9)
liegt direkt auf dem Nabel.
Farbe: Grün, Dauer: 30-40 Sekunden

Punkt 2 (Abb. 9)
liegt genau auf der Mittellinie vom Nabel an abwärts, am Rande des Schambeins
Farbe: Orange, Dauer: 30-40 Sekunden

Punkt 3 (Abb. 10)
Ziehen Sie in Höhe des Nabels eine gedachte Linie horizontal um den Körper. Der Punkt liegt im unteren Teil der Lendenwirbelsäule, exakt auf Nabelhöhe.
Farbe: Violett, Dauer: 30-40 Sekunden

Punkt 4 (Abb. 9)
liegt direkt in einer Vertiefung über der Stelle des Halses, an der Sie den Beginn des Brustbeins tasten können.
Farbe: Gelb, Dauer: 30-40 Sekunden

Punkt 5 (Abb. 10)
Tasten Sie an der Halswirbelsäule entlang nach unten bis zum siebten Halswirbel. Er wölbt sich stärker nach außen und ist deshalb leicht zu finden. Der Punkt liegt direkt auf diesem Wirbel.
Farbe: Rot, Dauer: 30-40 Sekunden

Punkt 6 (Abb. 10)
finden Sie, wenn Sie am Hinterkopf im Bereich des ersten Halswirbels eine kleine Vertiefung unterhalb der Schädelknochen tasten. Der Punkt liegt genau in dieser Vertiefung.
Farbe: Blau, Dauer: 30-40 Sekunden

Damit ist Ihre morgendliche Hygiene absolviert. Sie werden erfahren, dass diese Farbbestrahlung zu einer langfristigen positiven Veränderung führen kann, weil sie in Ihnen die Bereitschaft zu mehr Freude und Glücklichsein und damit zu mehr Lebensqualität öffnet.

Gehirnharmonisierung II

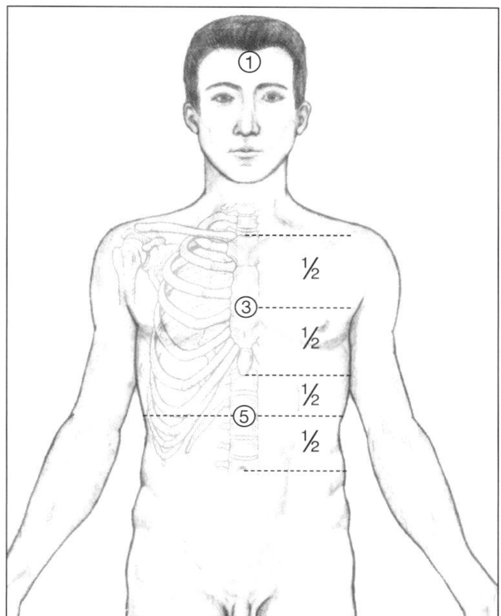

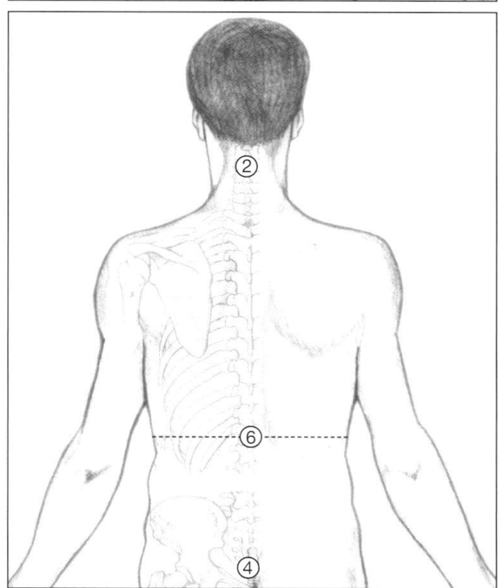

Abb. 11 und 12 Punkte der Gehirnharmonisierung II vorn und hinten

Die zweite Gehirnharmonisierung spricht andere Sektoren unseres Gehirns an. Da sie vor allem auch Schlaf- und Traumbereitschaft fördert, wird sie am Abend durchgeführt.

Punkt 1 (Abb. 11)
liegt in der Stirnmitte, ein Querfinger unterhalb des Haaransatzes.
Farbe: Orange, Dauer: 30 Sekunden

Punkt 2 (Abb. 12)
Legen Sie den Zeigefinger in den Nacken und beugen Sie dann den Kopf nach hinten. Der Punkt liegt auf der Halswirbelsäule in Höhe des Knicks, der durch das Zurücklegen des Kopfes entsteht.
Farbe: Blau, Dauer: 30 Sekunden

Punkt 3 (Abb. 11)
liegt in der Mitte des Brustbeins. Halbieren Sie dazu die vertikale Linie zwischen Beginn und Spitze des Brustbeins.
Farbe: Grün, Dauer: 40 Sekunden

Punkt 4 (Abb. 12)
liegt am Beginn der Analfalte (Übergang Kreuzbein-/Steißbeingebiet).
Farbe: Rot, Dauer: 30 Sekunden

Punkt 5 (Abb. 11)
finden Sie, wenn Sie die Senkrechte zwischen Brustbeinspitze und Nabel halbieren.
Farbe: Gelb, Dauer: 40 Sekunden

Punkt 6 (Abb. 12)
Ziehen Sie in Höhe des Punktes 5 eine gedachte Horizontale um den Körper.
Punkt 6 liegt auf dieser Linie, direkt auf der Wirbelsäule.
Farbe: Violett, Dauer: 60 Sekunden
Dieser Punkt ist einer der wichtigsten der Esogetischen Farbpunktur, deshalb nenne ich ihn den „Lebenspunkt der Esogetik". Er hat Bezug zu allem, was mit „tun" oder „Tat" korrespondiert, das heißt: Er regt

unterdrückte Funktionen in allen Körperbereichen an. Alle Fließzustände unterliegen in gewissem Maße diesem Punkt.

Alleine schon diese beiden Anwendungen zeigen, wie man mit wenigen Punkt-Farben-Kombinationen verschiedene Reaktionen hervorrufen kann. Alle Kombinationen innerhalb der Farbpunktur basieren unter anderem auf der Gesamtheit feststehender Erkenntnisse in der Gehirnforschung. Eine dieser Erkenntnisse ist die der beiden Großhirnhälften, auch Hemisphären genannt, die – getrennt durch die so genannte Hemisphärenbrücke – auf der rechten Seite die emotionalen, auf der linken Seite die rationalen Belange verantworten.

Lateralitätsstörungen

Bei vielen kranken Menschen können wir in zunehmendem Maße feststellen, dass die Kommunikation, also der Informationsaustausch zwischen der rechten und linken Gehirnhälfte, gestört – man könnte auch sagen verschoben – ist. Dieser Zustand wird als „Lateralitätsstörung" bezeichnet, wobei dieser Begriff kein Synonym für Krankheit ist. Die Erfahrung zeigt jedoch, dass Veränderungen dieser Art der Beginn einer sich oft langsam manifestierenden Krankheit sein können. Deshalb hatte es in meinen Augen absolute Priorität, dieses Problem „bei der Wurzel zu packen" und zu erforschen, wie eine solche auf Dauer krankmachende Veränderung wieder harmonisiert und in ihren optimalen Zustand zurückgeführt werden kann.

Wir werden nicht erst durch eine bereits vorhandene Krankheit geprägt – die Veränderung beginnt schon viel früher. Dominiert zum Beispiel die rechte Gehirnhälfte, gilt der Mensch als besonders musisch veranlagt; eine Übergewichtigkeit jedoch führt sehr oft zu psychischen Problemen. Dagegen werden Menschen mit einer Überbetonung der linken Gehirnhälfte oft als übertrieben, ja sogar maßlos intellektuell beschrieben. Dieser Menschentyp wird als „viereckig" und gefühlskalt bezeichnet, ihm wird die Überbewertung der Realität mit der Zeit ebenfalls psychische Probleme bescheren.

Unabhängig davon, ob der Schwerpunkt nun mehr bei der rechten oder linken Gehirnhälfte liegt – fest steht, dass der Versuch des immerwährenden Ausgleichs der Kommunikation beider Gehirnhälften frühzeitig angegangen werden sollte. Dabei bedienen wir uns einer geradezu simplen Methode, deren Ergebnisse über viele Jahre hinweg gezeigt haben, dass ein Ausgleich von Kommunikationsunregelmäßigkeiten möglich ist. Sehr viele Patienten, die wir entsprechend therapierten, waren ausgeglichener, fühlten sich seelisch wohler und waren in ihren Reaktionen besonnener. Dass sich diese Veränderung auch auf ihren Alltag auswirkte, brauche ich wohl nicht näher zu beschreiben.

Gerade weil diese Behandlung so grundlegend wichtig und „immer richtig" ist, empfiehlt sie sich als idealer Einstieg in die Farbflächentherapie. Die Anwendung ist denkbar einfach durchzuführen; die nachfolgenden Abbildungen und Erklärungen werden dies verdeutlichen.

Natürlich bleibt es Ihnen unbenommen, sich zuerst mit der vorher beschriebenen Gehirnharmonisierung zu beschäftigen. Hier ist keine Reihenfolge vorgeschrieben, und Sie sollten es nicht als Pflicht betrachten, jede der in diesem Buch beschriebenen Behandlungen an sich oder anderen durchzuführen. Wenn Sie sich an die wenigen aber wichtigen Regeln halten, die ich Ihnen ans Herz lege, dann obliegt es Ihrer Entscheidung bzw. der gerade aktuellen psychischen oder physischen Situation, welche Behandlung Sie wann als notwendig und richtig erachten.

Wenn Sie nachvollziehen möchten, wie angenehm ein Ausgleich im Hemisphärenbereich des Großhirns empfunden wird, sollten Sie nach der nun folgenden Anleitung verfahren.

Lage des Punktes in Abb. 13
Unmittelbar unterhalb der Nase liegt ein Punkt, der beim Ausgleich der Gehirnharmonisierung eine wesentliche Rolle spielt. In der chinesischen Akupunktur wird er als Wiederbelebungspunkt bezeichnet. Behandeln Sie diesen Punkt bitte immer vor den Steuerungskreuzen.
Farbe: Gelb, Dauer: 60 Sekunden

Nun folgt die Behandlung des Steuerungskreuzes auf dem Rücken und auf der Vorderseite des Körpers. In der Akupunktur-Philosophie spielt die Mitte auf der Vorder- und Rückseite des Körpers eine große Rolle. Die dort verlaufenden Meridiane trennen das Links vom Rechts. Deshalb war die Überlegung naheliegend, diese Linien für den Ausgleich der Hemisphären zu nutzen.

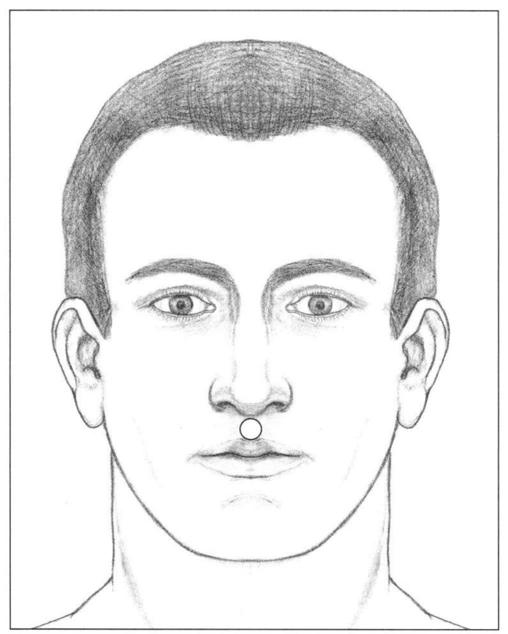

Abb. 13 Punkt über der Oberlippe

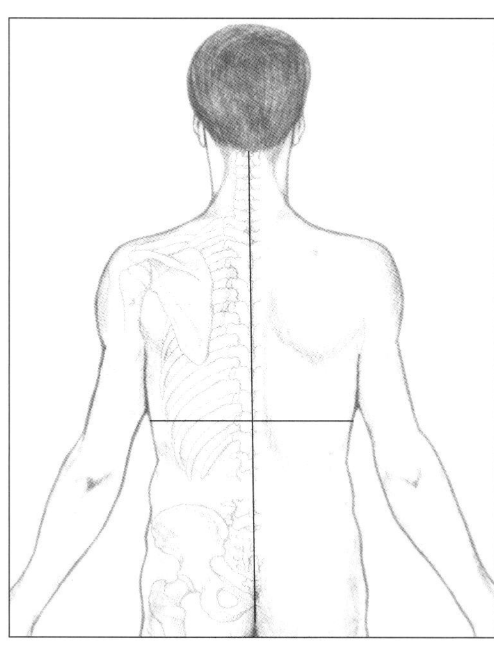

Abb. 14 Linien Steuerungskreuz hinten

Lage der Linien in Abb. 14

Behandeln Sie zuerst die beiden Linien der Körperrückseite, indem Sie vom Ansatz der Analfalte aus langsam auf der Wirbelsäule entlang nach oben bis zur Mulde am Beginn des Schädeldachs und wieder zurück streichen. Diesen Vorgang wiederholen Sie bitte drei- bis fünfmal. Gehen Sie nun zum Lebenspunkt der Esogetik, der dem Mittelpunkt zwischen Brustbeinspitze und Nabel direkt gegenüber auf der Wirbelsäule liegt. In Höhe dieses Punktes streichen Sie nun drei- bis fünfmal mit dem Farbflächenstift eine horizontale Linie von der rechten zur linken Seite und wieder zurück.
Farbe: Violett, Dauer: 60 Sekunden je Linie

Lage der Linien in Abb. 15

Beginnen Sie nun mit der Behandlung des Steuerungskreuzes auf der Körpervorderseite. Zuerst streichen Sie vom Beginn des Brustbeins langsam in der Mitte des Körpers nach unten bis zum Schambein und Wieder zurück. Wiederholen Sie diesen Vorgang drei- bis fünfmal. Danach suchen Sie die Mitte zwischen Brustbeinspitze und Nabel. Streichen Sie auf dieser Höhe in einer horizontalen Linie drei- bis fünfmal von rechts nach links und wieder zurück. Damit ist die Behandlung abgeschlossen.
In der Regel wird sich bald inneres Wohlbefinden einstellen.
Farbe: Gelb, Dauer: 60 Sekunden je Linie

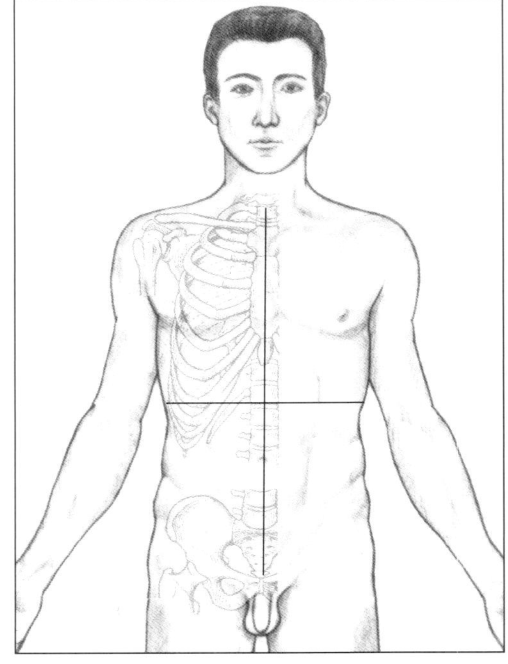

Abb. 15 Linien Steuerungskreuz vorn

Morgendliche Müdigkeit

Wer kennt es nicht, dieses morgendliche Gefühl: Die Augen lassen sich einfach nicht öffnen, die Glieder sind bleischwer. Man fühlt sich regelrecht zerschlagen! Erst nach ein, zwei Stunden löst sich dieses äußerst unangenehme Gefühl, und man beginnt ganz langsam, klarer zu denken. Eine einfache Anwendung der Esogetischen Farbpunktur kann bei solchen „Anlaufschwierigkeiten" helfen.

Lage des Punktes in Abb. 16

Bestrahlen Sie möglichst noch vor dem Aufstehen einen Punkt auf der Stirn, der über der Nasenwurzel im Abstand eines Querfingers von den Augenbrauen entfernt liegt.
Farbe: Orange, Dauer: 2 Minuten
Oft schon während der Anwendung wird der Kopf klarer, und die Schwere beginnt, den Körper zu verlassen.

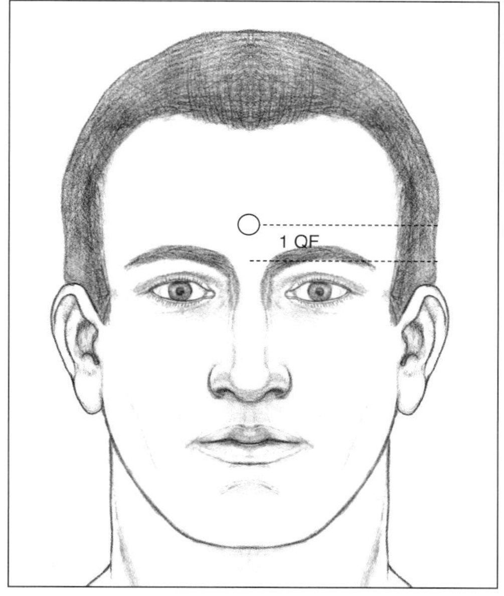

Abb. 16 Punkt bei morgendlicher Müdigkeit

Dieser Punkt ist besonders für Kinder mit Lernschwierigkeiten von Bedeutung. In diesem Fall allerdings wird er eine Minute lang mit der Farbe Gelb bestrahlt. Die Behandlung wird zwar nicht gleich aus jedem Kind ein Genie machen. Mit der Zeit werden Sie jedoch bemerken, wie sich die Wahrnehmungsfähigkeit Ihres Kindes steigert und es plötzlich Freude am Lernen entwickelt.

Stärkung der Abwehrkräfte

Es folgen einige Linien- und Punktkombinationen zur Vorbeugung gegen Erkältungskrankheiten, grippale Infekte oder lymphatische Irritationen.

Mittlerweile gehört es zum Behandlungsstandard einer esogetischen Praxis, allen lymphatischen Beschwerden rechtzeitig vorzubeugen. Doch das ist gerade in der heutigen Zeit oft leichter gesagt als getan! In der Farbpunktur gibt es spezielle Zonen und Punkte, die man einfach finden und miteinander kombinieren kann. In gesunden Tagen ein- bis zweimal wöchentlich angewendet, vermindert diese Behandlung die Bereitschaft des Körpers zu Erkältungskrankheiten, zu Erkrankungen der Kopfhöhlen und anderen lymphatischen Irritationen.

Vielleicht kennen Sie das aus eigener Erfahrung: Alle Belastungen dieser Art haben ganz besonders bei Kindern in der einen oder anderen Weise mit dem Begriff „Angst" zu tun; denn das Lymphsystem reagiert auf Regulationsstörungen des Unbewussten wie ein Seismograph. Aber auch im Erwachsenenalter ist die Angst durchaus mit lymphatischen Belastungen in Verbindung zu bringen. Wir können immer wieder beobachten, dass gerade Menschen, die wiederholt zu den hier beschriebenen Erkrankungen neigen, momentane Konflikte zu bewältigen hätten, sie aber immer wieder verdrängen oder einfach nicht richtig mit ihnen umgehen können. Auf solche Stresssituationen reagiert unser Abwehrsystem immer mit Schwäche; die Folge sind die beschriebenen Symptome.

Zur Vorbeugung behandeln Sie die angegebenen Linien-/Punktkombinationen einmal wöchentlich, im akuten Krankheitsfall täglich. Halten Sie auch hier bitte unbedingt die angegebene Reihenfolge und Farbauswahl ein.

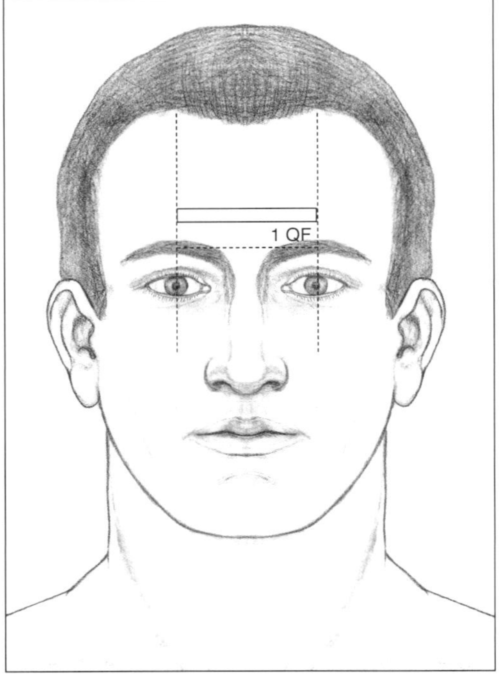

Abb. 17 Psychelinie Kopf

Lage der Linie in Abb. 17

Diese Kopflinie liegt einen Querfinger entfernt über den Augenbrauen. Ihre seitliche Ausdehnung reicht bis zur Pupillenmitte des geradeaus blickenden Auges. Diese Linie eignet sich vorzüglich in Bezug auf die Psyche; sie löst Verkrampfungen und leitet eine innere Befreiung ein. Streichen Sie diese Linie von links nach rechts langsam hin und zurück.
Farbe: Violett, Dauer: 20 Sekunden

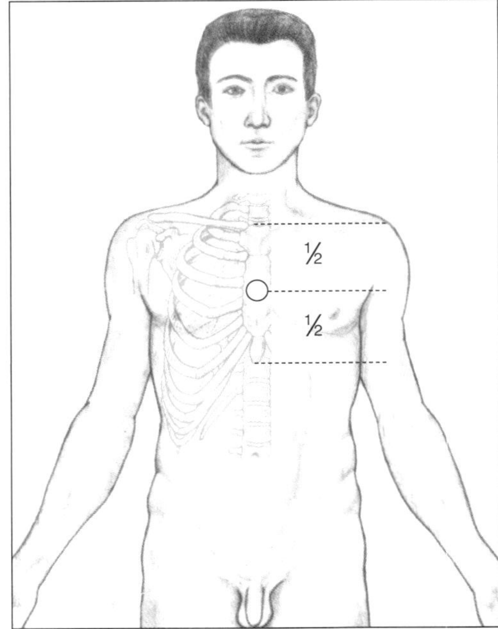

Abb. 18 Abwehrzone Brustbein

Lage des Punktes in Abb. 18

Bestrahlen Sie nun den Punkt in der Mitte des Brustbeins.
Farbe: Violett, Dauer: 30 Sekunden

Rund um den Nabel gruppieren sich drei besonders wichtige Punkte, die im Verlauf des Buches noch mehrmals behandelt werden. In der Sprache der Therapeuten heißen sie die „Aggressive Zone", weil sie auf Druck bei jedem Menschen schmerzhaft sind. Sie verfügen über ein sehr breites Wirkungsspektrum und werden deshalb in der Esogetischen Medizin sehr oft eingesetzt. Auch für die Selbstbehandlung eignen sie sich hervorragend.

Und vor allem: Sie sind besonders wohltuend!

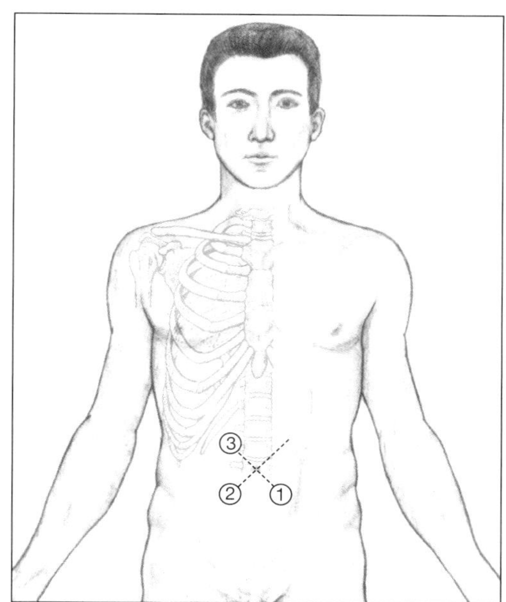

Abb. 19 Punkte der Aggressiven Zone

Lage der Punkte in Abb. 19
Ziehen Sie zwei imaginäre Diagonalen, die sich im 90°-Winkel exakt über dem Nabel kreuzen. Auf diesen Diagonalen sitzen die drei Behandlungspunkte – jeweils 2 Querfinger vom Nabelrand entfernt. Tasten Sie nun recht tief in das Gewebe hinein, diese Punkte sind bei fast allen Menschen schmerzhaft – auch bei denen, die noch nie Bauchbeschwerden hatten.

Punkt 1
liegt auf einer der Diagonalen schräg links unterhalb des Nabels.

Punkt 2
liegt schräg rechts unterhalb des Nabels auf der zweiten Diagonalen.

Punkt 3
liegt schräg rechts oberhalb des Nabels auf der ersten Diagonalen.

Farbe: Grün, Dauer: 60 Sekunden je Punkt

Es folgen zwei weitere Punktkombinationen.

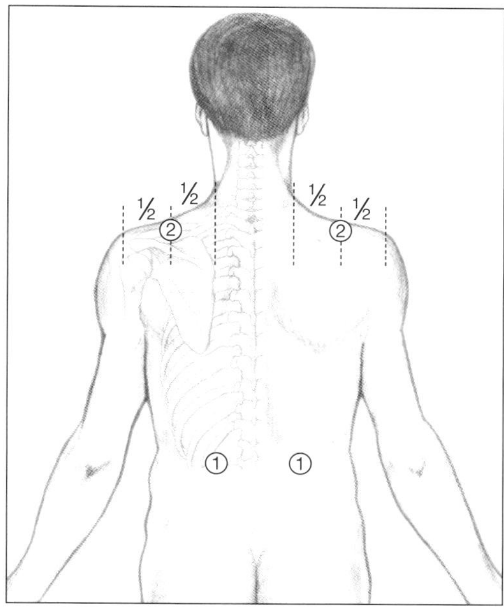

Abb. 20 Lymphpunkte Schulter – Nierenpole

Lage der Punkte in Abb. 20
Punkte 1
können Sie leicht tasten, wenn Sie die Hände mit dem Daumen nach hinten auf den Beckenkamm legen (wenn Sie den russischen Volkstanz Kasatschok kennen, ist das eine der leichtesten Übungen...). Die beiden abgespreizten Daumen berühren jeweils rechts und links den zu bestrahlenden Punkt. Tasten Sie ruhig etwas fester – so werden Sie die genaue Lage der Punkte spüren. In der Praxissprache handelt es sich hier um die beiden „Nierenpole", und wie der Name schon andeutet, regt ihre Bestrahlung die Nieren an, um die Ausscheidungsprozesse zu

beschleunigen. Bestrahlen Sie zuerst die linke, danach die rechte Seite.
Farbe: Rot, Dauer: 60 Sekunden je Punkt

Punkte 2
Die beiden oberen Punkte können Sie direkt oben in der hinteren Schultermitte tasten. Auch sie schmerzen bei Druck erheblich. Und auch hier bestrahlen Sie zuerst links, dann rechts.
Farbe: Rot, Dauer: 60 Sekunden je Punkt

Die beiden in Abbildung 21 und 22 dargestellten Punkte beenden den Behandlungszyklus. Sie liegen an der Hand respektive am Unterarm.

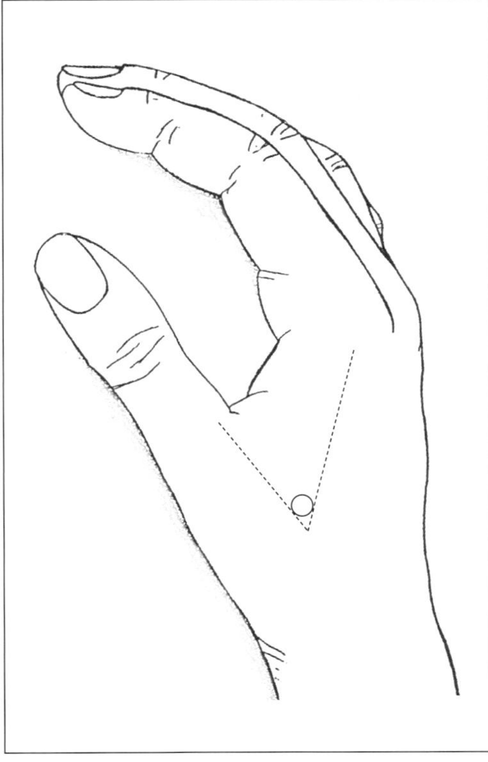

Abb. 21 Lymphpunkt Hand – Dickdarmpunkt

Lage des Punktes in Abb. 21, beidseitig
Er liegt zwischen Daumen und Zeigefinger direkt in der Kuhle vor dem Knochen. Behandeln Sie zuerst den Punkt an der linken, dann an der rechten Hand.
Farbe: Rot, Dauer: 30 Sekunden je Punkt

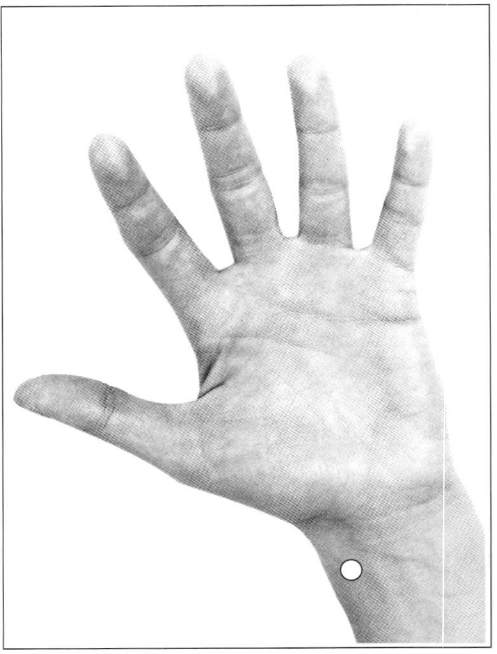

Abb. 22 Abwehrpunkt Unterarm

Lage des Punktes in Abb. 22, beidseitig
Er liegt dort, wo Sie Ihren Puls tasten können. Suchen Sie die kleine Knochenerhöhung, die unterhalb des inneren Handgelenkknochens in Richtung Ellenbeuge liegt und bestrahlen Sie zuerst an der linken, dann an der rechten Hand.
Farbe: Rot, Dauer: 30 Sekunden je Punkt

Besonders, wenn Sie bereits erkältet sind, werden Sie schon bald die wohltuende Wirkung dieser Behandlung spüren.

Die Erhaltung der Gesundheit –
der Umgang mit Krankheit

Nun gibt es zahllose Beschwerden, denen man tagtäglich – einmal mehr, einmal weniger – ausgesetzt ist. Denn im Alltag ist es oft sehr schwer, immer den richtigen Weg zu gehen, immer die richtige Einstellung zu finden und Probleme bereits während ihrer Entstehung anzugehen. Wenden wir uns deshalb nun den Möglichkeiten zu, die eine Farbbestrahlung bieten kann.

Entsprechend unserer langjährigen praktischen Erfahrung beginnen wir mit einer Anweisung für die Grundbehandlung eines jeweiligen Beschwerdebildes. Dieser Grundbehandlung schließt sich der alltägliche Beschwerdekomplex an, wie ihn die meisten Menschen kennen und erlebt haben. Dabei ist es von entscheidender Wichtigkeit, die Anweisungen in Reihenfolge und Lokalisation genau einzuhalten. Unter diesem Aspekt haben Andreas Pflegler und ich die Themen im praktischen Teil dieses Buches ausgewählt. Dabei geht es uns vor allem darum, Ihnen eine Hilfestellung zu offerieren, damit so genannte banale oder Bagatellsymptome im Anfangsstadium – also bevor der Kreislauf des Leidens beginnt – behandelt und eventuell beseitigt werden können.

Natürlich entspricht es der Idealvorstellung jedes Menschen, ein harmonisches, gesundes Leben zu führen. Eines Tages vielleicht – wenn die Entwicklung des Menschen in dem Maße fortgeschritten ist wie die Entwicklung unserer heutigen Technologie – werden wir die Abhängigkeit unseres körperlichen Befindens von unserem seelischen Zustand nicht nur verstehen, sondern auch vorbeugend und therapeutisch nutzen können. Dann wird nicht nur „ein gesunder Geist in einem gesunden Körper" wohnen, sondern ein gesunder Körper wird auch das Resultat eines gesunden Geistes sein. Doch bis dahin ist es noch ein weiter Weg. Und bis dahin gilt es, den Menschen zu helfen, gesund zu bleiben oder es zu werden. Denn heilen kann jeder nur sich selbst – wir, die Therapeuten, geben nur nach bestem Wissen und Gewissen Hilfestellung und praktische Anleitung zum „Wie" des Sich-Heilens. Gesundheit kommt ausschließlich von innen, nicht von ungefähr…

Das Hauptproblem, das die Selbstverantwortlichkeit für die meisten Menschen aufwirft, ist die Überwindung zum Sich-Zeit-Nehmen. Zeit, die gut angelegt ist, die sich auszahlt durch Wohlbefinden, Stressfreiheit und Glücksgefühl.

Krankheit ist ein Lernprozess, dem wir – ob wir wollen oder nicht – erst einmal ausgesetzt sind. Gleichgültig, wie die Diagnose lautet oder wie die Symptome sich gleichen – Krankheit ist individuell, ist sehr persönlich. Gerade die Belastungen und Funktionsstörungen des Verdauungstraktes, die Schwächen oder Störungen des Abwehrsystems, psychische Veränderungen, Herz-/Kreislaufbelastungen, aber auch Erkrankungen und Störungen, die in der Kindheit auftraten, und nicht zuletzt die Hauterkrankungen gehören zu den meistverbreiteten Erscheinungen in der heutigen Zeit.

Sie zu mildern oder sogar zu beseitigen ist der Anspruch, den die Farbflächenbestrahlung hat. Je früher man damit beginnt, um so stabiler wird der Mensch in seiner Grundsituation werden.

Es ist eine unleugbare Tatsache, dass gesunde Menschen wesentlich leichter mit sich und ihrer Umwelt zurechtkommen, und dass ihr Wohlbefinden und eine positive Lebenseinstellung auch für ihre Mitmenschen Signalcharakter haben. Deshalb möchten wir am Ende eines jeden Kapitels weitere einfach durchzuführende Anwendungstipps geben, die das vorangegangene Behandlungskonzept ergänzen. In der Regel genügt eine Stunde pro Woche für die Farbbehandlung, um sich gesund und frei zu fühlen. Eine Stunde nur – die viele Menschen nicht erübrigen können; Menschen, die sich nicht wertvoll genug sind, um sich 60 Minuten lang einmal um sich selbst zu kümmern!

Welch grandiosem Irrtum diese Menschen unterliegen, zeigt sich leider oft erst dann, wenn es bereits zu spät ist: wenn sie wirklich ernsthaft krank geworden sind und nichts wichtiger ist als Zeit – Zeit zum Regenerieren, Zeit, die zum Leben bleibt…

Vermeintliche Pflichten und Erfolgszwänge werden von Krankheit überdeckt, und die Ungewissheit, was nun werden soll, schafft neue Ängste und Belastungen. Der Kreislauf des Lebens ist unterbrochen – der Kreislauf des Leidens nimmt seinen Lauf. Und es kostet nur 52 Stunden im Jahr, diesen Kreislauf dauerhaft zu durchbrechen. Wir sind es uns einfach schuldig, ein-, zweimal die Woche Ruhe zu finden und etwas für uns selbst zu tun. Der Mensch sorgt sich ständig um seine Besitztümer, sei es das Auto, das Haus, die Einrichtung oder andere Dinge. Es liegt in seiner Natur, dafür zu sorgen, dass alles so lange wie möglich ganz bleibt.

Leider verletzt er die Sorgfaltspflicht oft aufs Gröbste, wenn es um das Wichtigste überhaupt geht: um sein eigenes Wohl!

Sie, liebe Leserin, lieber Leser, sollten die Anleitungen dieses Buches mit Leben erfüllen – mit Ihrem eigenen gesunden und glücklichen Leben, dessen Voraussetzung Wohlbefinden und Harmonie ist. Die Anweisungen sind so ausgewählt, dass Sie keinerlei Schwierigkeiten haben werden, dies alles nachzuempfinden und anzuwenden. Sehr bald (meist nach 3 – 5 Behandlungen) wird sich eine Erleichterung der Beschwerden und wachsendes Wohlbefinden einstellen. Dies ist gleichzeitig die denkbar beste Motivation dafür, immer wieder etwas für sich zu tun und sich damit langfristig ein belastungsfreies Leben zu ermöglichen.

Natürlich liegt es im Wesen des Menschen, immer wieder mit der einen oder anderen leichten oder schwereren Belastung konfrontiert zu werden. Es ist jedoch ein Unterschied – da werden Sie mir zustimmen –, ob ich nur einen Meter oder 10 Meter tief „falle"! Sie sehen, es geht in diesem Buch im Grunde um das Prinzip, nicht um die einzelne Situation. Sie sollen die Möglichkeit haben, auftretende Krankheitssymptome schneller zu überwinden.

Spätestens hier möchte ich auf einen entscheidenden Aspekt hinweisen: Selbst hinter der kleinsten Symptoma-

tik kann eine große Krankheit stehen! Die elementare Tatsache, dass Gott vor die Therapie die Diagnose gestellt hat, sollte Sie immer wieder daran erinnern, nicht in jedem Fall „drauflos zu behandeln", sondern vorher abklären zu lassen, was sich hinter Ihren Belastungen und Beschwerden verbergen könnte. Neben allen Maßnahmen, die ein Arzt oder Heilpraktiker für notwendig hält – immer kann die Farbbehandlung den Heilungsprozess unterstützen!

Es gilt also:

erst die Diagnose, dann die Behandlung!

Es ist sinnvoll, die zu Beginn des Buches aufgeführten Behandlungsvorschläge in gesunden Tagen in die Praxis umzusetzen, um das innere Gleichgewicht zu erhalten. Dabei reicht in der Regel eine Stunde pro Woche aus. Wenn Sie darüber hinaus noch die Zeit finden, sich – beispielsweise bei Farbklang-Therapien oder Esogetischen Klangbildern – zu entspannen, dann haben Sie schon viel für sich und Ihre harmonische Zukunft getan. Denn Sie werden lernen, mit allem, was für Sie unter ungünstigeren Bedingungen zu einer massiven psychischen und physischen Belastung werden könnte, besser umzugehen und dadurch auch besser zu verarbeiten.

Wir beginnen mit dem Erkrankungs- und Beschwerdekomplex des Magen-Darm-Traktes, in der heutigen Zeit fast schon zu einer Zivilisationskrankheit „avanciert". Im Vordergrund stehen – wie bei allen anderen Kapiteln auch – Beschwerden, unter denen die meisten Patienten zu leiden haben.

Alle Punkte, Linien und Zonen in den Abbildungen dieses Buches sollten Sie mit Farbstiften entsprechend ausmalen. Das hat den Vorteil, dass Sie sich durch Ihre „Mitarbeit" am Buchinhalt die Sequenzen der Behandlungen besser einprägen werden.

Bevor Sie nun mit der Behandlung beginnen, sollten Sie alle angegebenen Areale suchen und mehrmals überprüfen, ob Sie auch wirklich die richtigen Stellen gefunden haben. Halten Sie sich bitte unbedingt an die Reihenfolge und die Farbeinteilung. Sie werden dieses im Grunde einfache Prinzip sehr bald verstanden haben und können dann in Ruhe mit der Farbbestrahlung beginnen.

Die Dauer der Bestrahlung je Punkt bzw. Linie und Zone beträgt normalerweise zwischen 30 und 60 Sekunden. Diese Zeitangaben werden Sie bei allen Behandlungsvorschlägen wiederfinden. Wir beginnen jedes Thema mit einer ausführlichen Einleitung, die auf die gesamte Problematik eingeht. Ihr schließen sich dann die einzelnen Beschwerdekomplexe und ihre Behandlungen an.

Teil 2

Peter Mandel/Andreas Pflegler

Hintergründe – Symptomatik – Behandlungen

- Magen-Darm-Erkrankungen
- Erkrankungen des Kindes
- Das Immunsystem und immunologische Erkrankungen
- Die Haut und ihre Behandlungsmöglichkeiten

Magen-Darm-Erkrankungen

Hintergründe und Symptomatik

Die Bedeutung von Ernährung und Nahrungsmittelerzeugung in Bezug auf Magen- und Darm-Erkrankungen ist gerade in der heutigen Zeit so wichtig wie nie zuvor. Das alte chinesische Sprichwort „Der Mensch ist, was er isst" führt in unserer Zeit zu neuen, fast beängstigenden Konsequenzen; denn die Massenproduktion von Nahrungsmitteln mit all ihren chemischen Zusätzen gewährleistet keine natürliche, in ihrer Struktur ausgewogene Ernährung mehr.

Magen-Darm-Erkrankungen, die in direktem Bezug zu einer minderwertigen Nahrung stehen, nehmen extrem zu. Die so genannten „denaturierten" Lebensmittel sind ihrer natürlichen Form und Zusammensetzung beraubt. Auf Dauer belasten sie den gesamten Organismus, der schließlich mit Krankheit reagiert, weil er die ihm zugeführte Nahrung nicht mehr „überwinden" kann.

Naturgemäß verwandelt der Körper eine ihm fremde Nahrung entsprechend der eigenen Stoffwechselstruktur und passt sie dem eigenen Organismus an. Im Verlauf dieses Prozesses entscheidet jedoch eine intakte Schleimhaut darüber, welche Nahrungsmittel aufgenommen werden. Das heißt, der Wille zu „richtiger" Ernährung reicht keineswegs aus, um die Aufnahme und Verwertung der Nahrung zu gewährleisten.

Ein wichtiger Aspekt bei der Behandlung des Magen-Darm-Traktes ist die Entsäuerung. Unser Organismus ist durch die Ernährung unserer Fastfood- und Mikrowellengeneration in Bezug auf Ballast- und Faserstoffe unterversorgt. Die Erhöhung der Ballaststoffe hat eine Vermehrung der Darmbakterien zur Folge. Darmbakterien aber regen die Muskeltätigkeit des Dickdarms an, das heißt: mehr Stuhlvolumen und eine Verringerung der Verdauungszeit. Eine faserstoffarme Ernährung, wie sie hauptsächlich in den Industriestaaten zu finden ist, kann einen Reizdarm, Dickdarmkrebs, Obstipationsprobleme (Verstopfung) oder Magenentzündungen begünstigen. Menschen in den so genannten Entwicklungsländern führen ihrem Körper eine bis zu 8fach höhere Faser- und Ballaststoffmenge zu – mit dem Ergebnis, dass die ernährungsbedingten „Zivilisationskrankheiten" in diesen Ländern so gut wie gar nicht vorhanden sind.

Die Auswahl so genannter basischer Nahrungsmittel ist für die Entsäuerung eine „Basis"-Therapie. Unter basischen Lebensmitteln versteht man bestimmte Gemüsesorten (zum Beispiel Kopfsalat, Endivien, Tomaten, Rettiche, Gurken, Kartoffeln, Spinat, Sellerie, Rote Beete und fast alle Früchte). Säurehaltige Lebensmittel sind unter anderem Roggen und andere Getreidesorten, Reis, Hartkäse, alle Fleischsorten, Rosenkohl, Quark und Erdnüsse. Hält man sich an gewisse Regeln – nicht zu schnell essen, gut kauen, nicht zu häufig und zu viel essen –, wird man ganz automatisch die Voraussetzung für einen funktionierenden Magen-Darm-Trakt schaffen.

So leicht könnte es also sein, das Allgemeinbefinden erheblich zu verbessern und sich selbst und dem Gesundheitssystem Kosten zu ersparen! Dabei geht es gewiss nicht um Ernährungsdogmen oder darum, extreme Formen der Ernährung zu etablieren; es geht schlicht um eine einfache und ausgewogene, unserem Lebensrhythmus angepasste Ernährung.

Wie sehr die Ernährungsproblematik unsere Gesundheit (zer-)stören kann, zeigen beispielsweise Erkrankungen wie Psoriasis, Neurodermitis oder Atopien, also Allergien, die durch Überempfindlichkeit gegen natürliche Substanzen entstehen.

Schon bei kleinen Kindern ist die Präsenz der Magen-Darm-Belastung enorm hoch. Bis zum Zeitpunkt der Geburt ist der im Mutterleib heranwachsende Fötus praktisch keimfrei. Erst während des Geburtsvorgangs findet durch die Vaginalflora der Mutter und die Nähe des Analbereichs die erste Übertragung so genannter Laktobazillen statt. Dieser Vorgang ist wichtig, denn er verhindert die Bildung von gas- und fäulniserregenden Bakterien.

Kleinkinder mit einer normal besiedelten physiologischen Darmflora sind besonders widerstandsfähig gegen Krankheitserreger. Dagegen reagieren Kinder von Müttern, deren Laktobazillenflora während der Schwangerschaft durch übermäßige Intimhygiene mit Deodorants oder durch die Einnahme von Antibiotika gestört wurde, oft sehr empfindlich und zeigen Symptome wie Blähungen, Erbrechen, Durchfall, allergische Reaktionen, Infektionen der oberen Luftwege und der Bronchien. Betrachtet man zum Beispiel die Häufigkeit der so genannten „Dreimonats-Koliken", so zeigt sich, wie oft durch pathogene (krankheitserregende) Keime eine Darmflora-Schädigung beim Neugeborenen entstehen kann.

Doch nicht nur Kinder haben unter Magen-Darm-Störungen zu leiden. Das Magen-Darm-Milieu ist bei den meisten Menschen verschoben, und die Folgen sind vielschichtig! Leider feiert heutzutage der Wurmbefall eine Renaissance. Lange Zeit waren Spulwürmer im Bereich des Dünndarms sehr selten. In den letzten Jahren treten sie wieder häufiger auf, und selbst bei Anwendung von Wurmkuren zeigen sie sich recht hartnäckig. Hier ist eine Stabilisierung des gesamten Darmbereichs von größter Bedeutung. In diesem Zusammenhang haben zahlreiche Studien bewiesen, wie wichtig das Stillen allein im Hinblick auf die natürliche Darmbesiedelung ist.

Die Aktivitäten der individuellen Darmflora werden durch äußere Einflüsse bereits früh festgelegt und bleiben bis ins Erwachsenenalter erhalten. So wurde beispielsweise durch vergleichende Untersuchungen, die mit Bewohnern der verschiedenen Kontinente durchgeführt wurden, eine jeweils typische Darmflora für jede einzelne Testgruppe festgestellt. Bei einem Standortwechsel oder durch eine Veränderung der Lebensumstände blieb dieser individuelle Bakterienstamm unverändert.

Die Darmflora – ein menschliches „Kleinbiotop" – lebt durch die Symbiose zwischen körpereigenen und körperfremden Strukturen. Eine Organschwächung bringt den ganzen Menschen über eine lange Zeit aus dem physiologischen Gleichgewicht. Weitere organische und funktionelle Beschwerden werden die Folge sein – nicht zuletzt deswegen, weil gestörte Körperzellen immer mit einer gestörten Zellkommunikation gekoppelt sind, die wiederum hormonelle, vegetative und immunologische Veränderungen des Gesamtsystems nach sich ziehen.

Da der Magen-Darm-Trakt im wahrsten Sinne des Wortes ein offenes System ist, hat auch die Darmschleimhautzelle eine Vielzahl von Funktionen. Sie dient unter anderem als Barriere für die Ansiedlung und Vermehrung von Krankheitserregern, zum Beispiel von Salmonellen und Pilzen. Ohne eine ausgeglichene Darmflora kommt es aber auch zur Steigerung der Durchblutung und des Stoffwechsels, zur Beeinflussung des Immun- und Lymphsystems und zur Herabsetzung von Darm-Motorik und Vitaminproduktion. Eine aktive Darm-Motorik schützt die Darmzelle in gewisser Weise, da sich in den Nischen der Darmwände krankheitserregende Keime nicht so leicht festsetzen können. Das Ausschwemmen solcher Keime unterstützt man in der Naturheilkunde auch mit Hilfe der „Colon-Hydro-Therapie", bei welcher der Dickdarm durch große Mengen von Einläufen gesäubert wird.

Und noch eine wichtige Aufgabe kommt der gesunden Darmschleimhautzelle zu: Sie vermindert ein Übergreifen von Krankheitserregern aus dem Magen-Darm-Bereich ins Lymphsystem und damit die Infektionsgefahr. Der Umkehreffekt: Ein geschwächtes Immunsystem wiederum erleichtert die bakterielle Überwucherung des Dickdarms. Dass Krankheitserreger im Darmbereich dramatischen Einfluss auf den gesamten Organismus nehmen können, zeigt nicht zuletzt die traurige Tatsache, dass die Gynäkologie von Fällen zu berichten weiß, in denen solche Keimanschleppungen bei Frauen Fehlgeburten auslösten.

Wir dürfen also die Wichtigkeit einer Darmsanierung zur Wiederherstellung der natürlichen Darmflora nicht unterschätzen. Die Naturheilkunde versucht vor allen anderen Therapien, die Entgiftungsfunktionen des Körpers zu stärken. Es geht also nicht um die Verbesserung der Keimfreiheit (die ja in Kliniken mit großem Aufwand und oft fragwürdigen Ergebnissen betrieben wird), sondern um ein ausgewogenes Verhältnis des Milieus innerhalb des Magen-Darm-Traktes.

Hier gibt die Farbpunktur durch einfache Anwendungen wirkungsvolle Impulse. Einen entscheidenden Beitrag leistet die Behandlung zur Förderung eines ungestörten Lymphabflusses, die gleichzeitig bei jeder Farbpunktur-Anwendung eine Basistherapie ist. Allein schon die Tatsache, dass im Darm täglich über 2 Liter Lymphflüssigkeit gebildet werden, zeigt die Wichtigkeit dieser Therapie.

Magen-Darm-Beschwerden und Irritationen von Leber und Galle sowie der Bauchspeicheldrüse zählen in der heutigen Zeit zu den häufigsten Beschwerden. Umweltbedingungen, Essgewohnheiten und vor allem Stress lassen diese Symptome chronisch und damit quälend werden. Tun Sie etwas dagegen; die nachfolgenden Farbpunktur-Anleitungen helfen Ihnen dabei. Sie werden überrascht sein, wie problemlos und effizient der Einsatz des Farbflächenstifts ist!

Behandlungen

Bei der ersten Anweisung handelt es sich um eine allgemeine vorbeugende Behandlung bei Belastungen und Schwächen des Magen-Darm-Traktes. Sie ist auch als Zusatz bei allen Magen-Darm-Erkrankungen geeignet.

Diese vorbeugende Maßnahme ist jedem zu empfehlen, der schon einmal die eine oder andere Beschwerde im Bauchraum verspürt hat – unabhängig davon, was diese Belastungen auslöste. Die Bestrahlung bringt eine generelle Entspannung, besonders im Bereich der Bauchorgane. Führen Sie diese Behandlung ein- bis zweimal pro Woche, jeweils ein bis zwei Stunden vor dem Zubettgehen, durch.

Natürlich können Sie nicht alle hier vorgestellten Anweisungen auf einmal einsetzen. Entscheiden Sie, was Ihnen wichtig ist, wo Ihre momentane Schwäche liegt, und suchen Sie sich unter diesen Aspekten dann die für Sie in der gegenwärtigen Situation richtige Bestrahlung aus.

Grundbehandlung zur Regulierung der Funktionen der Bauchorgane

Lage der Ellipse in Abb. 23

Sie liegt im Anteil des 7. Halswirbels. In der Esogetik nennt man sie die „Ellipse des Tiefenbewusstseins". Beugen Sie den Kopf etwas nach vorne und ertasten Sie die höchste Stelle am Übergang der Halswirbelsäule zur Brustwirbelsäule. Ausgehend von der Wirbelmitte dehnt sich die Ellipse je zwei Querfinger nach unten sowie nach rechts und links aus.

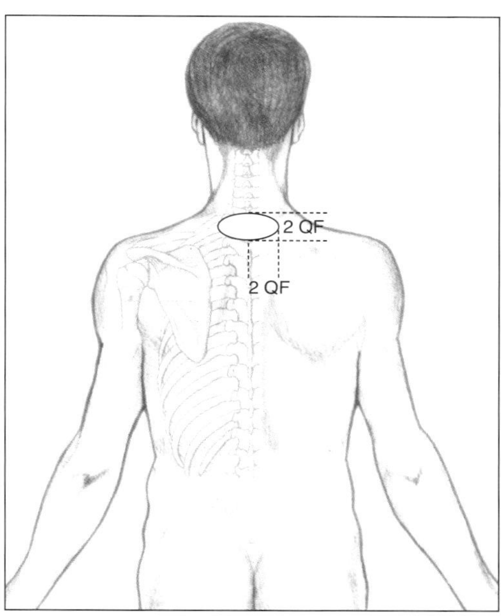

Abb. 23 Ellipse des Tiefenbewusstseins

Damit haben Sie die Größe der Ellipse festgelegt. Beginnen Sie nun, den ovalen Ellipsenrand von oben her im Uhrzeigersinn zweimal zu streichen. Nun machen Sie dasselbe im Gegenuhrzeigersinn. Den gesamten Vorgang wiederholen Sie fünfmal.

Bei starken Reaktionen sollten Sie die Behandlung beenden und die Sequenz an einem anderen Tag wiederholen. Aber keine Angst – Reaktionen zeigen nur an, was in Ihrem Tiefenbewusstsein gelöst werden will! Schon allein aus diesem Grund sollten Sie nicht aufgeben und die Behandlung zu einem anderen Zeitpunkt wiederholen. Inzwischen können Sie dieses Problem sozusagen „im Schlaf" lösen, indem Sie am Abend 2 – 3 Tropfen

Wildkräuteröl[relax] in die gesamte Fläche der Ellipse einmassieren. Durch diese Maßnahme kann Ihr Traumgeschehen erheblich verstärkt werden. Oft lösen sich alleine schon durch dieses „Wegträumen" Blockierungen des Tiefenbewusstseins.
Farbe: Türkis, Dauer: ca. 2 Minuten

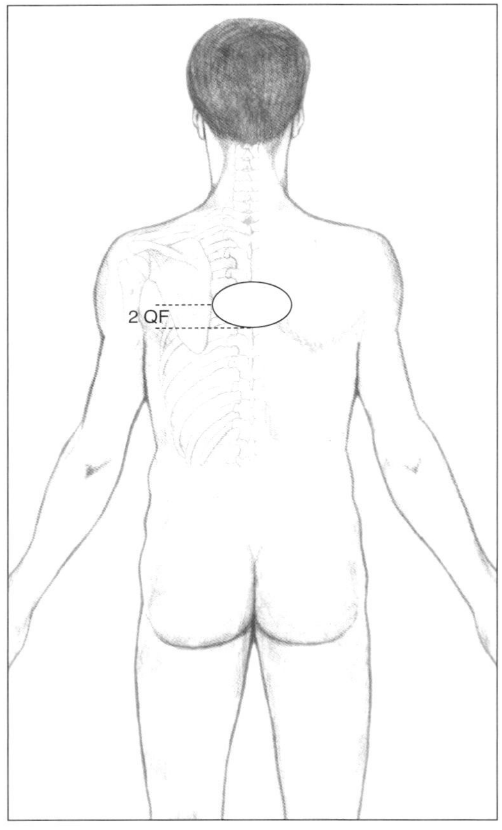

Abb. 24 Animalische Ellipse

Lage der Ellipse in Abb. 24
Zwischen den Schulterblättern liegt die „Animalische Ellipse" der Esogetischen Medizin. Sie wirkt in vorzüglicher Weise auf alle Bauchorgane ein, besonders auf Becken und Oberbauch. Ziehen Sie zunächst eine gedachte Horizontale von der rechten zur linken Achselfalte. An der Stelle, an der diese Linie die Wirbelsäule kreuzt, ist der Mittelpunkt der elliptischen Figur. Von diesem Punkt ausgehend messen Sie jeweils 2 Querfinger nach oben und unten. Nun haben Sie die beiden vertikalen Endpunkte der Ellipse und somit ihre Längsachse. Die seitlichen Begrenzungen sind das rechte und linke Schulterblatt. Beginnen Sie oben und streichen Sie langsam mit dem Farbflächenstift im Uhrzeigersinn entlang dem Ellipsenrand. Nach zweimaligem Ausstreichen wechseln Sie zum Gegenuhrzeigersinn und führen zwei Farbstreichungen durch. Das Ganze wiederholen Sie dreimal.

Die Reaktionen sind fast durchweg positiv. Sollten trotzdem einmal Belastungen während einer solchen Farbstreichung auftreten, dann verfahren Sie ähnlich wie bei der Ellipse des Tiefenbewusstseins: Reiben Sie die gesamte Fläche der Ellipse am Abend mit 2 – 3 Tropfen Wildkräuteröl[relax] ein. Besonders dann, wenn sich im Unterbewusstsein über lange Zeit Belastungen angestaut haben, werden diese Einreibungen „animalische" Träume auslösen.
Farbe: Orange, Dauer: ca. 3 Minuten

Die nächste Behandlungssequenz kann für sich alleine oder aber in Bezug auf die Vorbeugung von Irritationen aller Bauchorgane einschließlich der Beckenorgane eingesetzt werden. Dabei werden die gesamte Wirbelsäule und die Becken bereiche in die Therapie mit einbezogen.

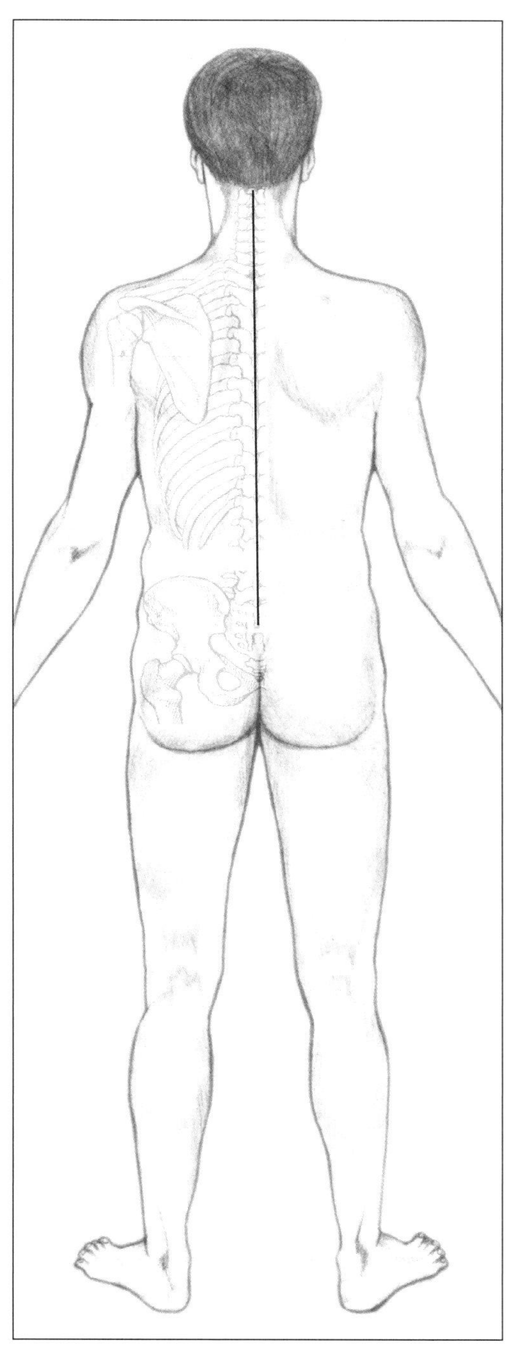

Abb. 25 Grundbehandlung Bauchbeschwerden 1. Schritt

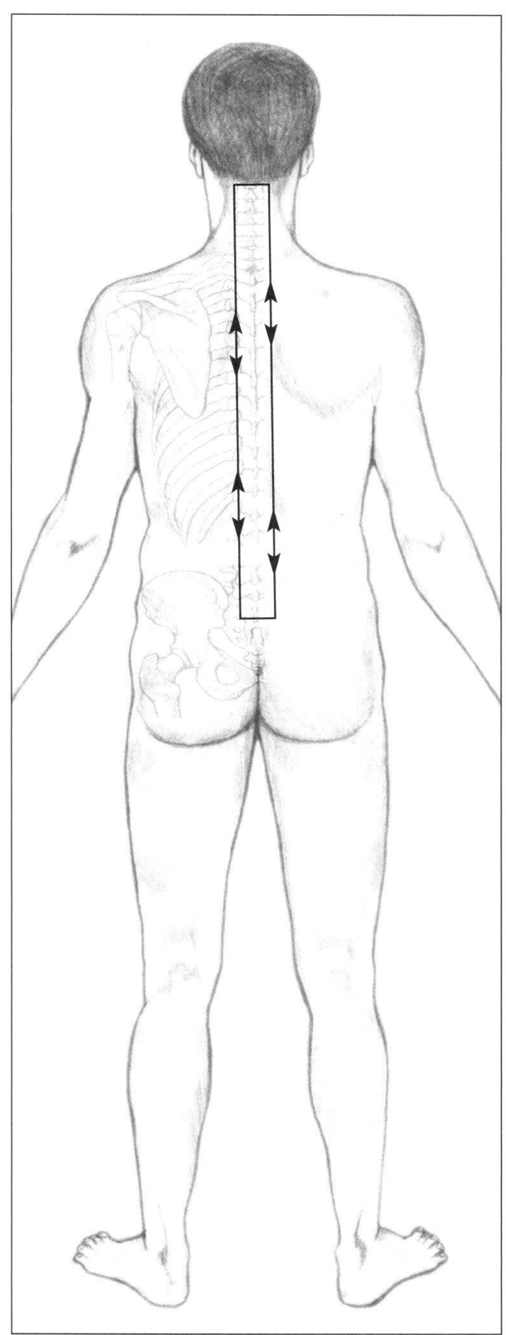

Abb. 26 Grundbehandlung Bauchbeschwerden 2. Schritt

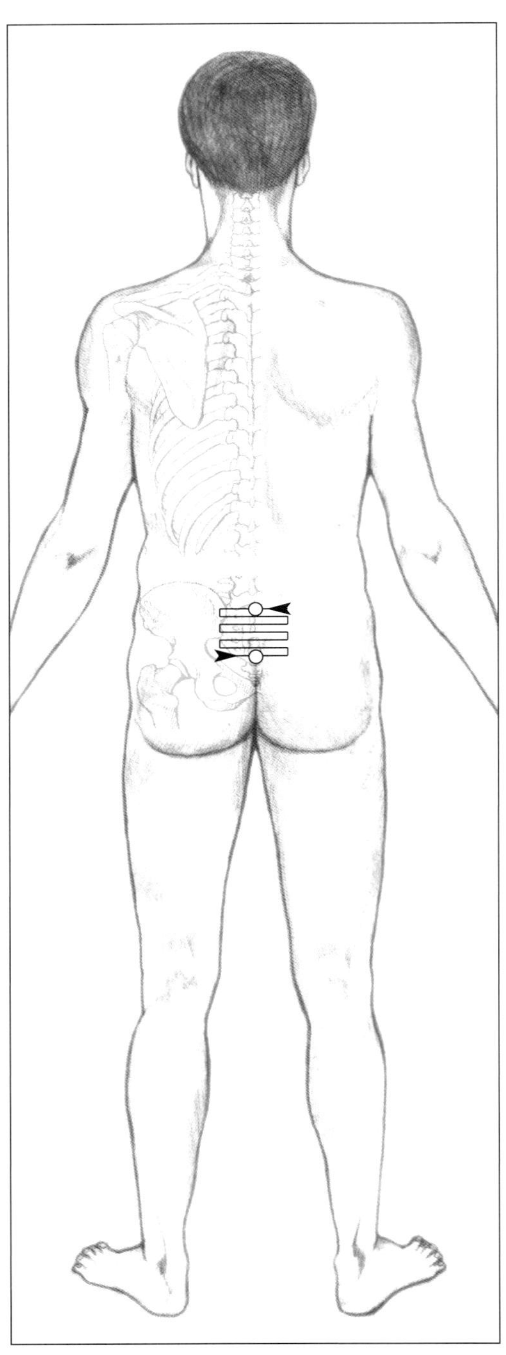

Abb. 27 *Grundbehandlung Bauchbeschwerden 3. Schritt*

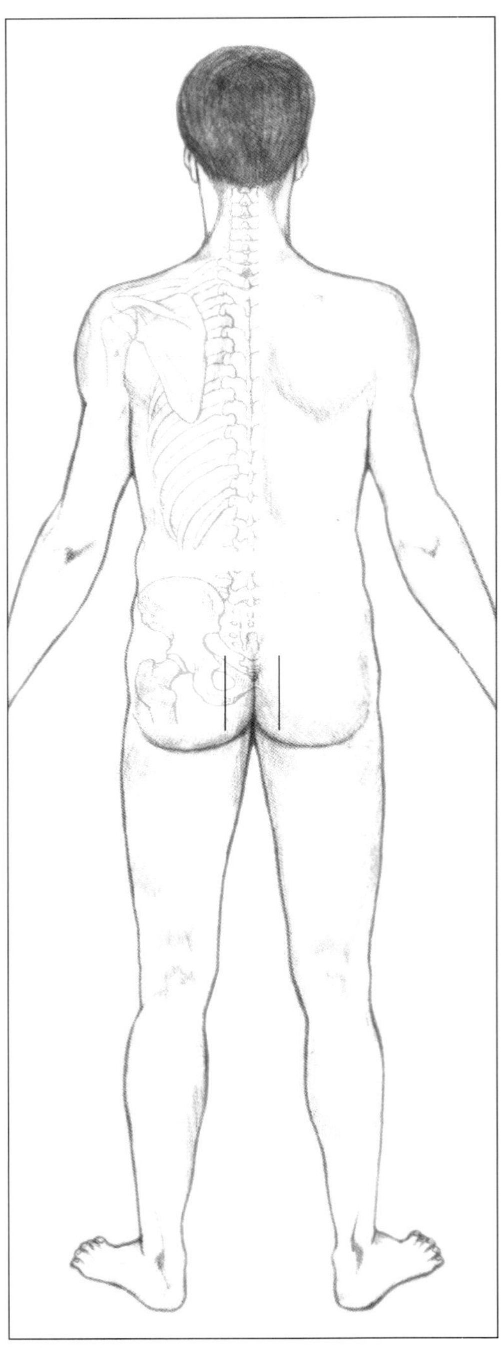

Abb. 28 *Grundbehandlung Bauchbeschwerden 4. Schritt*

Lage der Linie in Abb. 25
Streichen Sie mit dem Farbflächenstift vom letzten Lendenwirbel (Beginn des Kreuzbeins) langsam entlang der Wirbelsäule nach oben bis zum ersten Halswirbel und wieder zurück. Führen Sie diese Hin- und Herstreichung fünfmal durch.
Farbe: Rot

Lage der Linien in Abb. 26
Nun messen Sie 1 Querfinger seitlich der Wirbelsäule (vom letzten Lendenwirbel bis zum ersten Halswirbel) nach rechts und links. Beginnen Sie mit der Farbbestrahlung links unten und streichen Sie langsam nach oben. Wechseln Sie dann zur rechten Seite, und streichen Sie von oben nach unten zurück zum Ausgangspunkt. Anschließend behandeln Sie die rechte Linie von unten nach oben, wechseln dann zur linken Linie und streichen von oben nach unten zum Ausgangspunkt zurück. Auch diese Behandlung führen Sie insgesamt dreimal durch.
Farbe: Rot

Lage der Linien in Abb. 27
Streichen Sie nun das gesamte Gebiet des Kreuzbeins von der Analfalte bis zur Höhe des letzten Lendenwirbels aus. Beginnen Sie dabei unten links, streichen Sie schlangenlinienförmig nach rechts oben und anschließend wieder zurück zum Ausgangspunkt. Den gesamten Vorgang führen Sie fünfmal durch.
Farbe: Grün

Lage der Linien in Abb. 28
Abschließend streichen Sie eine 1 Querfinger rechts und links der Analfalte parallel verlaufende Linie im Wechsel fünfmal hin und zurück. Beginnen Sie dabei bitte auf der linken Seite.
Farbe: Rot

Dauer der gesamten Anwendung: 5 Min.

Eine funktionelle Belastung der Bauchorgane kann sich auf Ihr ganzes Leben auswirken. Schon nach kurzer Zeit werden Sie spüren, was es bedeutet, von diesen Belastungen loszukommen!

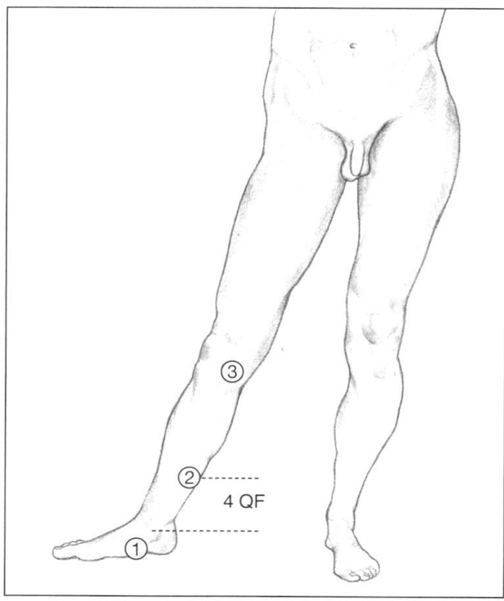

Abb. 29 Beinsteuerung

Bei der folgenden Drei-Punkte-Kombination sprechen die Therapeuten der Esogetischen Medizin von der „Beinsteuerung".

Lage der Punkte in Abb. 29
Punkt 1, beidseitig
liegt an der Innenseite des Fußes. Dort, wo das Quergewölbe am höchsten ist, können Sie einen kleinen Knochenvorsprung tasten, unter dem der zu bestrahlende Punkt liegt. Tasten Sie diesen Punkt an beiden Füßen ab, um festzustellen, welche Seite bei Berührung stärker schmerzt. Den Punkt auf dieser Seite bestrahlen Sie zuerst Grün, dann die Gegenseite Rot.
Farben: Grün und Rot, Dauer: 30 Sekunden je Punkt

Punkt 2, beidseitig
liegt 4 Querfinger oberhalb der inneren Knöchelspitze am hinteren Rand des Schienbeins. Verfahren Sie nun wie vorher, und bestrahlen Sie zuerst den schmerzhafteren Punkt Blau. Danach behandeln Sie den Punkt des anderen Beines Orange.
Farben: Blau und Orange, Dauer: 30 Sekunden je Punkt

Punkt 3, beidseitig
Ihn finden Sie am besten bei leicht angewinkeltem Knie am Ende der inneren Kniefalte. Suchen Sie den schmerzhafteren Punkt und bestrahlen Sie diesen zuerst mit Violett. Den weniger empfindlichen Punkt behandeln Sie mit Gelb.
Farben: Violett und Gelb, Dauer: 30 Sekunden je Punkt

Diese Anwendungsvorschläge genügen als vorbeugende Maßnahmen in Bezug auf die Organe des gesamten Bauchraums. Sie haben ein umfassendes Wirkungsspektrum, das sich besonders an unser Unbewusstes oder Tiefenbewusstsein richtet. Alles deutet darauf hin, dass jedwede Erkrankung im Feinstofflich-Informativen beginnt, um sich zu einem späteren Zeitpunkt in Form von Krankheit des einen oder anderen Systems zu zeigen. Je früher wir also etwas für uns tun – solange diese „falsche Information" sich noch nicht als Erkrankung manifestiert hat –, um so wirkungsvoller können wir vorbeugen!

Magenschmerzen nach Stress und Aufregung

Wer kennt es nicht, dieses Krampfgefühl in der Magengrube als Folge von permanentem Stress oder immer neuen Aufregungen, die uns unsere Umgebung tagtäglich beschert? Dieses Gefühl eines übervollen Magens, das teilweise mit Magenschmerzen und Übersäuerung einhergeht?

Die nachfolgenden Anweisungen zeigen Ihnen, wie Sie sich helfen können. Die Behandlungsform ist denkbar einfach; beginnen Sie am besten sofort, wenn Sie einen Druck in der Magengegend spüren. Und wenn Sie noch ein wenig auf die Zusatzinformation achten, dann bringen Sie weit mehr als nur Ihren Magen in Ordnung! Sie werden dann vielleicht fühlen, wie unnötig es ist, sich aufzuregen. Stress ist immer „hausgemacht" und schadet letztendlich nur einem – nämlich Ihnen.

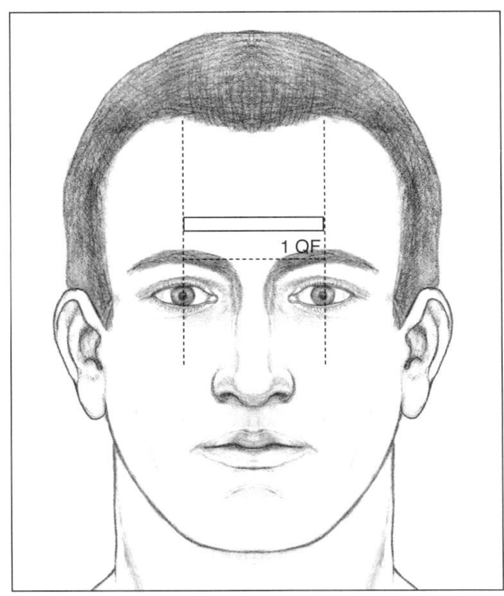

Abb. 30 Psychelinie Kopf

Lage der Linie in Abb. 30

Diese Kopflinie liegt einen Querfinger entfernt über den Augenbrauen. Ihre seitliche Ausdehnung reicht bis zur Pupillenmitte des geradeaus blickenden Auges. Diese Linie eignet sich vorzüglich in Bezug auf die Psyche; sie löst Verkrampfungen und leitet eine innere Befreiung ein. Streichen Sie diese Linie von links nach rechts langsam hin und zurück.
Farbe: Violett, Dauer: 30 Sekunden

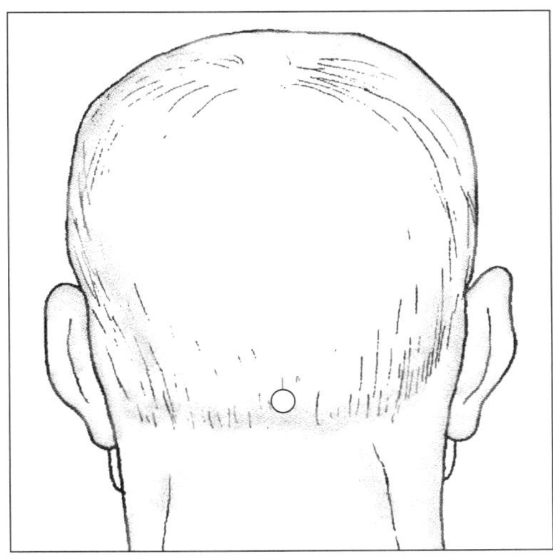

Abb. 31 Magenpunkt Hinterkopf

Lage des Punktes in Abb. 31

Er liegt in der Mitte des Hinterkopfs, am Beginn der Halswirbelsäule in einer kleinen Vertiefung.
Farbe: Blau, Dauer: 30 Sekunden

Für das Geschehen im Magen sind zwei weitere Punkte im Bereich des Schulterblatts wichtig; man nennt sie in der Fachsprache „Segmente".

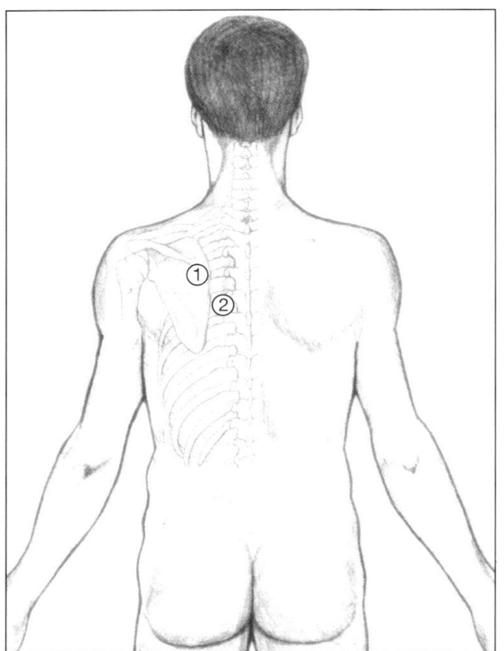

Abb. 32 Magenpunkte Schulterblatt

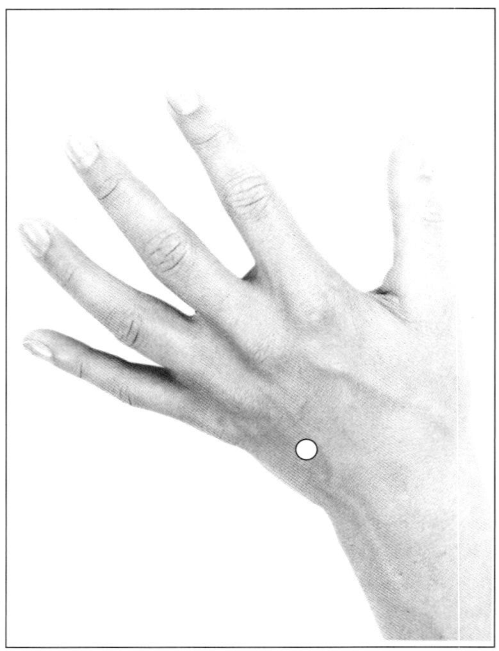

Abb. 33 Psychepunkt Hand

Lage der Punkte in Abb. 32
Punkt 1
Tasten Sie das linke Schulterblatt ab, bis Sie dort, wo das Schulterblatt zur Wirbelsäule hin begrenzt ist, einen Punkt lokalisieren, der bei Beschwerden schmerzt.
Farbe: Blau, Dauer: 60 Sekunden

Punkt 2
finden Sie, wenn Sie in Mitte der Schulterblatthöhe eine horizontale Linie in Richtung Wirbelsäule ziehen. Auf dieser Linie – zwischen Schulterblattrand und Wirbelsäule – liegt der zu bestrahlende Punkt.
Farbe: Orange, Dauer: 30 Sekunden

Lage des Punktes in Abb. 33
Auf dem linken Handrücken, dort, wo die Röhrenknochen enden und der Handwurzelknochen beginnt, liegt der „Psychepunkt Hand" auf einer Linie zwischen dem 4. und 5. Finger. Er ist besonders wichtig, will man eine allgemeine Entspannung – besonders im Bereich Solarplexus (Sonnengeflecht) – erreichen. Durch diese Entspannung lösen sich meist Verkrampfungen in der Magengrube, die typisch sind für Stress und Aufregung. Nur auf der linken Hand!
Farbe: Blau, Dauer: 30 Sekunden

Die vier folgenden Punkte bilden einen Rhombus im Oberbauchbereich, der Entspannung und innere Ruhe bringt.

Lage der Punkte in Abb. 34
Punkt 1
liegt direkt am Rand der Brustbeinspitze.

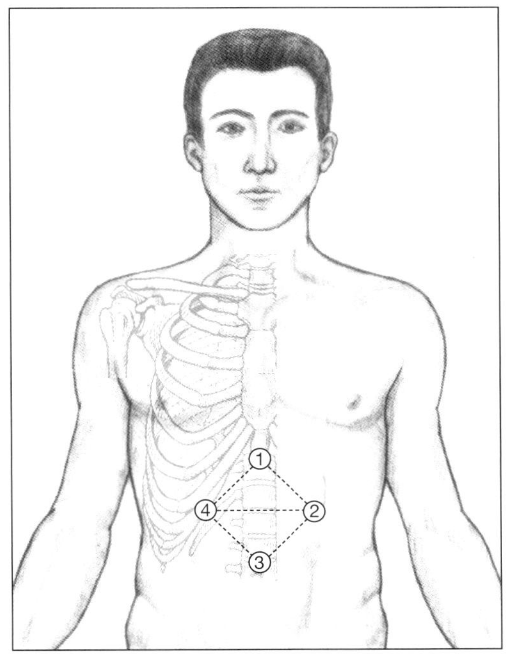

Abb. 34 Bauchrhombus

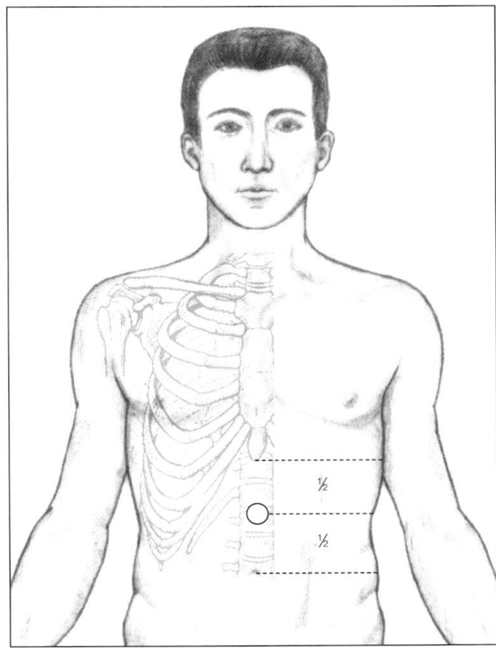

Abb. 35 Alarmpunkt Magen

Punkt 3
finden Sie direkt am oberen Nabelrand.

Punkte 2 und 4
liegen links und rechts auf dem Rippenbogen. Wenn Sie sich – ausgehend von den Punkten 1 und 3 – jeweils nach rechts und links zwei gleichschenklige Dreiecke vorstellen, dann entsprechen die Spitzen dieser Dreiecke exakt diesen Punkten.
Behandeln Sie die Punkte bitte in der Reihenfolge 1 – 4.
Farbe: Blau, Dauer: 30 Sekunden je Punkt

Lage des Punktes in Abb. 35
Dieser besonders wichtige Punkt befindet sich auf der senkrechten Linie in der Mitte zwischen Brustbeinspitze und Nabel. In der Akupunktur nennt man ihn den „Alarmpunkt des Magens". Er darf auf keinen Fall bei einer Magenbehandlung fehlen.
Farbe: Gelb, Dauer: 30 Sekunden

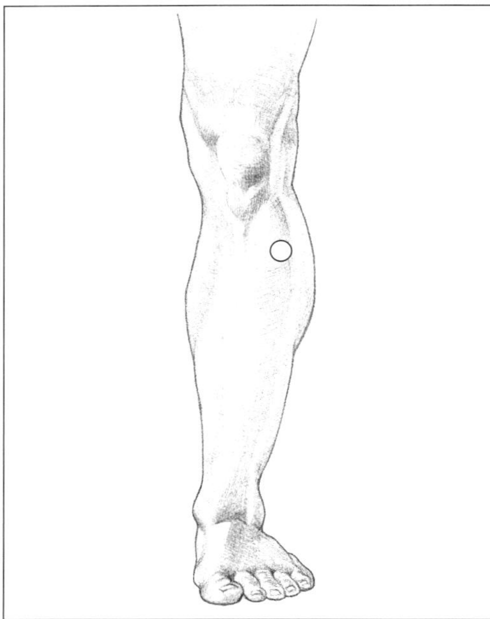

Abb. 36 Magenpunkt Schienbein

Lage des Punktes in Abb. 36, beidseitig
Sie finden ihn auf der Beinvorderseite am äußeren Rand des Schienbeins, etwa handbreit unterhalb des Kniegelenkspalts. Bei leicht angewinkeltem Knie ist dieser Punkt leicht zu tasten. Wenn Sie den Punkt an beiden Beinen nun leicht drücken, werden Sie feststellen, dass entweder der Punkt auf dem linken oder dem rechten Schienbein stärker schmerzt. Diesen bestrahlen Sie bitte zuerst Blau, danach die weniger schmerzhafte Seite Orange.
Farben: Blau und Orange, Dauer: 30 Sekunden je Punkt

Damit ist die Behandlung zunächst abgeschlossen. Wenn Sie mit Aufregung und Stress rechnen müssen, sollten Sie möglichst vor dem Schlafengehen zusammen mit Ihrem Partner zusätzlich noch eine einfache Behandlung durchführen, die wir Ihnen nun empfehlen. Sie ist nicht unmittelbar auf den Magen und Magenbeschwerden ausgerichtet; sie hilft, Stress und Aufregung besser auszugleichen. Letztlich unterstützt sie auch dahingehend, die Unsinnigkeit solcher Belastungen zu erkennen und zu verstehen.

Die Seelenlinie

Die „Seelenlinie" gehört zu den wichtigen Anwendungen der Farbpunktur. Sie wird besonders dann eingesetzt, wenn die Lebensbelastungen sehr groß sind. Innerer Druck, Unruhe, Angst und Verzweiflung sind die Indikationen dieser Linie. Man kann sie in allen Lebenslagen behandeln, unabhängig von eventuellen Krankheitssymptomen. Auch Kinder ab dem 3. Lebensjahr reagieren vorzüglich auf diese Anwendung – sie werden ausgeglichener und zu einem späteren Zeitpunkt lerneifriger und umweltbewusster. Wir empfehlen Ihnen sehr, diese einfache Behandlung mit ihrer hervorragenden Wirkung immer wieder einmal durchzuführen.

Lage der Linien in Abb. 37 – 39
Die Seelenlinie beginnt an der Mitte des Nagelfalzes der 3. Zehe rechts und links, führt über das Bein (Mitte der Schienbeinkante und der Kniescheibe), die Leistengegend und den Bauchbereich zur Schulter, zieht über den Rücken, das Bein und die Fußsohle zurück und endet wieder am Zehennagel. Die Behandlung ist in vier Sequenzen eingeteilt: Fußzehe/Körpervorderseite – zuerst die linke, dann die rechte Seite, sowie Körperrückseite und Fußsohle – links und rechts.

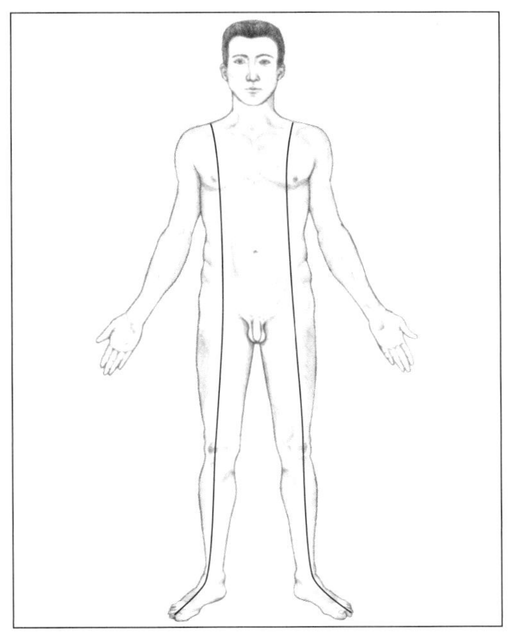

Abb. 37 Seelenlinie I, vorn

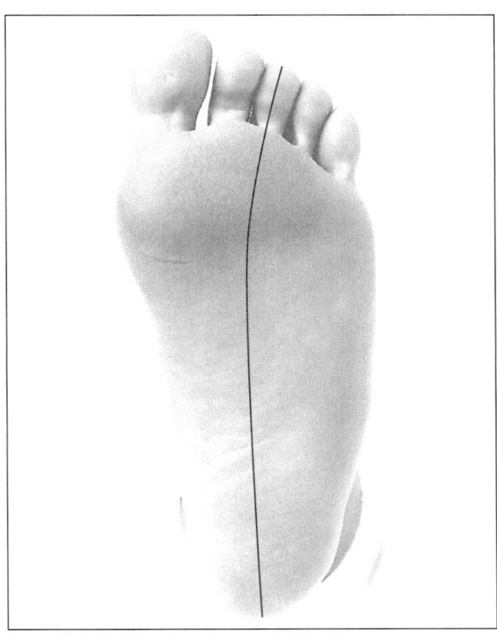

Abb. 39 Seelenlinie III, Fußsohle

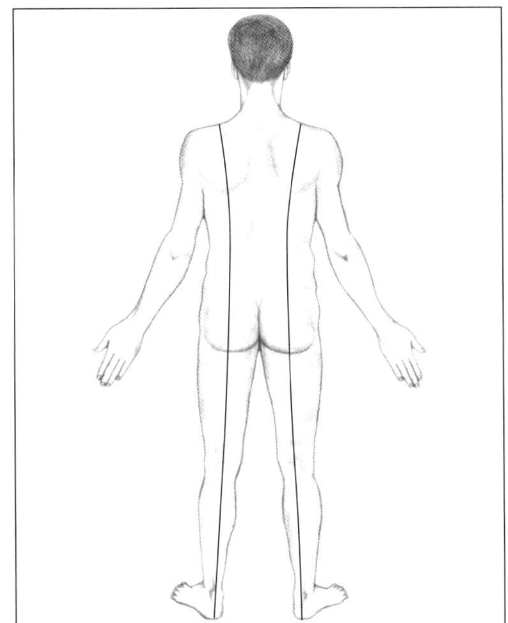

Abb. 38 Seelenlinie II, hinten

Vorgehensweise: Legen Sie sich flach auf den Rücken. Ihr Partner oder Ihre Partnerin setzt den Farbflächenstift am Nagelfalz der linken 3. Zehe an, streicht nun langsam über Schienbein, Leiste, Bauch und Brustkorb bis zur vorderen Schulter und wieder zurück zum Ausgangspunkt. Dieser Vorgang wird dreimal durchgeführt. Anschließend wird die rechte Seite entlang der Seelenlinie ausgestrichen.

Nun legen Sie sich auf den Bauch. Von der Schultermitte (auch wieder zuerst die linken Körperseite, dann die rechte behandeln) wird die Seelenlinie II langsam über Rücken, Gesäß, Oberschenkel, Unterschenkel, Ferse und Fußsohle bis hin zum Endpunkt am Nagelfalz der 3. Zehe ausgestrichen. Auch hier dreimal hin- und zurückstreichen, und dann

dasselbe auf der rechten Seite wiederholen. Der geringe Zeitaufwand bringt besondere Entspannung, verstärkt die Schlaftiefe und erzeugt ein wohliges Gefühl, das den Stress vollkommen vergessen lässt.
Farbe: Orange, Dauer: etwa 4 Minuten

Um sich den Ablauf besser merken zu können, schlagen wir auch hier wieder vor, die Seelenlinie innerhalb der Abbildungen mit einem orangefarbenen Stift nachzufahren.

Eventuell im Wechsel mit der Seelenlinie empfiehlt sich die „Gehirnharmonisierung II" der Farbpunktur. Auch sie ist abends zu bestrahlen, bringt spürbare Entlastung der sich tagsüber bildenden Verkrampfungen und regt während des Schlafs die Regeneration der Zellen und Organe an.

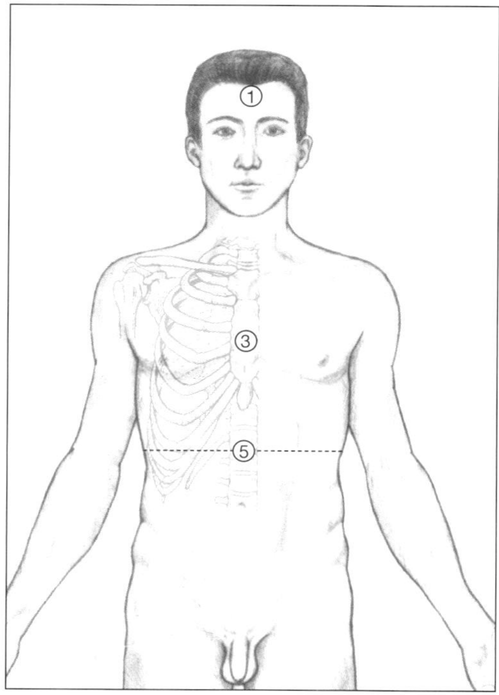

Abb. 40 Gehirnharmonisierung II, vorn

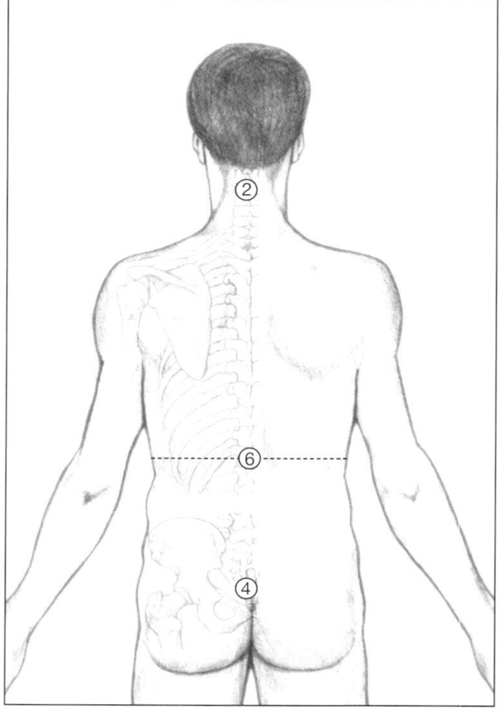

Abb. 41 Gehirnharmonisierung II, hinten

Lage der Punkte in Abb. 40 und 41

Punkt 1 (Abb. 40)
liegt in der Stirnmitte, einen Querfinger unterhalb des Haaransatzes.
Farbe: Orange, Dauer: 30 Sekunden

Punkt 2 (Abb. 41)
Legen Sie den Zeigefinger in den Nacken und beugen Sie dann den Kopf nach hinten. Der Punkt liegt auf der Halswirbelsäule in Höhe des Knicks, der durch das Zurücklegen des Kopfes entsteht.
Farbe: Blau, Dauer: 30 Sekunden

Punkt 3 (Abb. 40)
liegt in der Mitte des Brustbeins. Halbieren Sie dazu die vertikale Linie zwischen Beginn und Spitze des Brustbeins.
Farbe: Grün, Dauer: 40 Sekunden

Punkt 4 (Abb. 41)
liegt am Beginn der Analfalte (Übergang Kreuzbein- / Steißbeingebiet).
Farbe: Rot, Dauer: 30 Sekunden

Punkt 5 (Abb. 40)
finden Sie, wenn Sie die Senkrechte zwischen Brustbeinspitze und Nabel halbieren.
Farbe: Gelb, Dauer: 40 Sekunden

Punkt 6 (Abb. 41)
Ziehen Sie in Höhe des Punktes 5 eine gedachte Horizontale um den Körper. Punkt 6 liegt auf dieser Linie, direkt auf der Wirbelsäule. Dieser Punkt ist einer der wichtigsten der Esogetischen Farbpunktur, deshalb nenne ich ihn den „Lebenspunkt der Esogetik". Er hat Bezug zu allem, was mit „tun" oder „Tat" korrespondiert, das heißt: Er regt unterdrückte Funktionen in allen Körperbereichen an. Alle Fließzustände unterliegen in gewissem Maße diesem Punkt.
Farbe: Violett, Dauer: 60 Sekunden

Magenschmerzen nach übermäßigem Genuss von Speisen und Getränken

Lassen Sie sich auch gerne einmal zu gutem und üppigem Essen in gemütlicher Runde überreden? Je später am Abend man sich diese leiblichen Genüsse zu Gemüte führt, um so schwerer wird es für den Verdauungstrakt, seine Arbeit zu leisten. Das, was wir gegessen und getrunken haben, bleibt einfach liegen. Oft stellt sich schon in der Nacht, spätestens aber am nächsten Morgen Unwohlsein ein, das über mehrere Tage hinweg Schmerzen im Oberbauch auslösen kann. Man sollte meinen, die Erfahrung würde den Menschen lehren, mäßig und vernünftig mit dem, was er seinem Körper zumutet, umzugehen. Dass dem nicht so ist, scheint jedoch nur allzu menschlich zu sein! Erfahrung macht eben nicht unbedingt schlau, und die Einsicht allein, nicht zu spät zu viel Nahrung zu sich zu nehmen, genügt auch nicht. Natürlich kann und will man sich auch den angenehmen Dingen des Lebens nicht verschließen. Wenn sich solche „Gelage" jedoch häufen, können sich unsere Verdauungsorgane nicht mehr regenerieren.

Natürlich ist die Farbpunktur kein Freibrief für Völlerei – sie dient einzig und allein dazu, die Nachwehen (so es welche gibt) zu mildern oder zu beseitigen. Die Behandlung ist einfach und sollte in aller Ruhe durchgeführt werden.

Sie, liebe Leserin und lieber Leser, sollten sich alle Zonen und Punkte einer Behandlung in ihrem Zusammenhang ansehen, sich die Beschreibung, also Lage, Farbe, Reihenfolge und Bestrahlungsdauer vor Beginn der Anwendung merken, gegebenenfalls sogar notieren. Erst dann, wenn Sie die Behandlung sozusagen verinnerlicht haben, beginnen Sie. Dieses Vorgehen hat sich bei allen in diesem Buch veröffentlichten Therapieanweisungen, die unseren Patienten mit nach Hause gegeben wurden, bewährt.

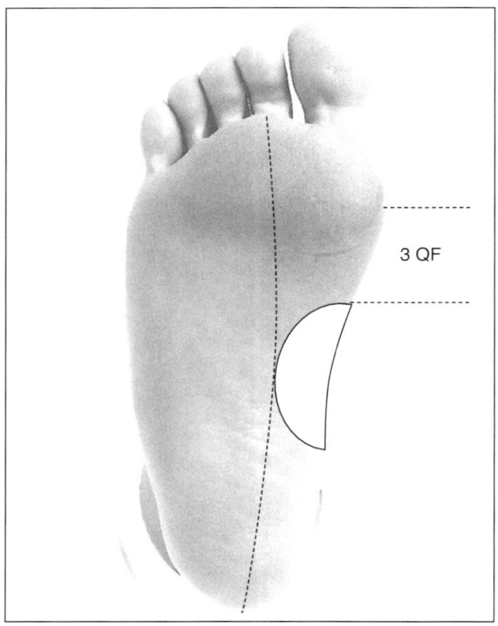

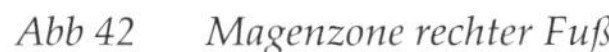
Abb 42 Magenzone rechter Fuß

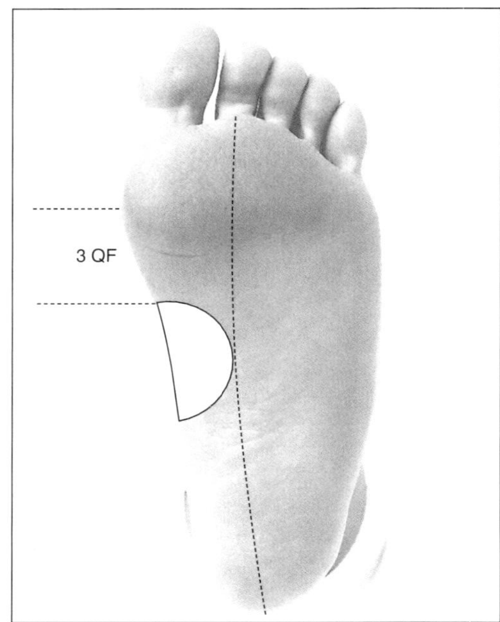

Abb 43 Magenzone linker Fuß

Lage der Zonen in Abb. 42 und 43

Die Zone am linken und rechten Fuß finden Sie, indem Sie vom Großzehengrundgelenk (Zehenballen) an der Innenseite des Fußes etwa 3 Querfinger nach hinten in Richtung Ferse messen. An dieser Stelle beginnt die Magenzone, die ca. 2 Querfinger breit ist. Nach innen erstreckt sie sich bis zur Mitte der 2. Zehe. Insgesamt ist diese Zone etwas größer als ein Zwei-Euro-Stück, wobei sich die Zone der rechten Seite etwas weiter nach hinten ausdehnt.

Vorgehensweise: Beginnen Sie auf der linken Seite, und streichen Sie die Zone langsam Gelb aus. Dabei kann es vorkommen, dass dabei fühlbare Reaktionen entstehen. Sollte dies der Fall sein, dann unterbrechen Sie die Bestrahlung und wechseln Sie die Farbe. Behandeln Sie die Zone nun nochmals mit Violett. Danach wechseln Sie auf die rechte Seite und verfahren ebenso – auch in Bezug auf den Farbenwechsel.

Farbe: Gelb, bei Farbwechsel Violett

Dauer: 60 Sekunden je Zone

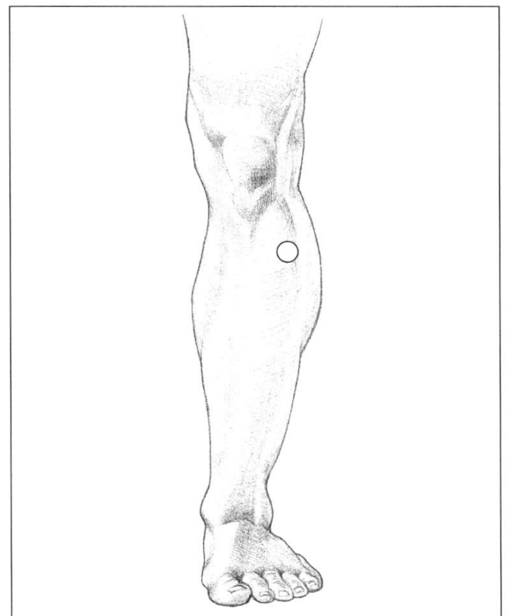

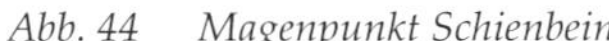
Abb. 44 Magenpunkt Schienbein

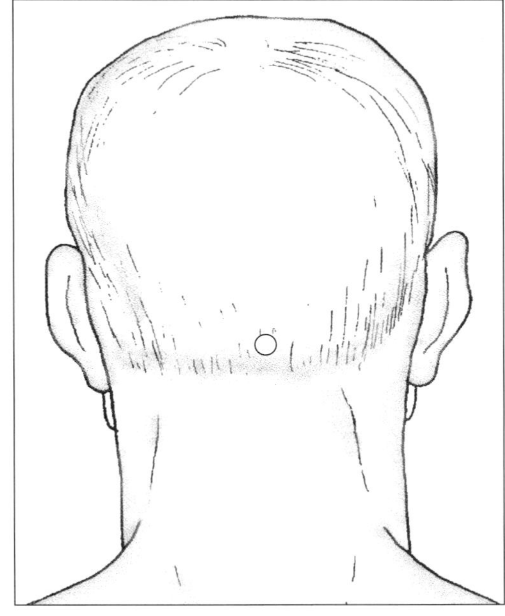

Abb. 45 Magenpunkt Hinterkopf

Lage des Punktes in Abb. 44, beidseitig

Sie finden ihn auf der Beinvorderseite am äußeren Rand des Schienbeins, etwa handbreit unterhalb des Kniegelenkspalts. Bei leicht angewinkeltem Knie ist dieser Punkt leicht zu tasten. Wenn Sie den Punkt an beiden Beinen nun leicht drücken, werden Sie feststellen, dass entweder der Punkt auf dem linken oder dem rechten Schienbein stärker schmerzt. Diesen bestrahlen Sie bitte zuerst Blau, danach die weniger schmerzhafte Seite Orange.

Farben: Blau und Orange, Dauer: 30 Sekunden je Punkt

Lage des Punktes in Abb. 45

Er liegt in der Mitte des Hinterkopfs, am Beginn der Halswirbelsäule in einer kleinen Vertiefung.

Farbe: Blau, Dauer: 30 Sekunden

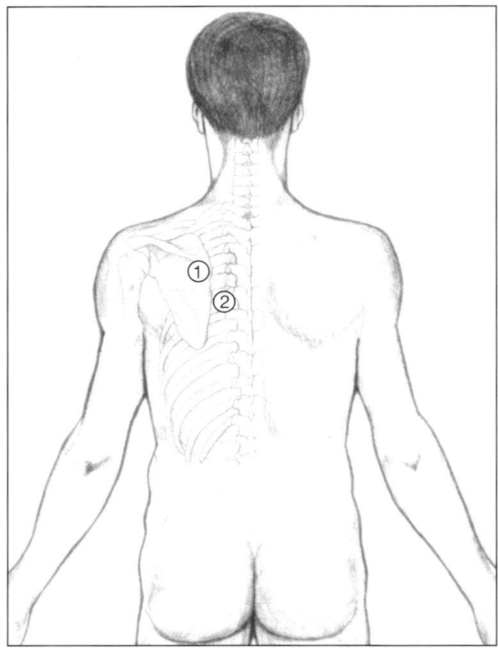

Abb. 46 Magenpunkte Schulterblatt

Lage der Punkte in Abb. 46
Punkt 1
Tasten Sie das linke Schulterblatt ab, bis Sie dort, wo das Schulterblatt zur Wirbelsäule hin begrenzt ist, einen Punkt lokalisieren, der bei Beschwerden schmerzt.
Farbe: Blau, Dauer: 60 Sekunden

Punkt 2
finden Sie, wenn Sie in Mitte der Schulterblatthöhe eine horizontale Linie in Richtung Wirbelsäule ziehen. Auf dieser Linie – zwischen Schulterblattrand und Wirbelsäule – liegt der zu bestrahlende Punkt.
Farbe: Orange, Dauer: 30 Sekunden

Der Punkt der Bauchspeicheldrüse ist der nächste Schritt der Behandlungsanweisung. Die Zone ist unserer Erfahrung nach besonders wichtig, weil bei allen Belastungen des Magens auch die Begleitorgane Galle und Bauchspeicheldrüse reagieren.

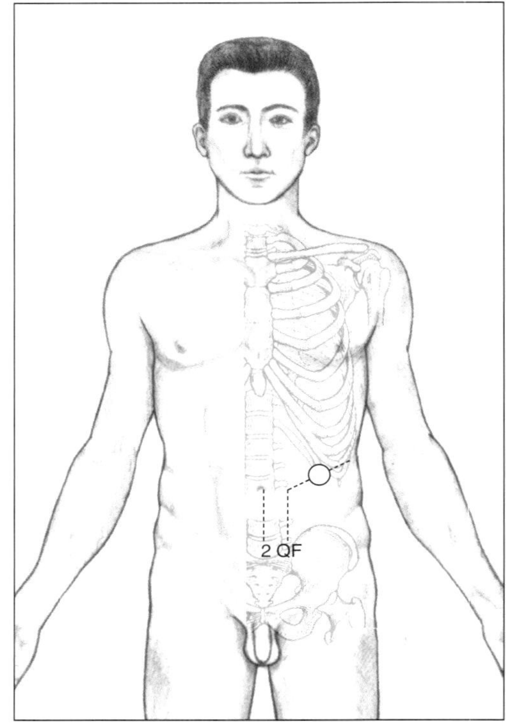

Abb 47 Punkt Bauchspeicheldrüse

Lage des Punktes in Abb. 47
Der Punkt ist leicht zu finden: Er liegt exakt in der Mitte einer Linie, die 2 Querfinger links in Höhe des Nabels beginnt und von hier aus zur 11. Rippe zieht. Die Rippe ist einfach zu tasten, weil sie keine Knorpelverbindung zu den anderen Rippen hat und deshalb frei liegt. Bestrahlen Sie diesen Punkt nacheinander mit den beiden angegebenen Therapiefarben.
1. Farbe: Rot, Dauer: 30 Sekunden
2. Farbe: Grün, Dauer: 60 Sekunden

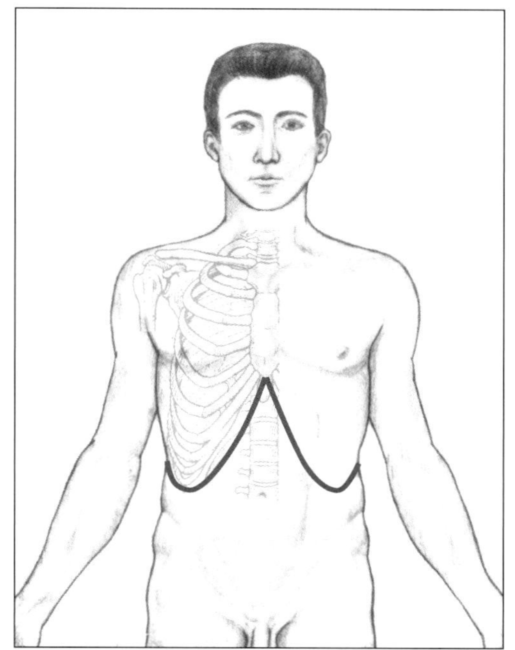

Abb 48 Rippenbogen-Linie

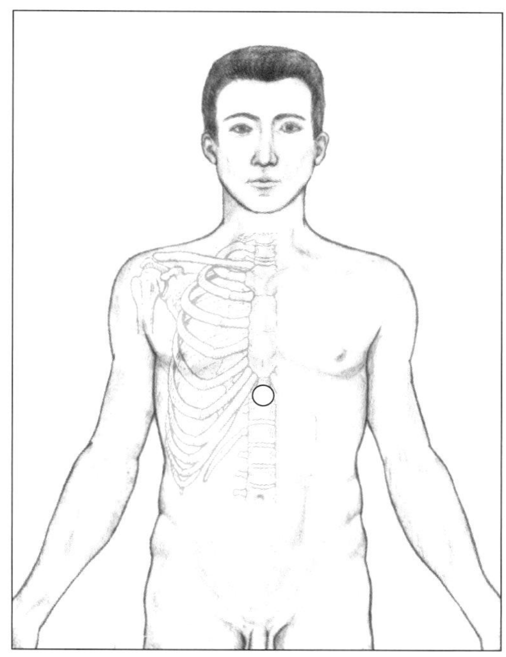

Abb 49 Punkt auf der Brustbeinspitze

Lage der Linie in Abb. 48

Streichen Sie langsam den gesamten Rippenbogen aus – zuerst rechts mit Gelb, dann links mit Violett. Beginnen Sie in Körpermitte, dort, wo die Rippen am Brustbein angewachsen sind. Ziehen Sie den Farbflächenstift insgesamt sechsmal je Seite langsam hin und zurück.

Farben: Gelb und Violett, Dauer: 60 Sekunden je Seite / Linie

Lage des Punktes in Abb. 49

Sie finden ihn direkt auf der Brustbeinspitze.

Farbe: Orange, Dauer: 30 Sekunden

Den Abschluss dieser Behandlung bilden die Punkte der so genannten „Aggressiven Zonen". In Bezug auf den Beschwerdekonflikt, um den es nun hier geht, regen die Aggressiven Zonen die Ausscheidungsfunktion des Darmes an. Sie finden diese Punkte unter anderem auch deshalb so leicht, weil sie auf Druck sehr schmerzempfindlich reagieren.

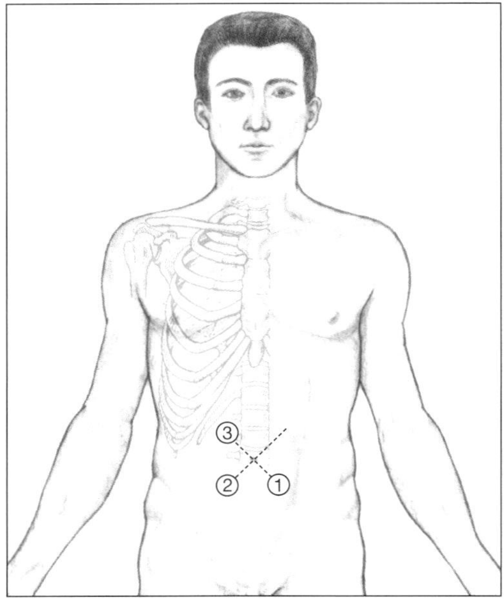

Abb. 50 Punkte der Aggressiven Zone

Lage der Punkte in Abb. 50
Ziehen Sie zwei imaginäre Diagonalen, die sich im 90°-Winkel exakt über dem Nabel kreuzen. Auf diesen Diagonalen sitzen die drei Behandlungspunkte – jeweils 2 Querfinger vom Nabelrand entfernt. Tasten Sie nun recht tief in das Gewebe hinein, diese Punkte sind bei fast allen Menschen schmerzhaft – auch bei denen, die noch nie Bauchbeschwerden hatten.

Punkt 1
liegt auf einer der Diagonalen schräg links unterhalb des Nabels.

Punkt 2
liegt schräg rechts unterhalb des Nabels auf der zweiten Diagonalen.

Punkt 3
liegt schräg rechts oberhalb des Nabels auf der ersten Diagonalen.
Farbe: Grün, Dauer: 60 Sekunden je Punkt

Damit ist der Behandlungsrhythmus beendet.

Gallenschmerzen nach Diätfehlern

Eine große Zahl von Menschen leidet unter einer schwachen Galle. Obwohl sich viele schon in ihrem Essverhalten eingeschränkt haben, kommt es immer wieder zu kolikartigen Beschwerden. Oft kommen dabei verschiedene Komponenten zusammen – auch in Verbindung mit unterdrückten Emotionen oder ständigem Ärger und Aufregung. Dies alles verursacht immer wieder unangenehme Schmerzen im rechten Oberbauch, deren Ausstrahlungen eventuell bis in den rechten Arm spürbar sind. Es ist auch durchaus keine Seltenheit, dass sogar Menschen, denen die Gallenblase operativ entfernt wurde, unter diesen Symptomen zu leiden haben.

Die Farbbehandlung mit dem Flächenstift kann hier schnell und einfach helfen, die Krampfbereiche zu lösen. Wie gut es tut, wenn „der Schmerz nachlässt", kann nur der ermessen, der diese Form der Schmerzen einmal durchlitten hat!

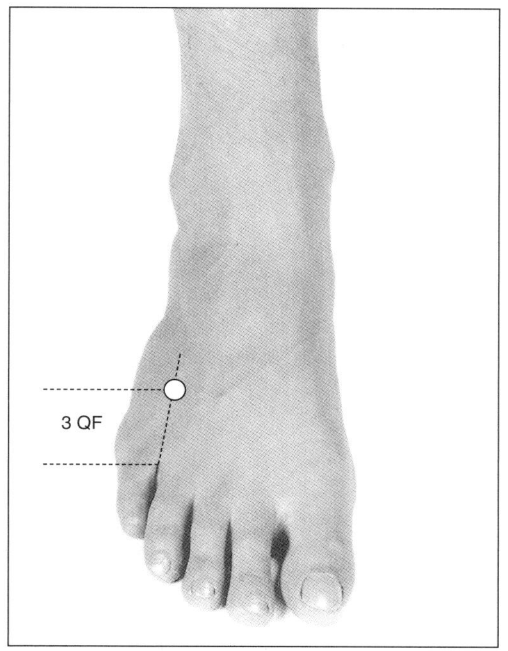

Abb 51 Gallezone rechter Fußrücken

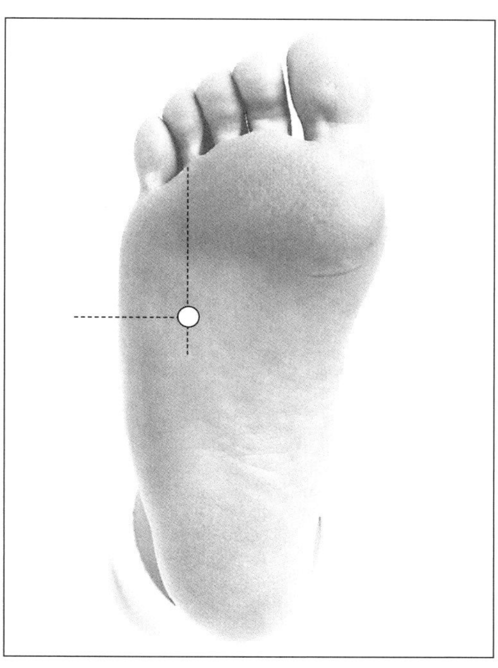

Abb 52 Gallezone rechte Fußsohle

Die nun folgende Anweisung ist nicht nur gedacht für die akute Schmerzsituation, sondern auch als Vorbeugung für diejenigen unter Ihnen, die um ihr schwaches Gallensystem wissen. Bei einer solchen Empfindlichkeit sollte man die Farbflächentherapie einmal pro Woche durchführen; um das System zu stärken und Reaktionen bei Diätfehlern den Hauptschmerz zu nehmen.

Vier Punkte und Zonen stehen am Anfang einer solchen Farbbehandlung.

Lage der Zone in Abb. 51

Sie liegt auf einer Linie, die auf dem rechten Fußrücken zwischen der 4. und 5. Zehe in Richtung Sprunggelenk führt – etwa 3 Querfinger hinter der Schwimmfalte.

Lage der Zone in Abb. 52

Sie liegt der ersten Zone genau gegenüber auf der rechten Fußsohle und entspricht in etwa der Fußreflexzone der Galle.

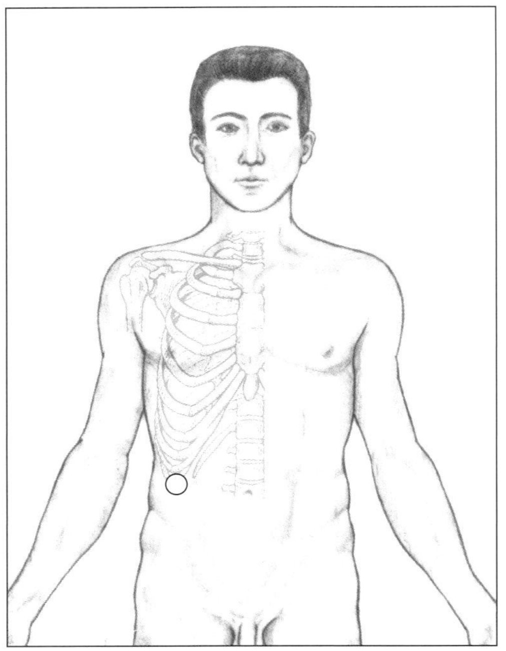

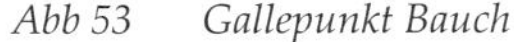
Abb 53 Gallepunkt Bauch

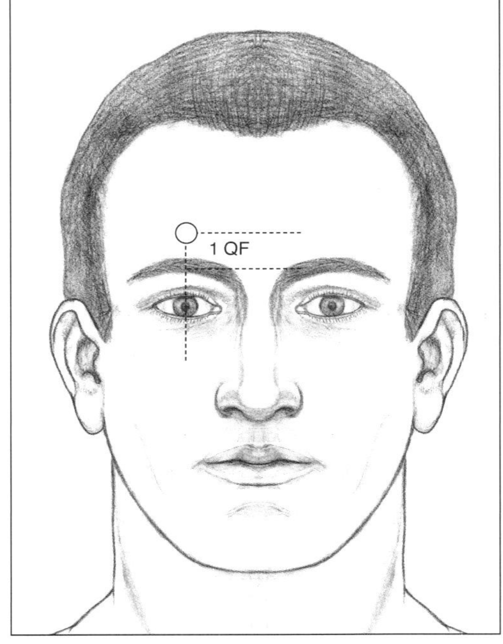

Abb 54 Gallepunkt Kopf

Lage des Punktes in Abb. 53
Er liegt rechts auf einer von der Brustwarze nach unten verlaufenden Geraden, dort, wo der Rippenbogen der 11. „freien" Rippe zu tasten ist.

Lage des Punktes in Abb. 54
Ihn finden Sie auf der rechten Stirnseite, 1 Querfinger oberhalb der Augenbraue, exakt über der Iris des geradeaus blickenden Auges. Hier liegt das Zentrum für Krampfsituationen im Gallenbereich.

Alle vier Areale werden in der angegebenen Reihenfolge mit Gelb bestrahlt. Es könnte sein, dass Sie bei der einen oder anderen Zone unangenehme Reaktionen verspüren, das heißt, das Beschwerdebild nimmt zu. In solchen Fällen wechseln Sie innerhalb dieser Zone von Gelb auf Violett. Die Reaktion wird sich sofort bemerkbar machen. Die restlichen noch zu bestrahlenden Zonen werden in der vorgegebenen Reihenfolge weiter mit Gelb bestrahlt.

Farbe: Gelb, bei Farbwechsel Violett
Dauer: 30 Sekunden je Zone bzw. Punkt zur Vorbeugung.

60 Sekunden je Zone bzw. Punkt bei akutem Zustand.

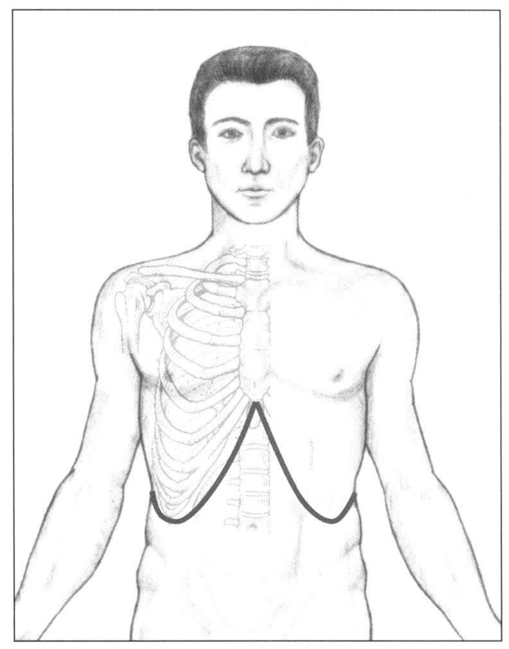

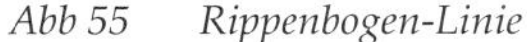

Abb 55 Rippenbogen-Linie

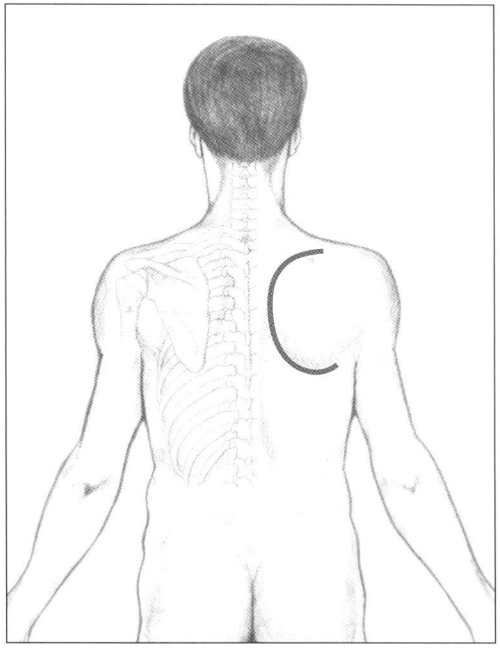

Abb. 56 Leber-Galle-Linie

Lage der Linie in Abb. 55

Streichen Sie langsam den gesamten Rippenbogen aus – zuerst rechts mit Gelb, dann links mit Violett. Beginnen Sie in Körpermitte, dort, wo die Rippen am Brustbein angewachsen sind. Ziehen Sie den Farbflächenstift insgesamt sechsmal je Seite langsam hin und zurück.
Farben: Gelb und Violett, Dauer: 60 Sekunden je Seite / Linie

Im rechten Schulterbereich liegen die Segmentzonen von Leber und Galle. Die Behandlung dieser Linie ist wesentlich bei allen Leber-Galle-Erkrankungen, besonders natürlich bei einer schwachen Galle.

Lage der Linie in Abb. 56

Setzen Sie den Farbflächenstift 1 Querfinger unterhalb der Schulterblattspitze auf und streichen etwa 1 Finger breit entfernt um das Schulterblatt herum, wobei der Abstand vom Schulterblattrand ebenfalls 1 Querfinger beträgt. Die Streichung endet am Schulterrand. Streichen Sie mit der Farbe Gelb fünfmal langsam hin und zurück. Auch hier kann es zu unangenehmen Reaktionen kommen. Wechseln Sie in diesem Fall zu Violett.

Farbe: Gelb, bei Farbwechsel Violett
Dauer: ca. 60 Sekunden

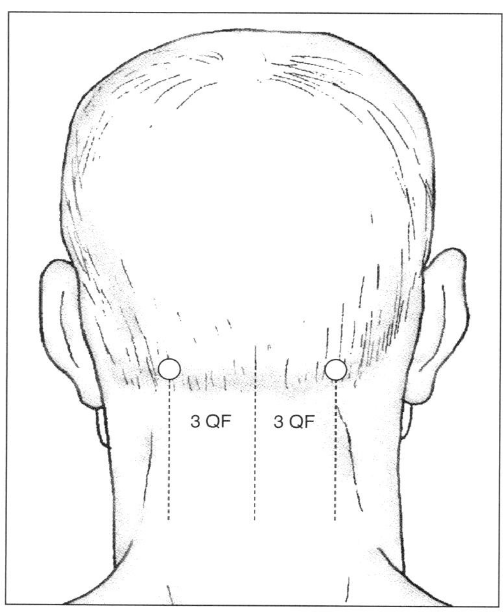

Abb. 57 Gallepunkte Hinterhauptschuppe

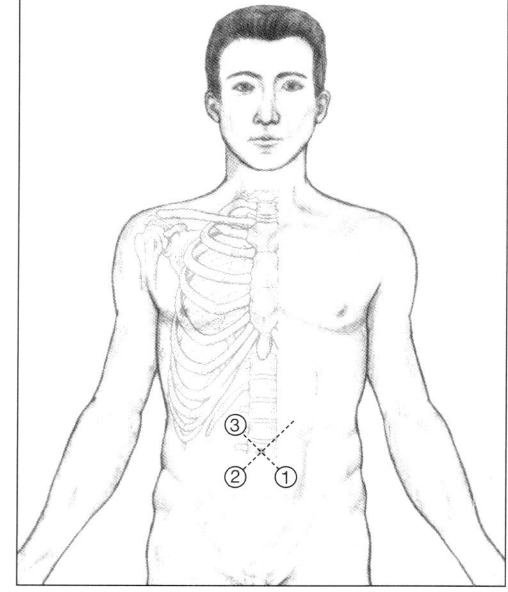

Abb. 58 Punkte der Aggressiven Zone

Lage der Punkte in Abb. 57

Am Beginn der Halswirbelsäule messen Sie von der Mitte jeweils 3 Querfinger nach rechts und links. Am Rand der Hinterhauptschuppe ist – ebenfalls auf der rechten und linken Seite – eine besonders druckempfindliche Zone zu tasten. Der stärker schmerzende Punkt wird zuerst mit Grün behandelt; danach bestrahlen Sie den gegenüberliegenden Punkt mit Rot. Farben: Grün und Rot, Dauer: 30 Sekunden je Punkt

Den Abschluss dieser Behandlungsfolge bilden die drei Punkte der Aggressiven Zone.

Lage der Punkte in Abb. 58

Ziehen Sie zwei imaginäre Diagonalen, die sich im 90°-Winkel exakt über dem Nabel kreuzen. Auf diesen Diagonalen sitzen die drei Behandlungspunkte – jeweils 2 Querfinger vom Nabelrand entfernt. Tasten Sie nun recht tief in das Gewebe hinein, diese Punkte sind bei fast allen Menschen schmerzhaft – auch bei denen, die noch nie Bauchbeschwerden hatten.

Punkt 1

liegt auf einer der Diagonalen schräg links unterhalb des Nabels.

Punkt 2

liegt schräg rechts unterhalb des Nabels auf der zweiten Diagonalen.

Punkt 3

liegt schräg rechts oberhalb des Nabels auf der ersten Diagonalen,
Farbe: Grün, Dauer: 60 Sekunden je Punkt

Der gereizte Darm

In der Medizin nennt man diese Form der Erkrankung „Colon irritabile" (Colon = Darm, irritabile = irritiert, gereizt). Bei über 20 % aller Magen-Darm-Störungen ist ein Reizdarm die Ursache. Dabei handelt es sich um funktionelle Störungen im Mittel- und Oberbauch; die Schulmedizin spricht dann von „neuromuskulären Störungen". Über ihr Entstehen ist man sich noch immer im Unklaren, und aufgrund der Symptome denkt der Diagnostiker sofort an Schlimmeres – was sich bei eingehender Untersuchung dann meist nicht bestätigt. Oft wechseln sich Verstopfung und Durchfall ab, Schleimhautfetzen lösen sich und werden mit dem Stuhl ausgeschieden. Appetitstörungen, Übelkeit, Völlegefühl und übelriechende Gase sind weitere Symptome dieses Krankheitsbildes. Die begleitenden Schmerzen wandern im Bauch umher. Alles in allem ist der Reizdarm eine besonders unangenehme Krankheit, unter der mehr Menschen zu leiden haben, als man annimmt.

Wie die klinische Medizin ist auch die Naturheilkunde der Meinung, dass die beschriebenen Symptome vor allem bei vegetativ labilen Menschen anzutreffen sind. Die Ganzheitsmedizin allerdings sagt, dass es generell keine Erkrankung ohne die Beteiligung der Psyche gibt, sondern dass immer der ganze Mensch, also Geist, Seele und Körper, erkrankt. Die Überzeugung, dass nichts – also auch nicht Krankheit und Gesundheit – einfach „vom Himmel fällt", sondern sich aufgrund verschiedener Situationen langsam entwickelt, schließt jede Störung, auch alle Arten von Krankheit ein. Vom Feinen zum Groben, vom Leichten zum Schweren, so lautet das Gesetz, dem sich im Prinzip niemand entziehen kann.

Es versteht sich von selbst, dass Sie, liebe Leserin und lieber Leser, sich bei dieser Form der Symptome zuerst von kompetenten „Fachleuten" untersuchen lassen müssen. Denn – wie gesagt – man kann nicht ausschließen, dass etwas Gravierendes hinter diesen Beschwerden steckt, das eine klinische Behandlung notwendig macht. Sollte Ihr Arzt beispielsweise einen Reizdarm bzw. „Colon irritabile" diagnostizieren, dann sollten Sie unbedingt die nun folgenden Anwendungen mit dem Farbflächenstift durchführen. Wir erleben es in der täglichen Praxis immer wieder, wie gut die Farbbestrahlung bei dieser doch extrem belastenden Erkrankung helfen kann.

Sie sollten jedoch nicht erwarten, alle Beschwerden schon mit einer einzigen Farbbehandlung wegzaubern zu können! Ihr Körper braucht Zeit für die Regeneration – und diese Zeit müssen Sie ihm geben!

Die Faustregel: Bei akuten Beschwerden bestrahlen Sie täglich; je besser Sie sich fühlen, um so mehr reduzieren Sie die Anwendung (zum Beispiel dreimal wöchentlich, später zweimal und dann nur noch einmal wöchentlich). Bei dieser Behandlung ist es besonders wichtig, sich Zeit zu nehmen und die Farbstreichung in Ruhe durchzuführen.

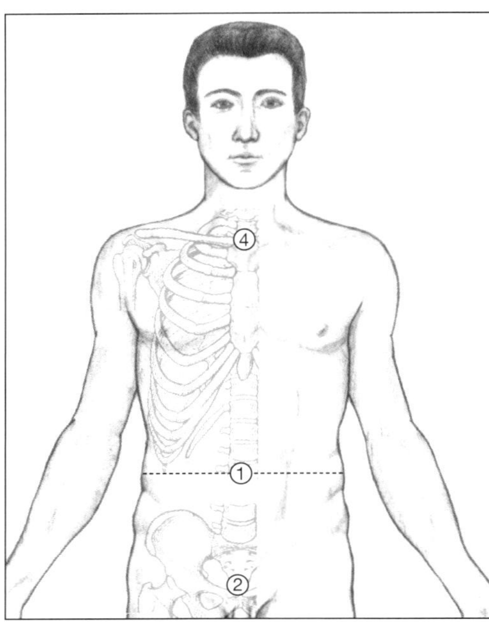

Abb. 59 Punkte der Gehirnharmonisierung I vorn

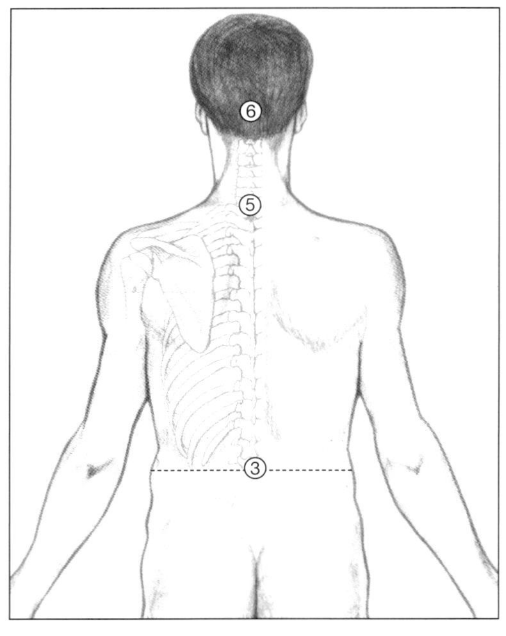

Abb. 60 Punkte der Gehirnharmonisierung I hinten

Lage der Punkte in Abb. 59 und 60

Punkt 1 (Abb. 59)
liegt direkt auf dem Nabel.
Farbe: Grün, Dauer: 30-40 Sekunden

Punkt 2 (Abb. 59)
liegt genau auf der Mittellinie vom Nabel an abwärts, am Rande des Schambeins.
Farbe: Orange, Dauer: 30-40 Sekunden.

Punkt 3 (Abb. 60)
Ziehen Sie in Höhe des Nabels eine gedachte Linie horizontal um den Körper. Der Punkt liegt im unteren Teil der Lendenwirbelsäule, exakt auf Nabelhöhe.
Farbe: Violett, Dauer: 30-40 Sekunden.

Punkt 4 (Abb. 59)
liegt direkt in einer Vertiefung über der Stelle des Halses, an der Sie den Beginn des Brustbeins tasten können.
Farbe: Gelb, Dauer: 30-40 Sekunden.

Punkt 5 (Abb. 60)
Tasten Sie an der Halswirbelsäule entlang nach unten bis zum siebten Halswirbel. Er wölbt sich stärker nach außen und ist deshalb leicht zu finden. Der Punkt liegt direkt auf diesem Wirbel.
Farbe: Rot, Dauer: 30-40 Sekunden.

Punkt 6 (Abb. 60)
finden Sie, wenn Sie am Hinterkopf im Bereich des ersten Halswirbels eine kleine Vertiefung unterhalb der Schädelknochen tasten. Der Punkt liegt genau in dieser Vertiefung.
Farbe: Blau, Dauer: 30-40 Sekunden

Lage der Zone in Abb. 61
Die Abbildung zeigt, wie der Bauch im Verlauf des Dickdarms mit Farbe

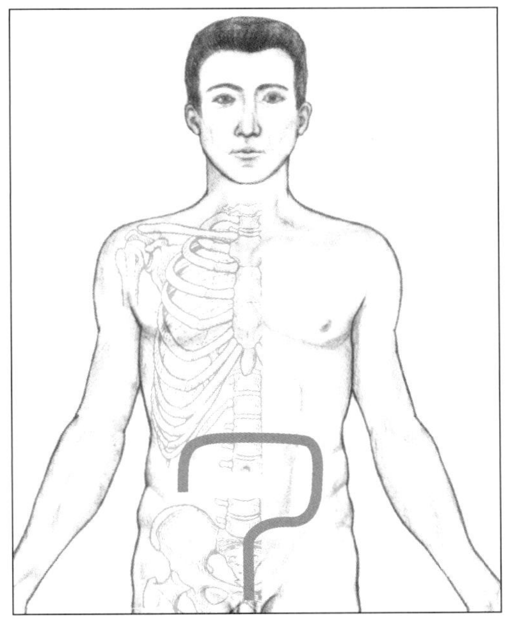

Abb. 61 Bauchzone Dickdarm

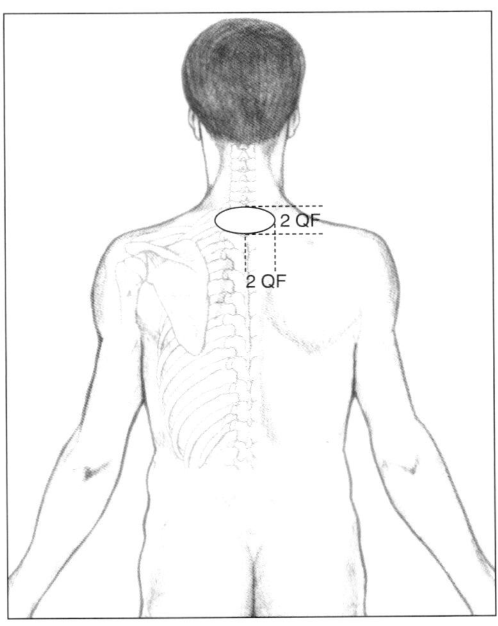

Abb. 62 Die Ellipse des Tiefenbewusstseins

ausgestrichen wird. Beginnen Sie auf der rechten Körperseite, in Höhe von drei Querfingern unterhalb des Nabels. Die äußere Begrenzung dieser Zone ist die von der Brustwarze ausgehende Senkrechte. Beginnen Sie nun, langsam nach oben bis zum Rippenbogen zu streichen. Dann bewegen Sie den Stift horizontal weiter bis zur linken seitlichen Begrenzung (Senkrechte, von der Brustwarze ausgehend). Von dort streichen Sie wieder nach unten bis etwa 3 Querfinger unterhalb des Nabels und von dort aus in einem leichten Bogen nach innen, so dass der erste Umlauf oberhalb des Schambeins beendet ist. Nun ziehen Sie dieselbe Linie zurück zum Ausgangspunkt. Hier verweilen Sie 5 Sekunden, bevor Sie die Bahn erneut beginnen. Führen Sie das Hin- und Zurückstreichen insgesamt fünfmal durch. Farbe: Grün, Dauer: ca. 2 Minuten

Lage der Ellipse in Abb. 62

Sie liegt im Anteil des siebten Halswirbels. Beugen Sie den Kopf etwas nach vorne und ertasten Sie die höchste Stelle am Übergang der Halswirbelsäule zur Brustwirbelsäule. Ausgehend von der Wirbelmitte dehnt sich die Ellipse je zwei Querfinger nach unten sowie nach rechts und links aus. Damit haben Sie die Größe der Ellipse festgelegt. Beginnen Sie nun, den ovalen Ellipsenrand von oben her im Uhrzeigersinn zweimal zu streichen. Nun machen Sie dasselbe im Gegenuhrzeigersinn. Den gesamten Vorgang wiederholen Sie fünfmal.

Bei starken Reaktionen sollten Sie die Behandlung beenden und die Sequenz an einem anderen Tag wiederholen.

Aber keine Angst – Reaktionen zeigen nur an, was in Ihrem Tiefenbewusstsein

gelöst werden will! Schon allein aus diesem Grund sollten Sie nicht aufgeben und die Behandlung zu einem anderen Zeitpunkt wiederholen. Inzwischen können Sie dieses Problem sozusagen „im Schlaf" lösen, indem Sie am Abend 2 – 3 Tropfen Wildkräuteröl[relax] in die gesamte Fläche der Ellipse einmassieren. Durch diese Maßnahme kann Ihr Traumgeschehen erheblich verstärkt werden. Oft lösen sich alleine schon durch dieses „Wegträumen" Blockierungen des Tiefenbewusstseins.
Farbe: Türkis, Dauer: ca. 2 Minuten

Um die folgenden beiden Darmzonen exakt zu lokalisieren, bedarf es einiger Vorbereitung. Am einfachsten ist es auf diese Weise: Nehmen Sie ein Stück Papier und stellen Sie beide Füße darauf. Nun fahren Sie mit einem Bleistift die Konturen Ihrer Füße nach, machen also quasi einen „Fußabdruck". Nun teilen Sie die Füße entsprechend der Beschreibung in bestimmte Zonen auf.

Lage der Zone in Abb. 63

1. Halbieren Sie die Strecke zwischen Großzehengrundgelenk und Fersenspitze. Von dieser Mitte aus ziehen Sie nun eine waagerechte Linie von der Innenseite der Fußsohle bis 1 Querfinger vor die Außenseite. Sie haben damit die obere, horizontale Begrenzung der Darmzone festgelegt.
2. Messen Sie nun vom Fersenende 3 Querfinger in Richtung Sohlenmitte. Hier – 1 Querfinger vom äußeren

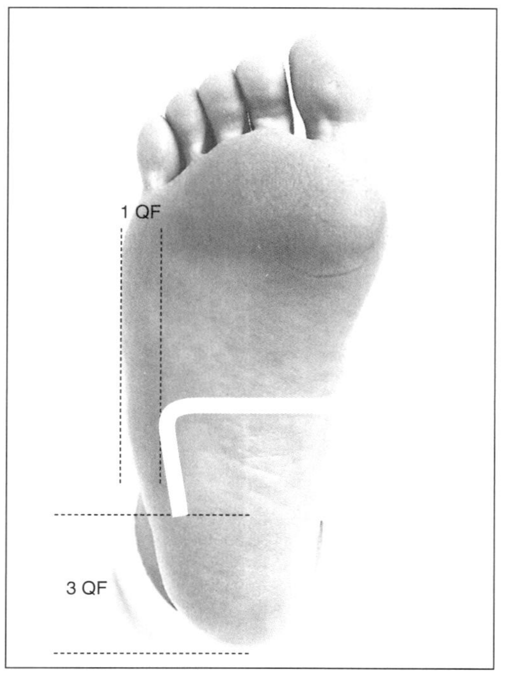

Abb 63 Darmzone rechter Fuß

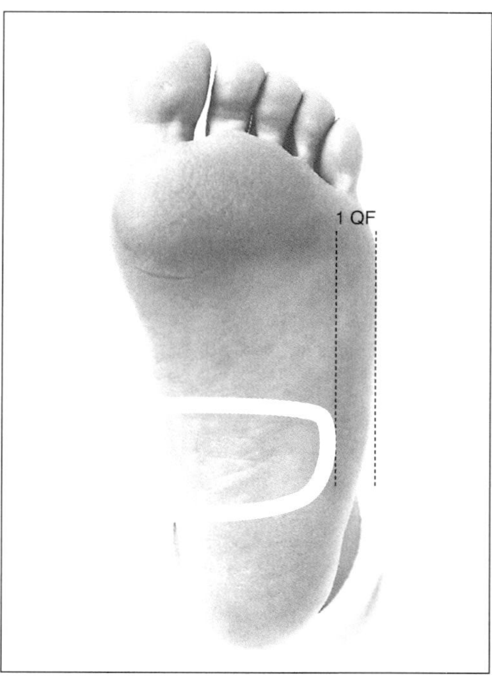

Abb 64 Darmzone linker Fuß

Fußrand entfernt – beginnt die parallel zur Fußsohle schräg nach oben zur Horizontalen verlaufende Vertikale. Damit haben Sie die beiden äußeren Begrenzungslinien der Darmzone am rechten Fuß lokalisiert.

Lage der Zone in Abb. 64

1. Halbieren Sie auch hier die Strecke zwischen Großzehengrundgelenk und Fersenspitze. Von dieser Mitte aus ziehen Sie nun eine waagerechte Linie von der Innenseite der Fußsohle bis 1 Querfinger vor die Außenseite. Sie haben damit die obere, horizontale Begrenzung der Darmzone festgelegt.
2. Messen Sie vom Fersenende 3 Querfinger in Richtung Sohlenmitte und ziehen Sie auch hier eine horizontale Linie bis 1 Querfinger vor die Außenseite der Fußsohle. Hier liegt die untere, horizontale Begrenzung der Darmzone.
3. Verbinden Sie nun die beiden 1 Querfinger vom Fußaußenrand liegenden Endpunkte der zwei Horizontalen durch eine parallel zur Kante der Fußsohle verlaufende schräge Vertikale. Damit haben Sie die drei äußeren Begrenzungslinien der Darmzone am linken Fuß lokalisiert.

Beginnen Sie nun mit der Behandlung auf der rechten Fußsohle, indem Sie diese Zone langsam von der Ferse beginnend zum inneren Endpunkt der Horizontalen fünfmal hin- und zurückstreichen. Anschließend behandeln Sie die Darmzone am linken Fuß, wobei Sie hier an der Querdarmzone in der Mitte der Fußsohle beginnen und Richtung Ferse streichen – ebenfalls fünfmal hin und zurück. Die Breite der beiden auszustreichenden Darmzonen entspricht dem Durchmesser des senkrecht aufgesetzten Flächenstiftes. Führen Sie die Farbstreichungen langsam aus, damit die Farbe „ihren Weg gehen kann".

Farbe: Gelb, Dauer: ca. 3 Minuten je Zone

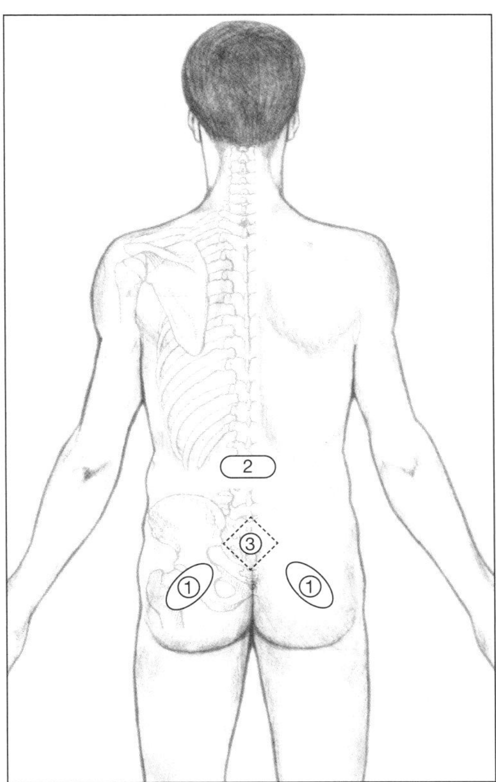

Abb 65 Reizdarm – Rückenzonen

Lage der Zonen in Abb. 65

Der nächste Behandlungsschritt ist die Farbbestrahlung der Dickdarmzonen am Rücken. Diese ziehen schräg über den gesamten großen Gesäßmuskel rechts und links. Es ist jedoch nicht notwendig, die gesamte Fläche mit Farblicht zu bestreichen.

Zone 1
Suchen Sie in der Mitte der beiden Gesäßhälften die jeweils besonders schmerzhafte Zone. Bei allen paarig (also auf beiden Körperseiten) angelegten Punkten oder Zonen schmerzt eine Seite immer stärker als die andere. Bestrahlen Sie den schmerzhafteren Bereich zuerst mit Violett, anschließend die Gegenseite mit Gelb.
Farben: Violett und Gelb, Dauer: 30 Sekunden je Zone

Zone 2
liegt über dem zweiten und dritten Lendenwirbel und erstreckt sich von der Mitte aus 2 Querfinger nach rechts und links. Erfahrungsgemäß soll die linke Seite besser bei Durchfällen, die rechte Seite eher bei Verstopfungen wirken. In der Therapie mit der Farbpunktur konnten wir jedoch immer wieder feststellen, dass diese Überlieferung relativ wenig Bedeutung hat, denn wir gleichen „Plus" und „Minus" auf beiden Seiten durch die Wahl der richtigen Therapiefarben aus. Tasten Sie zunächst bitte die rechte und linke Hälfte dieser Zone auf Schmerzempfindlichkeit ab. Streichen Sie zuerst die schmerzhaftere Seite mit Violett aus, dann die unempfindlichere Seite mit Gelb.
Farben: Violett und Gelb, Dauer: 30 Sekunden je Seite

Zone 3
Exakt in der Mitte des Kreuzbeins finden Sie die dritte Therapiezone.
Farbe: Orange, Dauer: 60 Sekunden

Lage der Punkte in Abb. 66
Den Schluss dieser Behandlung bilden zwei Punkte auf der Stirn. Führen Sie von der Iris der beiden geradeaus blickenden Augen jeweils eine Linie in Richtung Haaransatz. Nun halbieren Sie diese Vertikalen zwischen Haaransatz und Zwischenaugenbrauenpunkt (in der Abb. mit einem „x" gekennzeichnet) und ziehen Sie in dieser Höhe eine Horizontale. Dort, wo die Horizontale die beiden Vertikalen schneidet, liegen die zwei Behandlungspunkte, die Sie nun auf ihre Schmerzempfindlichkeit hin prüfen. Der schmerzhaftere Punkt wird zuerst Blau, dann die Gegenseite Orange bestrahlt.
Farben: Blau und Orange, Dauer: 30 Sekunden je Punkt

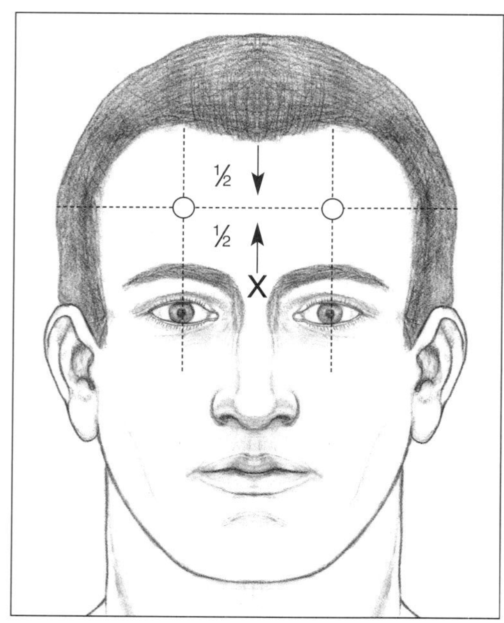

Abb. 66 Reizdarm – Stirnpunkte

Damit sind die Anleitungen zum Thema Reizdarm abgeschlossen. Sehr bald schon, oft nach zwei bis drei Behandlungen, werden Sie eine Besserung der Symptome feststellen. Reiben Sie anschließend die in den Abbildungen 67 und 68 angegebenen Zonen mit 2 bis 3 Tropfen Wildkräuteröl[relax] ein.

Begleitend dazu ist die Farbklang-Therapie „Psychosomatischer Ausgleich" zu empfehlen, die am Abend gehört werden sollte (weitere Informationen hierzu im Anhang).

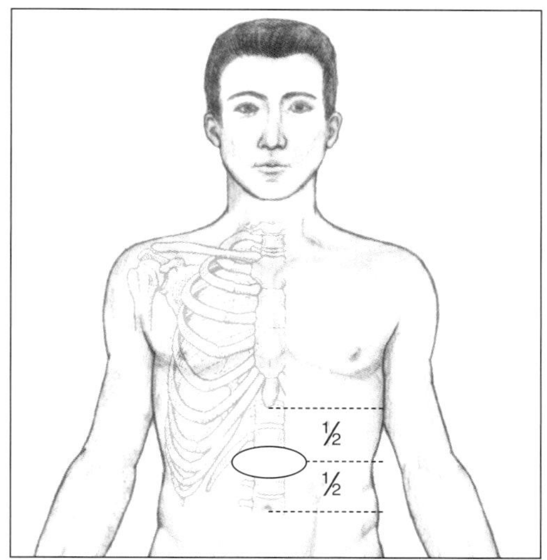

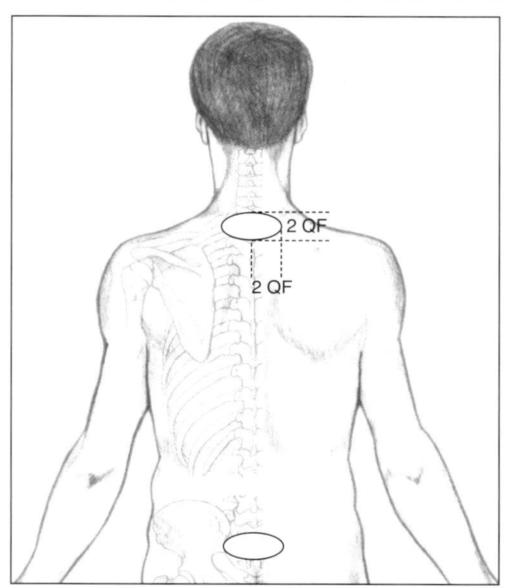

Abb. 67 und 68 Reizdarm – Einreibezonen vorn und hinten

Stuhlverstopfung (Obstipation)

Wie weit die Obstipation – also die Darm- oder Stuhlverstopfung – in der Bevölkerung verbreitet ist, lässt sich wohl durch keine noch so umfangreiche Statistik nachweisen. Denn darüber spricht man nicht! Da ist es doch einfacher, fleißig eines der Abführmittel einzunehmen, die der Markt ja in Hülle und Fülle anbietet.

Oft ist es jedoch selbst durch gute und gesunde Lebensführung nicht (mehr) möglich, den Darm zur Aktivität zu veranlassen. Dass ein regelmäßiger Stuhlgang eine ganz wichtige Notwendigkeit für den gesamten Körper ist, bezweifelt niemand. Wie viele Erkrankungen auf chronische Stuhlverstopfung zurückzuführen sind, ist nicht bekannt; was man jedoch weiß, ist, dass zum Beispiel die Haut in engem Kontakt zur Darmschleimhaut steht. Wir Therapeuten sind uns ganz sicher: unendlich viele Erkrankungen sind auf eine mangelnde Darmfunktion zurückzuführen. Schon aus diesem Grund sollte jeder dafür sorgen, dass die Ausscheidung funktioniert.

In der Akupunktur kennen wir Punkte, die in Kombination miteinander eine Normalisierung der Darmaktivität und damit eine regelmäßige Ausscheidung bewerkstelligen können. Auch die Farbpunktur bedient sich solcher Punkte mit Erfolg. Bei schweren Verstopfungserscheinungen dauert es etwa drei Wochen, um die beteiligten Darmareale wieder zur Aufnahme ihrer normalen Tätigkeit zu veranlassen. In jedem Fall lohnt es sich, die folgende Farbbestrahlungs-Sequenz durchzuführen.

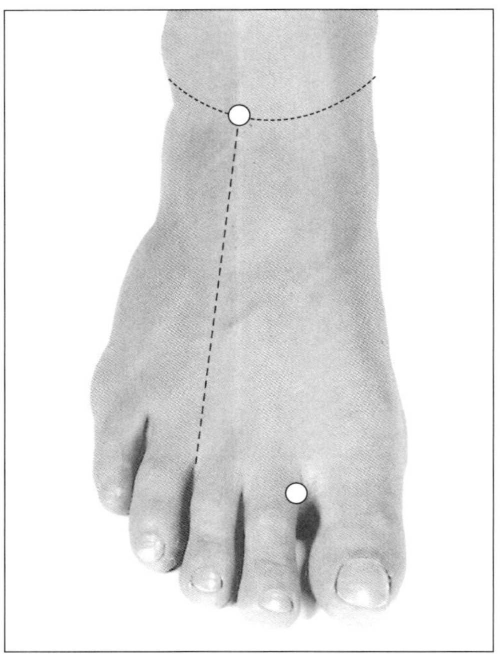

Abb. 69 Stuhlverstopfung – Fußpunkte

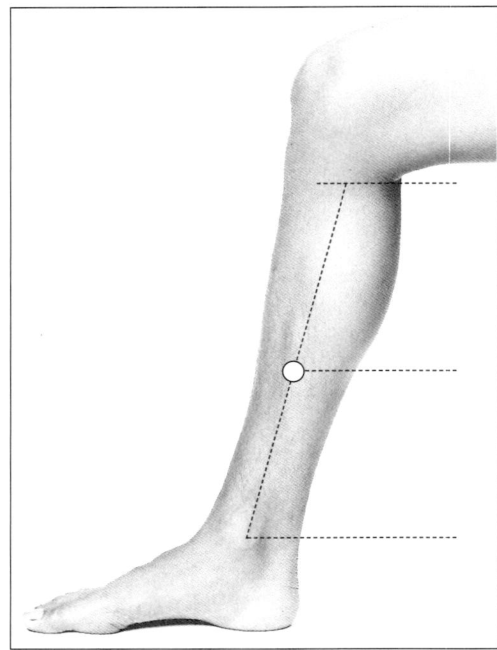

Abb. 70 Stuhlverstopfung – Beinpunkt

Lage der Punkte in Abb. 69, beidseitig
Punkt 1
liegt genau in der Schwimmfalte zwischen großer Zehe und zweiter Zehe. Zuerst bestrahlen Sie diesen Punkt am linken, dann am rechten Fuß.
Farbe: Gelb, Dauer: 30 Sekunden je Punkt

Punkt 2
finden Sie, indem sie zwischen der dritten und vierten Zehe eine gerade Linie in Richtung Fußknöchel ziehen. Der Punkt liegt auf dieser Linie am unteren Knöchelrand. Auch hier beginnen Sie wieder mit links, anschließend bestrahlen Sie die rechte Seite.
Farbe: Gelb, Dauer: 30 Sekunden je Punkt

Lage des Punktes in Abb. 70, beidseitig
Wenn Sie auf der Beininnenseite eine Linie von der Knöchelspitze zum Kniegelenkspalt ziehen und diese Linie dann halbieren, finden sie den Punkt am hinteren Rand des Schienbeins. Wiederum links mit der Bestrahlung beginnen, dann nach rechts wechseln.
Farbe: Gelb, Dauer: 30 Sekunden je Punkt

Lage des Punktes in Abb. 71, beidseitig
Winkeln Sie die Ellenbogen leicht an. Halten Sie den Arm so, dass Sie seitlich auf die Hand schauen können. Am angewinkelten Ellenbogen erkennen Sie eine Falte, von der Sie nun 2 Querfinger nach vorne (entsprechend der in der Abbildung eingezeichneten Linie) messen. Hier finden Sie einen Punkt, der extrem druckschmerzempfindlich ist.
Bestrahlen Sie erst auf der linken, anschließend auf der rechten Seite.
Farbe: Gelb, Dauer: 30 Sekunden je Punkt

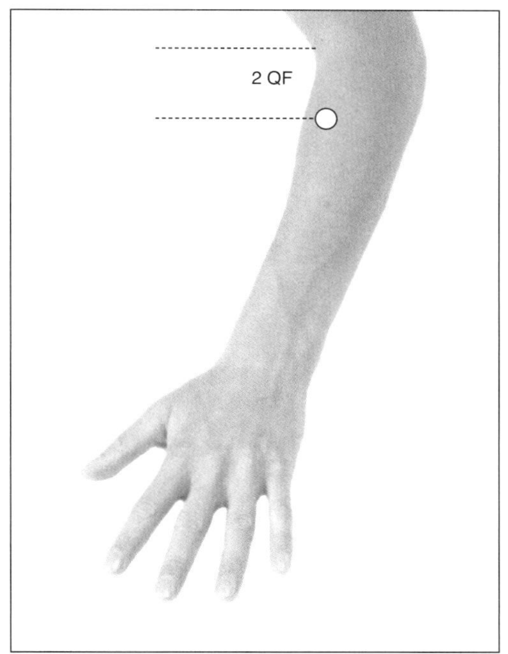

Abb. 71 Stuhlverstopfung – Armpunkt

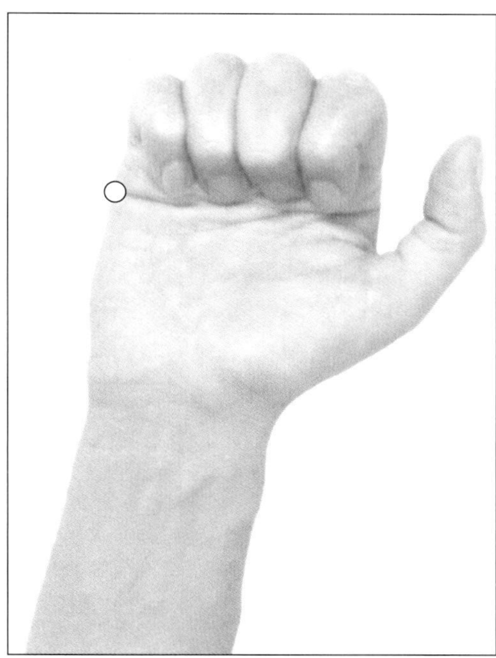

Abb. 72 Stuhlverstopfung – Handpunkt

Lage des Punktes in Abb. 72, beidseitig
Sehen Sie nun auf die obere Handlinie in Ihrer Handinnenfläche. Am äußeren Rand dieser Linie (Kleinfingerseite) liegt der nun zu bestrahlende Punkt. Zuerst bestrahlen Sie links, dann rechts.
Farbe: Gelb, Dauer: 30 Sekunden je Punkt

Lage der Punkte in Abb. 73
Ziehen Sie zwei imaginäre Diagonalen, die sich im 90°-Winkel exakt über dem Nabel kreuzen. Auf diesen Diagonalen sitzen die drei Behandlungspunkte – jeweils 2 Querfinger vom Nabelrand entfernt. Tasten Sie nun recht tief in das Gewebe hinein, diese Punkte sind bei fast allen Menschen schmerzhaft – auch bei denen, die noch nie Bauchbeschwerden hatten.

Punkt 1
liegt auf einer der Diagonalen schräg links unterhalb des Nabels.

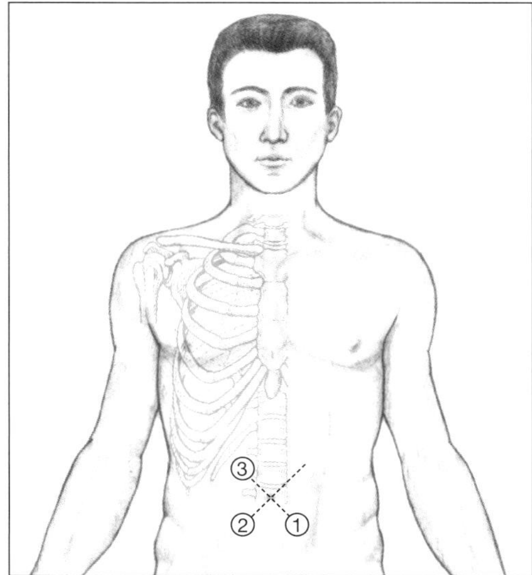

Abb. 73 Stuhlverstopfung – Aggressive Zone

Punkt 2
liegt schräg rechts unterhalb des Nabels auf der zweiten Diagonalen.

Punkt 3
liegt schräg rechts oberhalb des Nabels auf der ersten Diagonalen.
Farbe: Grün, Dauer: 60 Sekunden je Punkt

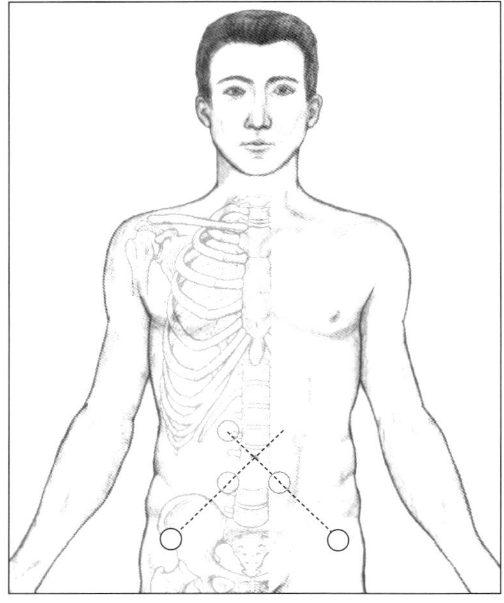

Abb. 74 Stuhlverstopfung – Darmbeinpunkte

Lage der Punkte in Abb. 74
Sie liegen auf dem Darmbein, direkt über der Knochenspitze, die Sie dort tasten können. Wenn Sie die Linien der Aggressiven Zone verlängern, stoßen Sie direkt auf diese beiden Punkte. Beginnen Sie mit der Bestrahlung auf der linken und schließen Sie mit der rechten Seite.
Farbe: Rot, Dauer: 60 Sekunden je Punkt

Lage der Linie in Abb. 75
Die letzte Maßnahme ist das Ausstreichen der Wirbelsäule. Beginnen Sie dabei unten in der Mitte des Kreuzbeins, und führen Sie den Farbflächenstift langsam über die Dornfortsätze bis zur Hinterhauptschuppe. Verweilen Sie dort kurz, und streichen Sie dann wieder langsam zurück. Das Ganze wird viermal wiederholt.
Farbe: Rot, Dauer: 60 Sekunden

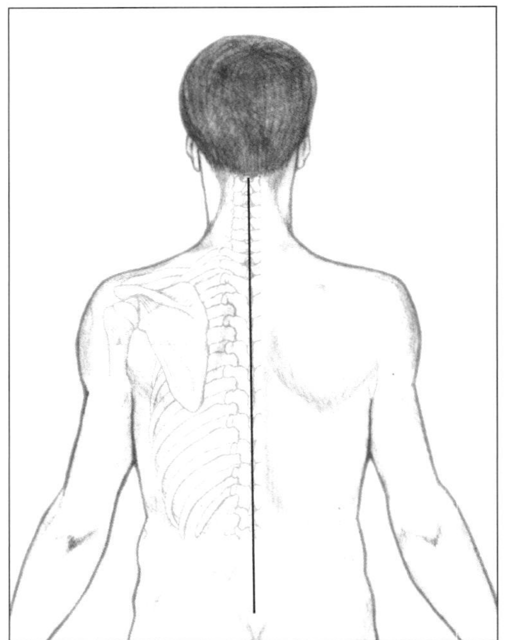

Abb. 75 Stuhlverstopfung – Wirbelsäule

Damit ist die Behandlung von Stuhlverstopfung abgeschlossen. Bei dauernder Verstopfung sollten Sie täglich behandeln. Mit zunehmender Besserung des Darmgeschehens verlängern sich die zeitlichen Zwischenräume der Anwendungen. Sie sollten auf jeden Fall für ballaststoffreiche Kost sorgen. Auch milde Magen-Darm-Tees bieten sich zur Unterstützung der Behandlung an.

Sodbrennen

Ständiges Sodbrennen ist eine lästige und sehr unangenehme Plage. Hier kann die Farbtherapie mildern, oft sogar die gesamte Problematik beseitigen!

Die Behandlung ist einfach durchzuführen. Achten Sie bitte darauf, dass die Reihenfolge entsprechend der Beschreibung in den Abbildungen auf alle Fälle eingehalten wird.

Lage des Punktes in Abb. 76, beidseitig
Am Nagelfalz der zweiten Zehe (Kleinzehenseite) liegt ein Punkt, der in der Akupunktur besonders bei Sodbrennen eingesetzt wird. Tasten Sie vor der Farbstreichung den Punkt am rechten und linken Fuß ab, um festzustellen, welche Seite druckempfindlicher ist. Beginnen Sie

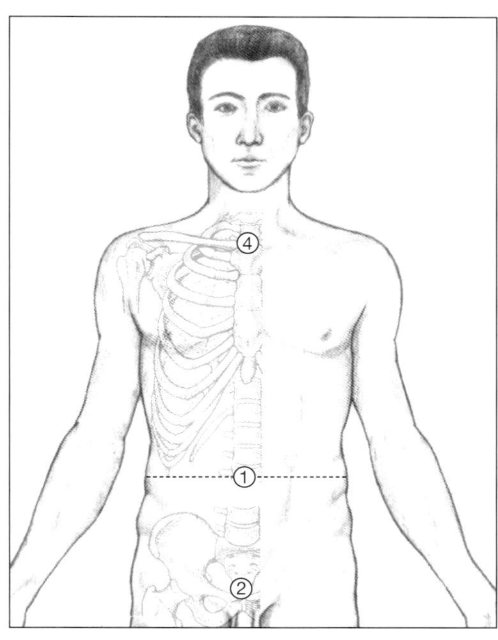

Abb. 77 Punkte der Gehirnharmonisierung I vorn

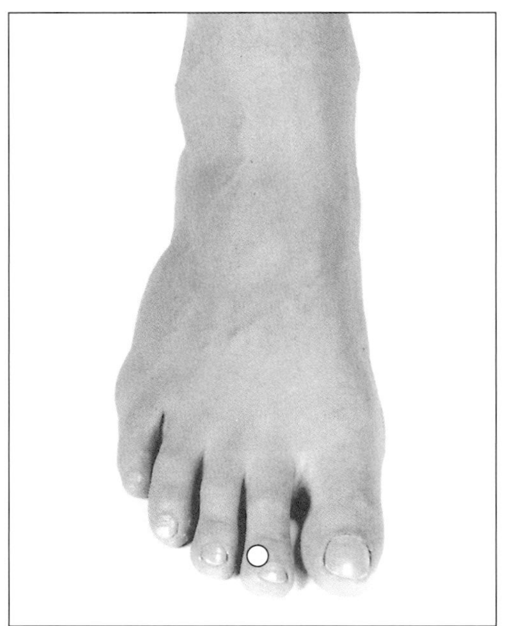

Abb. 76 Sodbrennen – Zehenpunkt

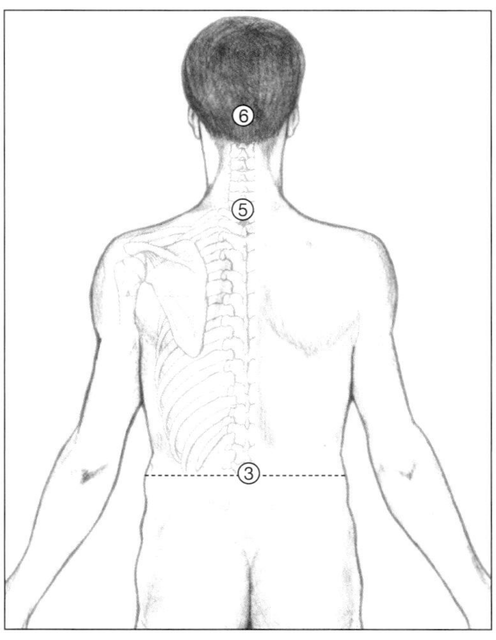

Abb. 78 Punkte der Gehirnharmonisierung I hinten

mit der schmerzhafteren Seite. Hier bestrahlen Sie Violett, danach die Gegenseite Gelb.
Farben: Violett und Gelb, Dauer: 60 Sekunden je Punkt.

Lage der Punkte in Abb. 77 und 78
Punkt 1 (Abb. 77)
liegt direkt auf dem Nabel.
Farbe: Grün, Dauer: 30-40 Sekunden

Punkt 2 (Abb. 77)
liegt genau auf der Mittellinie vom Nabel an abwärts, am Rande des Schambeins.
Farbe: Orange, Dauer: 30-40 Sekunden

Punkt 3 (Abb. 78)
Ziehen Sie in Höhe des Nabels eine gedachte Linie horizontal um den Körper. Der Punkt liegt im unteren Teil der Lendenwirbelsäule, exakt auf Nabelhöhe.
Farbe: Violett, Dauer: 30-40 Sekunden

Punkt 4 (Abb. 77)
liegt direkt in einer Vertiefung über der Stelle des Halses, an der Sie den Beginn des Brustbeins tasten können.
Farbe: Gelb, Dauer: 30-40 Sekunden

Punkt 5 (Abb. 78)
Tasten Sie an der Halswirbelsäule entlang nach unten bis zum siebten Halswirbel. Er wölbt sich stärker nach außen und ist deshalb leicht zu finden. Der Punkt liegt direkt auf diesem Wirbel.
Farbe: Rot, Dauer: 30-40 Sekunden

Punkt 6 (Abb. 78)
finden Sie, wenn Sie am Hinterkopf im Bereich des ersten Halswirbels eine kleine Vertiefung unterhalb der Schädelknochen

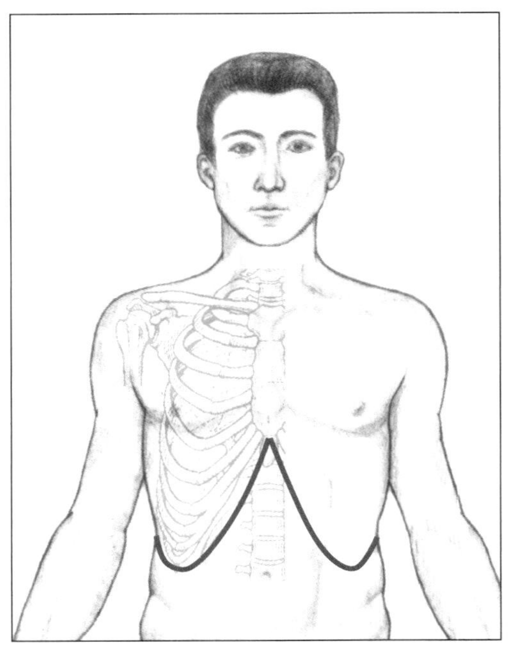

Abb 79 Rippenbogen-Linie

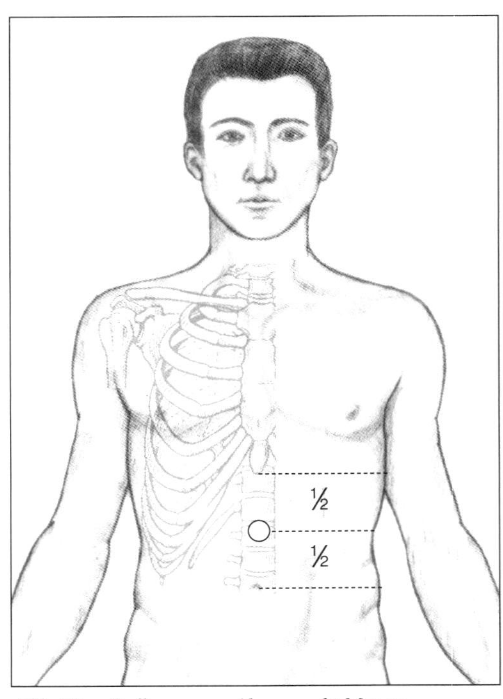

Abb. 80 Sodbrennen – Alarmpunkt Magen

tasten. Der Punkt liegt genau in dieser Vertiefung.
Farbe: Blau, Dauer: 30-40 Sekunden

Linie in Abb. 79
Streichen Sie langsam den gesamten Rippenbogen aus – zuerst rechts mit Gelb, dann links mit Violett. Beginnen Sie in Körpermitte, dort, wo die Rippen am Brustbein angewachsen sind. Ziehen Sie den Farbflächenstift insgesamt sechsmal je Seite langsam hin und zurück.
Farben: Gelb und Violett, Dauer: 60 Sekunden je Seite / Linie.

Lage des Punktes in Abb. 80
Er liegt exakt in der Mitte einer Linie, welche die Spitze des Brustbeins mit der Nabelmitte verbindet.
Farbe: Gelb, Dauer: 60 Sekunden

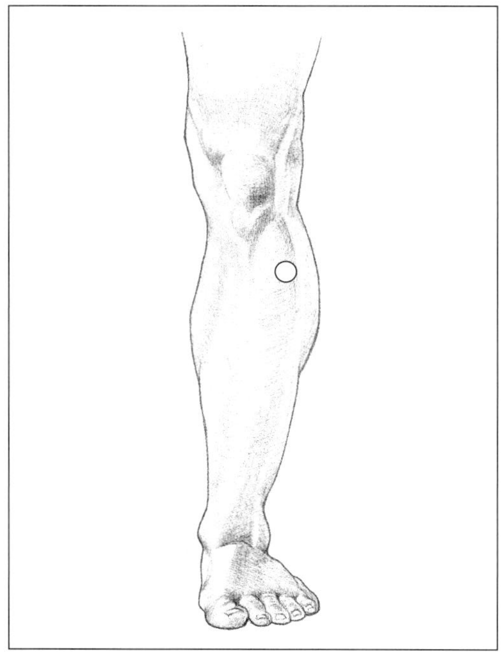

Abb. 81 Sodbrennen – Magenpunkt Schienbein

Lage des Punktes in Abb. 81, beidseitig
Sie finden ihn auf der Beinvorderseite am äußeren Rand des Schienbeins, etwa handbreit unterhalb des Kniegelenkspalts. Bei leicht angewinkeltem Knie ist dieser Punkt leicht zu tasten. Wenn Sie den Punkt an beiden Beinen nun leicht drücken, werden Sie feststellen, dass entweder der Punkt auf dem linken oder dem rechten Schienbein stärker schmerzt. Diesen bestrahlen Sie bitte zuerst Blau, danach die weniger schmerzhafte Seite Orange.
Farben: Blau und Orange
Dauer: 30 Sekunden je Punkt

Bei chronischem Sodbrennen sollte diese Sequenz täglich durchgeführt werden. Auch hier gilt die Faustregel: Je besser ein Beschwerdebild ist, desto größer sind die zeitlichen Abstände zwischen den Behandlungen. Natürlich gibt es noch viele weitere Behandlungskombinationen. Die hier vorgestellten Anweisungen decken jedoch die alltäglichen Magen-, Darm- und Gallebeschwerden zum größten Teil ab.

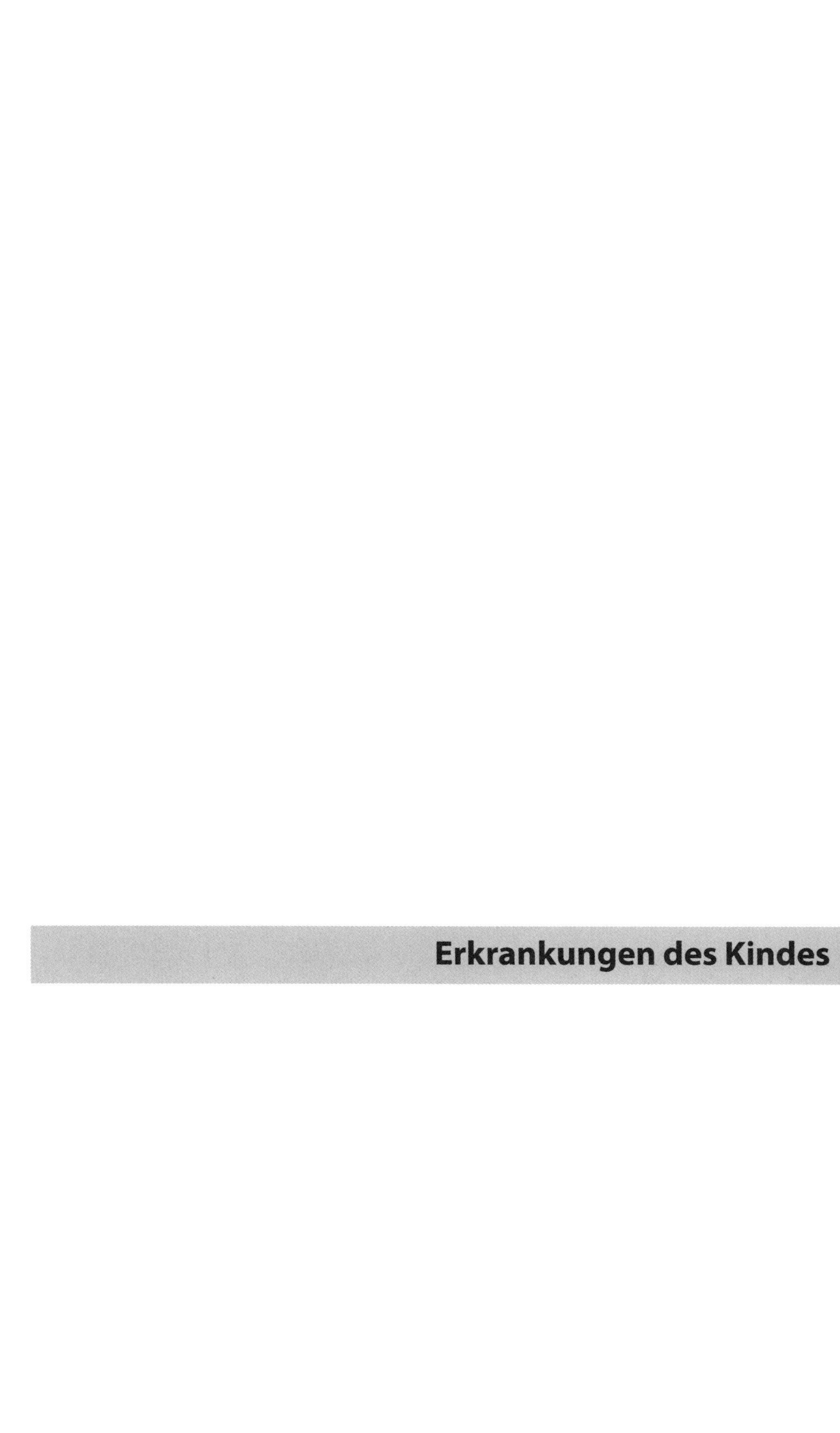

Erkrankungen des Kindes

Hintergründe und Symptomatik

Der tiefste Grund aller Arznei ist die Liebe – diese Worte entstammen dem Munde des mittelalterlichen Arztes und Heilers Paracelsus. Nur Liebenswürdigkeit, Geduld, Ermutigung haben Sinn – nichts anderes!

Für viele Eltern ist auch heute noch Erziehung gleichbedeutend mit Strenge, Durchsetzungsvermögen und Autorität – und sie versuchen, diese vermeintlichen Idealeigenschaften an ihre Kinder weiterzugeben. Da aber in erster Linie das Kind nicht das gesprochene Wort, sondern die Summe von Rede, Mimik und Gestik als Gesamteindruck erfasst, reagiert es letztendlich „nur" auf Liebe oder Strenge. Vor allem bei Säuglingen kann man das sehr gut beobachten. Ihnen ist der Sinn von Worten natürlich unverständlich – sie reagieren auf den Klang von Wärme und Zärtlichkeit. Wie so oft im Leben kommt es auch hier vor allem auf das „Wie" an!

Bereits mit Beginn der Schwangerschaft sind Gefühlsübertragungen für die Entwicklung des Kindes von außerordentlicher Bedeutung. Während der so genannten pränatalen (vorgeburtlichen) Phase werden wichtige Grundakzente, aber auch Blockaden in Bezug auf die Entwicklungsmöglichkeiten des entstehenden Lebens gesetzt. Heute gibt es Institute für pränatale Forschung, die sich mit der vorgeburtlichen Entwicklungsphase beschäftigen. In der Vergangenheit waren es „Alleingänger", Pioniere, wie zum Beispiel der Engländer Robert St. John, die auf diesem Gebiet wichtige Forschungsarbeit geleistet haben.

Die Lebensgrundlage des erwachsenen Menschen ist nichts anderes als die Summe der Veranlagungen und Erfahrungen vor allem in der vor- und nachgeburtlichen Zeit. Seine Entfaltungsmöglichkeiten sind entscheidend geprägt durch die Sinneswahrnehmungen. Deshalb muss jedem Menschen – vor allem während der Entstehung im Mutterleib und in seiner Kindheit – die Chance gegeben werden, durch eine unendliche Vielzahl von äußeren Einflüssen die physische und psychische Basis für sein individuelles, erfülltes Leben zu bilden. Doch obwohl gerade in der pränatalen Lebensphase entscheidende Weichen für die gesamte Lebensdauer gestellt werden und diese Weichen gleichzeitig wesentliche Ansatzpunkte für die spätere Behandlung von Krankheiten sind, misst die schulmedizinische Kinderheilkunde dieser Tatsache immer noch zu wenig Bedeutung bei.

Nicht umsonst gibt es das Sprichwort: „Was Hänschen nicht lernt, lernt Hans nimmermehr!" Umschaltstellen im Gehirn schaffen die Voraussetzung dafür, dass der Mensch im Laufe seines Lebens Erfahrungen sammeln und auf sie zurückgreifen kann. Diese Schaltstellen (Synapsen) bilden sich während der ersten Lebensphase und sind abhängig von äußeren Wahrnehmungen. Je weniger Eindrücke wir ein Kind also aufnehmen lassen, desto geringer werden sich Individualität und Fähigkeiten entwickeln können.

Sicherlich ist das nicht immer einfach. Denn so, wie es anatomische und physiologische Unterschiede zwischen

Kindern und Erwachsenen gibt, so gibt es auch unterschiedliche mentale, psychische und emotionale Bedürfnisse. Und deshalb ist der Wille des Erwachsenen meist nicht ohne weiteres auf ein kleines Kind übertragbar. Oft ist jedoch gerade der Wille der Eltern die Ursache für psychische und folglich physische Störungen des Kindes. Die Praxis zeigt, dass viele ehrgeizige Eltern ihre eigenen Ideale verwirklichen wollen, indem sie ihr Kind zu Höchstleistungen treiben oder gar zwingen (zum Beispiel im Sport). Dass dies Egoismus in Höchstpotenz ist, wird den wenigsten bewusst!

Ein Kind braucht in erster Linie Liebe, Vertrauen und Geborgenheit; es muss Kind sein dürfen und seinen Bedürfnissen gerecht werden können! Da das kindliche Gehirn sich vorwiegend im Alpha-Zustand befindet (also im so genannten Ruhezustand), fehlt dem Kind oft das Zeitgefühl. Den Wach- oder Bewusstseinszustand, auch Beta-Zustand genannt, erreicht das Kind erst im Laufe der Jahre. Das menschliche Gehirn ist zwar schon bei der Geburt eng vernetzt, aber erst im Laufe der ersten Lebensjahre verdichtet sich dieses Netz. Und mit dieser Verdichtung werden neue Schaltkreise und Verbindungen geschaffen – die so genannten Feinabstimmungen.

Die permanente Entwicklung des Gehirns ist auch der Grund dafür, dass wir bei Kindern oft die verschiedenartigsten Störungen beobachten – so zum Beispiel Schlaf- oder Unruhesituationen und auch Krampfneigungen des Gehirns. Solche Krämpfe zeigen sich vor allem zwischen dem zweiten und fünften Lebensjahr. Stellen sie sich jedoch schon im ersten Lebensjahr ein, kann es bei Nichtbehandlung zu schweren Schädigungen kommen. Eine Neigung zu Krampfvorgängen kann durchaus auch eine angeborene Veranlagung sein.

Krämpfe entstehen durch die Reizung bestimmter Hirnpartien aufgrund der verschiedensten Ursachen. Schon seit langem weiß man, dass auch bestimmte Infektionskrankheiten oder Stresssituationen solche Auslöser sein können. Die Ernährung von Kindern, die zu Krampfanfällen neigen, muss auf jeden Fall speziell abgestimmt sein. So sollte beispielsweise der Gebrauch von Kuhmilch ebenso eingeschränkt werden wie der Konsum von Süßigkeiten, in denen weißer Industriezucker enthalten ist. Empfehlenswert ist eine Diät, die sich vor allem aus Gemüse und Obst zusammensetzt, also basischen Lebensmitteln. Übrigens sollte man auch übermäßige Reizungen des Gehirns von außen her vermeiden. Das Fernsehen, das innerhalb von Sekunden oft eine Flut von visuellen und akustischen Informationen vermittelt (bei älteren Kindern vor allem auch Videospiele), sollte auf ein vernünftiges Maß reduziert werden.

Farbpunktur und Farbklang-Therapie sind gerade bei Krampfneigungen eine sehr gute Methode zum Ausgleich äußerer Reizeinflüsse, da die informativen Prozesse des Gehirns durch die Farbbehandlung innerhalb kürzester Zeit beeinflusst werden. Auf diese Weise können Beschwerden relativ schnell gelindert bzw. aufgehoben werden, und zwar schmerzfrei und ohne Neben- bzw. Nachwirkungen.

Wenn wir die Bedeutung des menschlichen Gehirns beschreiben wollen, dann genügt dazu eigentlich ein kurzer Satz: Das Gehirn ist letztlich dazu da, den Körper im Gesamten und im Detail zu kontrollieren und zu steuern. Die Verbindung besteht also zwischen dem Gehirn und jeder Körperzelle, jedem Organ.

Auch Nabelkoliken oder Bauchkrämpfe beispielsweise können in Verbindung mit Krämpfen des Gehirns gesehen werden – zumal das Brech- und Säurezentrum einen Zusammenhang zwischen Magen und zentralem Nervensystem schafft.

Besondere Aufmerksamkeit gilt den Leib- oder Bauchschmerzen im Kindesalter, einerseits ihres häufigen Auftretens und andererseits der Gefährlichkeit und Vielschichtigkeit dieser Krankheitsform wegen. Fast jeder Schmerz, den ein Kind empfindet, wird „in den Bauch verlegt" – der Bauch stellt gewissermaßen das kindliche Gefühlszentrum dar. Kinder haben nicht die Möglichkeit, Schmerzen genau zu lokalisieren. Deshalb kann der Leib- oder Bauchschmerz sowohl Zeichen einer harmlosen Störung als auch alarmierendes Symptom einer bedrohlichen Krankheit sein. Erbrechen mit hohem Fieber kann Anzeichen einer Infektionskrankheit sein, aber auch auf andere Möglichkeiten, wie zum Beispiel Blinddarmentzündung und Nabelbruch, hinweisen.

Die umsichtige und differenzierte Unterscheidung ist von größter Bedeutung; deshalb sollte bei solchen Symptomen immer ärztlicher Rat eingeholt werden. Andererseits sollte man bei einer spontanen Erhöhung der Körpertemperatur auch nicht überreagieren, da Kinder sehr schnell zu lymphatischem, aggressivem Abwehrverhalten neigen. Hier sollte man dem Immunsystem durchaus die Chance lassen, selbst für die Wiederherstellung des körperlichen Gleichgewichts zu sorgen.

Wenn wir von Vorbeugung sprechen, kommen wir an einem sehr umstrittenen Thema nicht vorbei. Die Rede ist vom Impfen. Viele sind der Meinung, dass zu viel und zu früh geimpft wird; denn Impfung bedeutet gleichzeitig Belastung des kindlichen Organismus. Die Ansichten der Ganzheits- und Schulmedizin sind hier recht konträr. Und wie in so vielen Bereichen scheint auch hier ein ausgewogenes Mittelmaß – gerade im Bereich der Dreifach-Impfung – vertretbar zu sein.

Die Praxis allerdings sieht zur Zeit noch ganz anders aus. Die Naturheilpraxen behandeln sehr viele kleine Patienten, die sämtliche Impfungen gegen alle möglichen (und unmöglichen) Kinderkrankheiten bereits hinter sich haben. Oftmals erfährt der Heilpraktiker oder Therapeut dann, dass viele Blockaden, die sich während der Behandlung zeigen, auf so genannte „Impfschäden" zurückzuführen sind. Übrigens sind die Regale in den Buchhandlungen voll von Büchern, die sich mit dem Für und Wider der Impfung beschäftigen. Wer sich also ein umfassendes Bild machen will, kann sich ohne großen Aufwand die entsprechende Literatur besorgen. Die Erfahrungen zeigen letztendlich jedoch, dass Kinderkrankheiten in den überwiegenden Fällen durchgestanden werden sollten, solange keine eventuellen Risikofaktoren für das Kind bestehen. Denn das kindliche Immunsystem „braucht" zur Entwicklung und Stärkung solche Kinder- bzw. Infektionskrankheiten.

Kinderkrankheiten sind also für die gesundheitliche Stabilität des Kindes und letztendlich für die physische, emotionale und geistige Entfaltung von großer Bedeutung! Man sollte nicht der irrigen Meinung unterliegen, das Ökosystem „Mensch" sei auf die ständige Hilfestellung in Form von Therapien und Medikamenten, die der Markt bietet, angewiesen. In den meisten Fällen genügt eine unterstützende Begleittherapie. Viel wichtiger als das Bestreben, vermeintliche Kinderkrankheiten durch die Gabe von Medikamenten oder Sera vorwegnehmen zu müssen, ist es, zum richtigen Zeitpunkt mit der richtigen Therapie einzugreifen. Hierfür sind natürlich eine gute Beobachtungsgabe und die richtige Einschätzung der Situation erforderlich. Diese Aufgabe sollten sich Eltern und Therapeuten sinnvoll teilen. Gerade für Eltern ist es wichtig, ihr Kind während eines Krankheitsverlaufs zu betreuen, ohne sofort zu Antibiotika oder anderen Medikamenten zu greifen. Um so unbegreiflicher ist es, dass die alten, bewährten Haus- und Heilmittel durch die Gabe von Medikamenten immer mehr verdrängt und vergessen werden.

In letzter Zeit scheint sich dennoch bei einigen Eltern eine Medikamenten-"Müdigkeit" einzustellen, und die Gabe von pharmazeutischen Präparaten wird immer öfter kritisch hinterfragt. Dieser Trend begünstigt die alten naturheilkundlichen Prinzipien, die unter anderem sagen: Man sollte die Verantwortung für seine Kinder nicht nur anderen überlassen, sondern in jedem Bereich wieder mehr Verantwortung und Anteilnahme zeigen. Therapeutische Maßnahmen, die eine solche Einstellung möglich machen und unterstützen, gibt es genug! Gerade im Bereich der Farbpunktur wurde im Laufe der Jahre ein umfassendes Reservoir an therapeutischen Maßnahmen und Behandlungsmöglichkeiten geschaffen, die es jedem Therapeuten und – in reduziertem Maß – auch dem verantwortungsbewussten Laien möglich machen, innerhalb des ihm zugänglichen Bereichs aktiv am Krankheitsverlauf und Gesundungsprozess teilzunehmen. Eltern sollten sich bewusst machen, dass es für Hilflosigkeit und Schicksalsergebenheit in der heutigen Zeit keinen Grund mehr gibt!

Das wichtigste und verletzlichste Kapital der Zukunft sind unsere Kinder. Sie haben einen Anspruch auf unsere Liebe und unsere Verantwortung als Basis ihrer gesunden psychischen und physischen Entwicklung. Unsere Kinder entscheiden eines Tages über den Fortbestand und die Entwicklung unserer Geschichte. Dass sie umsichtig an diese Entscheidung herangeführt werden, dafür sind ihre Eltern verantwortlich! Denn ein Kind kann nie Mittel zum Selbstzweck sein – seine Entstehung und seine Entwicklung muss man in jedem Stadium als Wunder bezeichnen.Und Wunder sollte man bestaunen und nicht versuchen zu beherrschen!

Bei der Auswahl der praktischen Anleitungen für dieses Kapitel standen wir vor der schwierigen Aufgabe, aus der Vielfalt der unterstützenden Maßnahmen bei den verschiedensten Kinderkrankheiten die unserer Meinung nach wichtigsten auszusuchen. Es ist unser Ziel, Eltern effektive Möglichkeiten an die Hand zu geben, mit deren Hilfe sie auf das Wohl ihres Kindes einwirken können.

Unserer praktischen Erfahrung nach decken die nachstehenden Behandlungskombinationen einen weiten Bereich ab. Mit den entsprechenden Farbbehandlungen können Sie vor und während eines Krankheitsfalls helfend eingreifen beziehungsweise unterstützen. Wir sind davon ausgegangen, dass die Entwicklung in der vorgeburtlichen Phase in den Kinderjahren eine vorrangige Rolle spielt. Auf dieser Erkenntnis baut zum Beispiel auch die bereits erwähnte „Pränatale (vorgeburtliche) Therapie nach Robert St. John" auf, bei der es sich um die Massage einer Linie an der Fußinnenseite handelt. Außerdem hat Robert St. John weitere Therapielinien an der Hand und am Kopf festgelegt. Viele Heilpraxen bedienen sich dieser Methode mit großem Erfolg, ohne dabei auf medizinische Symptombezeichnungen einzugehen.

Die Theorie der „Pränatalen Therapie nach St. John" basiert auf der Annahme, dass die Entwicklung eines Kindes von der Zeugung bis zur Geburt besonders auf die „Intelligenz des Fühlens" ausgerichtet ist. Das heißt, dass das heranwachsende Leben im Prinzip alles aufnimmt, was die Mutter durch ihr Umfeld oder durch eigene Erfahrungen erlebt. Diese leider oft negativen Erlebnispotentiale setzen sich bereits während der vorgeburtlichen Phase als Blockade fest und werden nach der Geburt ursächlich zum Auslöser spezifischer Schwächezustände oder Krankheiten. Soviel zur Pränatalen Therapie oder „Metamorphose", wie sie auch genannt wird.

Die Ergebnisse dieser Behandlungen waren ausnahmslos so verblüffend positiv, dass wir bei der Erarbeitung der verschiedenen Möglichkeiten in der Farbpunktur auch auf diese Therapie eingegangen sind. So entstand die umfassende Behandlungsform der „Pränatalen Farbpunktur", die wir bei fast allen Kindern vor einer spezifischen Behandlung durchführen. Während sich die ursprüngliche Behandlung nach Robert St. John besonders auf die Linie an der Fußinnenseite beschränkt, erweiterten wir die Pränatale Farbpunktur um zwei weitere Fußlinien. Jede dieser drei Therapielinien ordnen wir entsprechend dem Geist-Seele-Körper-Prinzip einer „Ebene" zu.

Die Pränatale Farbpunktur, wie wir sie heute anwenden, ist sehr umfassend und zeitaufwendig. Um so notwendiger erweist es sich, daß die Eltern die Behandlung in Absprache mit dem Therapeuten durch einfachere Maßnahmen unterstützen, indem sie die drei pränatalen Linien zu Hause möglichst oft mit Farbe streichen.

Diese Farbstreichungen, die wir Ihnen gleich detailliert vorstellen werden, sind für die Behandlung kranker Kinder generell von großem Wert. Deshalb stellen wir auch hier zuerst eine Grundbehandlung vor, die Sie bei allen wie auch immer gearteten Unregelmäßigkeiten einsetzen können. Die Pränatale Farbpunktur spielt vor allem bei Kindern, die zwar nicht unbedingt krank sind, sich aber offensichtlich langsamer entwickeln als der Durchschnitt, eine besondere Rolle. Aber auch im Krankheitsfall sollten Sie diese einfache Manipulation immer wieder einsetzen und in solchen Situationen eventuell mit den spezifisch vorgeschlagenen Therapiekonzepten kombinieren.

Bei der Grundbehandlung gehen wir davon aus, dass man die Entwicklung des Kindes ganz gezielt unterstützen sollte. Dafür gibt es einfache Farbstreichungen. Zunächst jedoch die Darstellung der pränatalen Linien der Farbpunktur. Bevor wir die Grundtherapie vorstellen, möchten wir Ihnen ans Herz legen, Ihr krankes Kind einer Diagnose zuzuführen. Zu glauben, man wisse, was dem kranken Kind fehlt, und selbst die Art der „Behandlung" festzulegen, ist einfach unverzeihlich. Die Grundbedingung heißt: Befragen Sie immer den berufenen Arzt oder Heilpraktiker. Danach ist es legitim und sogar wünschenswert, dem Kind in seiner häuslichen Umgebung parallel zu den Vorschlägen des Therapeuten eine weitere Hilfestellung zu geben, um so die Gesundung zu unterstützen und zu beschleunigen.

Noch ein Hinweis, bevor wir zu den praktischen Anwendungen kommen: Selbstverständlich sind alle Behandlungen dieses Kapitels auch für Erwachsene anwendbar.

Behandlungen

Grundbehandlung bei allen Schwächen und Beschwerden des Kindes

Die Pränatale Farbstreichung

Die Reihenfolge der Behandlung ist denkbar einfach. Alle Farbstreichungen, die in den Abbildungen 82 bis 84 dargestellt sind, werden der Reihenfolge nach zuerst am linken Fuß durchgeführt. Danach behandeln Sie die drei Linien des rechten Fußes. Die Behandlungsdauer von 1,5 Minuten bezieht sich immer auf die Ausstreichung einer Linie an einem Fuß.

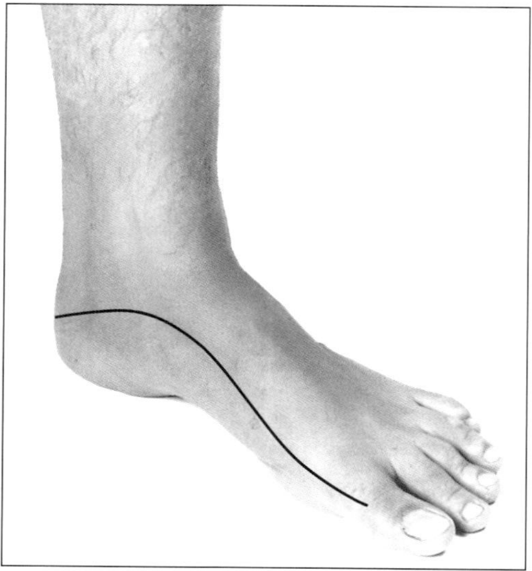

Abb. 82 Pränatale Farbtherapie – Geisteslinie

Lage der Linie in Abb. 82

Ausgangspunkt der Farbstreichung ist das Endgelenk der großen Zehe. Von dort aus streichen Sie ganz langsam über das Grundgelenk in leicht ansteigendem Bogen in Richtung Ferse bis unterhalb des Sprunggelenks. Der höchste Punkt dieses Bogens ist dort, wo die Röhrenknochen des Fußes enden und die Fußwurzelknochen beginnen. Nun fällt die Linie leicht ab und endet in der Mitte der Ferse. Anschließend streichen Sie die Linie wieder zurück zum Ausgangspunkt am Endgelenk der großen Zehe. Diese Farbstreichung wird mehrmals wiederholt.
Farbe: Violett, Dauer: 1,5 Minuten

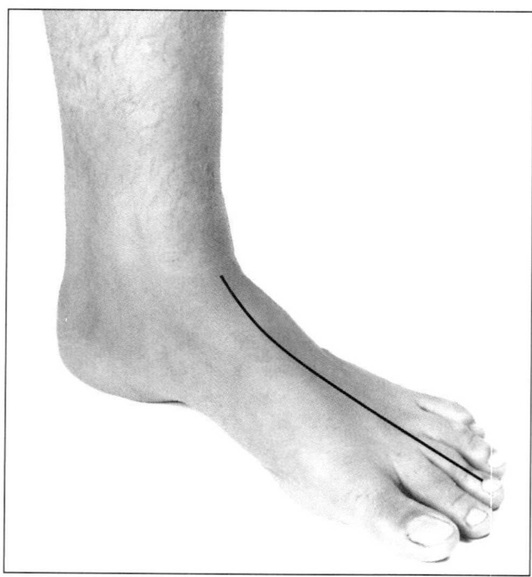

Abb. 83 Pränatale Farbtherapie – Seelenlinie

Lage der Linie in Abb. 83

Der zweite Schritt behandelt einen Teilabschnitt der vorhin erwähnten „Seelenlinie". Beginnen Sie unmittelbar unterhalb des Nagels der 3. Zehe und streichen Sie langsam nach oben bis zum Sprunggelenk. Die Linie endet dort, wo Sie bei etwas nach oben gezogenem Fuß eine kleine Vertiefung tasten können. Danach

führen Sie den Farbflächenstift wieder zurück zum Ausgangspunkt und streichen mehrmals hin und her.
Farbe: Orange, Dauer: 1,5 Minuten

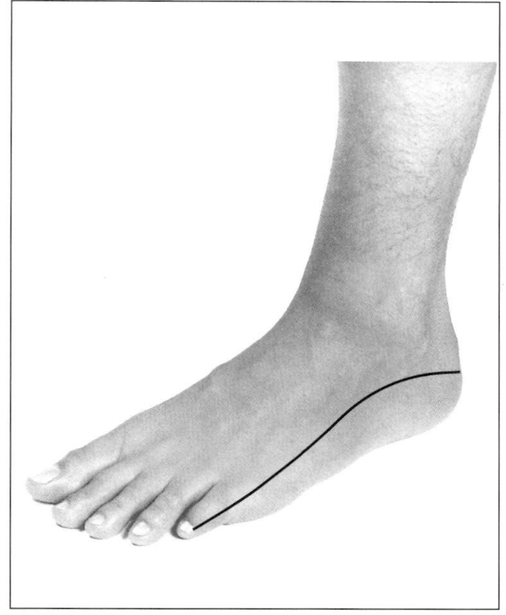

Abb. 84 Pränatale Farbtherapie – Körperlinie

Der dritte Behandlungsschritt, die Bestrahlung der „Körperlinie", wird an der Außenseite des Fußes durchgeführt. Beginnen Sie vorne am Nagelfalz der kleinen Zehe. Ziehen Sie den Farbstrich über das Grundgelenk und langsam ansteigend bis vor das Sprunggelenk. Dort beginnt der abfallende Bogen der Körperlinie. Die Farbstreichung endet ebenfalls wie bei der Geisteslinie in der Fersenmitte. Führen Sie die Behandlung genau wie bei den beiden anderen Linien aus, indem Sie den Farbstrich langsam zum Ausgangspunkt zurückführen und mehrfach hin und her streichen.
Farbe: Gelb, Dauer: 1,5 Minuten

Wiederholen Sie nun die Streichung der drei Linien am rechten Fuß. Nach 10 Minuten ist diese einfache, jedoch sehr wirkungsvolle Farbtherapie beendet. Besonders Mütter, die sich an irgendwelche negativen Erlebnisse während der Schwangerschaft erinnern, sollten ihren kränkelnden oder kranken Kindern diese Behandlung angedeihen lassen. Wir konnten immer wieder beobachten, wie schnell sich Kinder nach dieser Behandlung erholt haben und wie sich ihre Gesamtsituation positiv veränderte.

Bei chronisch kranken Kindern kann diese Grundbehandlung durchgeführt werden, bevor man andere Farbbehandlungen hinzukombiniert.

Hier nochmals eine kurze Zusammenfassung der Behandlungsreihenfolge:

1. Die innere Linie/Geisteslinie des linken Fußes mehrmals langsam hin und zurück streichen. ,
   Farbe: Violett, Dauer: 1,5 Minuten
2. Nun streichen Sie die Seelenlinie auf dem linken Fußrücken mehrmals langsam bis zum Sprunggelenk und wieder zurück.
   Farbe: Orange, Dauer: 1,5 Minuten
3. Anschließend behandeln Sie die äußere Körperlinie am linken Fuß vom Nagelfalz der kleinen Zehe bis zur Mitte der Ferse.
   Farbe: Gelb, Dauer: 1,5 Minuten
4. Alle drei Streichungen nehmen Sie nun am rechten Fuß vor, wobei die Linien, Farben und Dauer der Streichungen denen des linken Fußes entsprechen.

Grundbehandlung/Steuerungskreuz

Eine weitere Grundbehandlung ist das Ausstreichen der Linien des Steuerungskreuzes vorne und hinten. Die Bezeichnung „Steuerungslinie" haben wir deshalb gewählt, weil wir beobachteten, dass die Farbbehandlungen das Koordinationsvermögen zwar auch bei Erwachsenen, vor allem aber bei Kindern verbessern. Wir vergleichen unser Gehirn quasi mit der „Chefetage" unserer „Firma Körper". Sämtliche Steuerungsimpulse werden von dort ausgesandt. Die Verbindung Gehirn – Körper und die Förderungsmöglichkeiten dieses lebensnotwendigen Zusammenspiels ist gerade bei Kindern wichtig, deren Gehirn sich in Bezug auf Lernen und Denken permanent entwickelt. Und der Einsatz dieser Steuerungslinien ist deshalb so wertvoll, weil sie Unregelmäßigkeiten in der Entwicklung des Kindes mildern oder ganz aufheben können – durch eine Behandlung, die denkbar einfach, schmerz- und nebenwirkungsfrei ist!

Lage der Linien in Abb. 85

Behandeln Sie zuerst die beiden Linien der Körperrückseite, indem Sie vom Ansatz der Analfalte aus langsam auf der Wirbelsäule entlang nach oben bis zur Mulde am Beginn des Schädeldachs und wieder zurück streichen. Diesen Vorgang wiederholen Sie bitte drei- bis fünfmal. Gehen Sie nun zum Lebenspunkt der Esogetik, der dem Mittelpunkt zwischen Brustbeinspitze und Nabel direkt

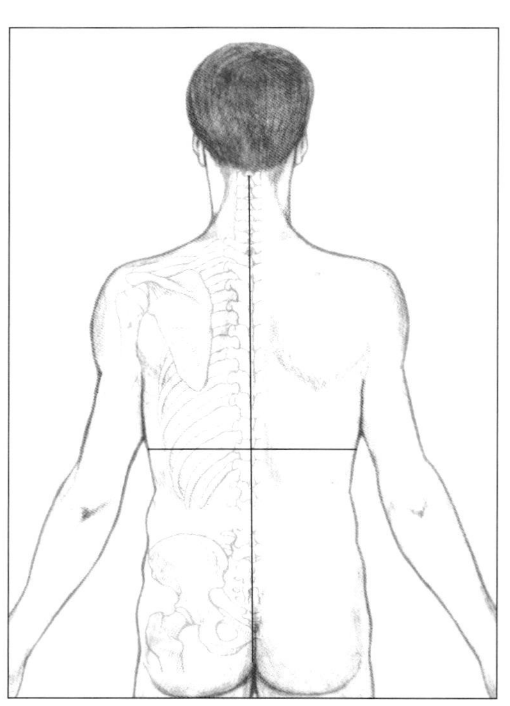

Abb. 85 Pränatale Farbtherapie – Steuerungskreuz hinten

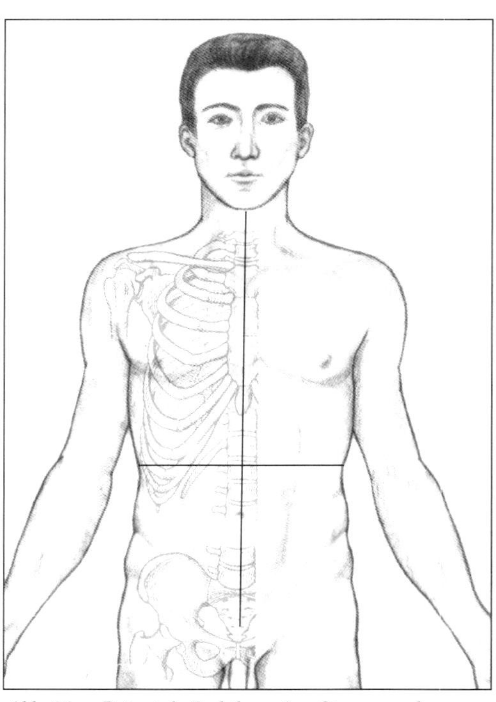

Abb. 86 Pränatale Farbtherapie – Steuerungskreuz vorn

gegenüber auf der Wirbelsäule liegt. In Höhe dieses Punktes streichen Sie nun drei- bis fünfmal mit dem Farbflächenstift eine horizontale Linie von der rechten zur linken Seite und wieder zurück.
Farbe: Violett, Dauer: 60 Sekunden je Linie

Lage der Linien in Abb. 86
Beginnen Sie nun mit der Behandlung des Steuerungskreuzes auf der Körpervorderseite. Zuerst streichen Sie vom Beginn des Brustbeins langsam in der Mitte des Körpers nach unten bis zum Schambein und wieder zurück. Wiederholen Sie diesen Vorgang drei- bis fünfmal. Danach suchen Sie die Mitte zwischen Brustbeinspitze und Nabel. Streichen Sie auf dieser Höhe in einer horizontalen Linie drei- bis fünfmal von rechts nach links und wieder zurück.
Farbe: Gelb, Dauer: 60 Sekunden je Linie

Grundbehandlung bei Koordinationsstörungen

Sicherlich stimmen Sie uns zu, wenn wir zu den wichtigsten Grundbehandlungen bei Kindern auch die Behandlung der Koordinationsstörungen zählen. Leider treten diese Störungen in der heutigen Zeit besonders oft auf. Damit sind nicht nur Störungen gemeint, die bereits klinischen Charakter haben, sondern zum Beispiel auch die verlangsamte Entwicklung der Wahrnehmungsfähigkeit oder aber extreme Unruhezustände, die das Bewegungsbild unkoordiniert erscheinen lassen. Natürlich zählen auch die geistige Entwicklung oder das Verhalten des Kindes den Eltern gegenüber dazu. Bei älteren Kindern – etwa ab dem 6. Lebensjahr – kann die vorgeschlagene Therapie die Auffassungsgabe verstärken und eine sich ohne äußeren Druck entwickelnde Lernfreude aufbauen.

Die Grundbehandlung soll Kindern helfen, sich normal zu entwickeln, und einen harmonischen Ablauf der einzelnen Entwicklungsphasen während der Kindheit unterstützen. Die Behandlung wird ein- bis zweimal wöchentlich durchgeführt; beginnen kann man ab dem dritten Lebensjahr. Besonders auch bei Kindern im schulpflichtigen Alter ist diese Farbanwendung wertvoll.

Die einzelnen Maßnahmen der Farbtherapie richten sich hier ausschließlich auf das Gehirn. Die sanften Farbinformationen, die über die hier gezeigten Hautpunkte und -zonen weitergeleitet werden, zielen auf die Harmonisierung der Gehirnfunktionen. Geben Sie sich selbst und vor allem auch Ihren Kindern mit der völlig nebenwirkungsfreien Farbbehandlung die Chance, auf Dauer eine bessere Voraussetzung zur Bewahrung oder Erhaltung ihrer Gesundheit zu schaffen!

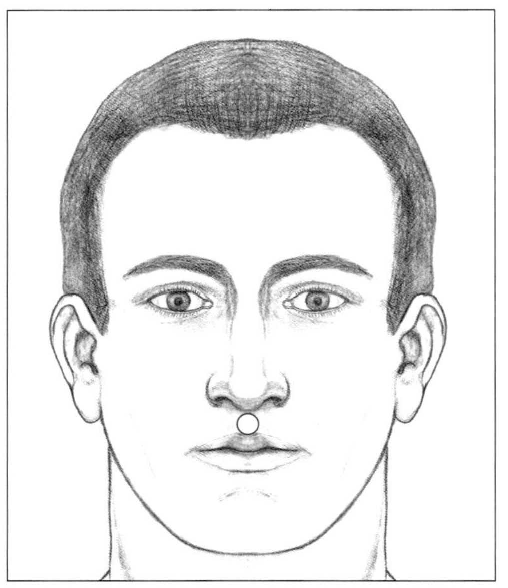

Abb. 87 Koordinationsstörungen – Punkt über der Oberlippe

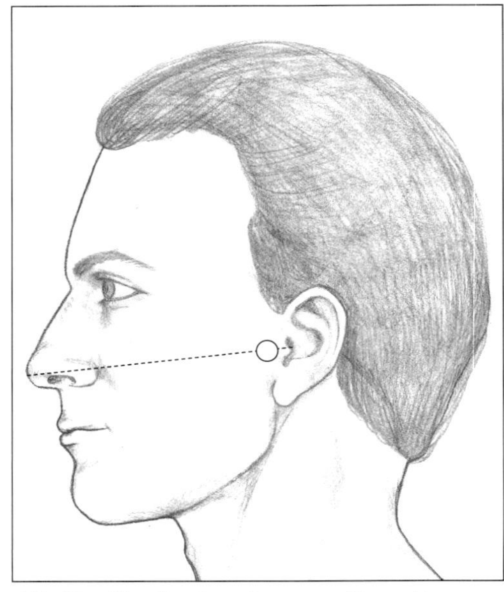

Abb. 88 Koordinationsstörungen – Ohrpunkt

Lage des Punktes in Abb. 87

Dieser Punkt in der Mitte der Oberlippe und unmittelbar unterhalb der Nase gilt in der Esogetischen Medizin als Ausgleichspunkt für die Kommunikation zwischen rechter (Affekt/ Emotion) und linker (Intellekt/Ratio) Gehirnhälfte.
Farbe: Gelb, Dauer: 30 Sekunden

Lage des Punktes in Abb. 88, beidseitig

Tasten Sie nun unmittelbar den Punkt vor dem rechten und linken Ohr, um festzustellen, Welche Seite druckempfindlicher ist. Dabei orientieren Sie sich am Ohrloch und ziehen gedanklich eine Linie in Richtung Nase. Direkt auf dieser Linie vor dem Ohrloch befindet sich der zu bestrahlende Punkt. Behandeln Sie die druckempfindlichere Seite zuerst Violett, anschließend die Gegenseite Gelb.
Farben: Violett und Gelb, Dauer: 30 Sekunden je Punkt

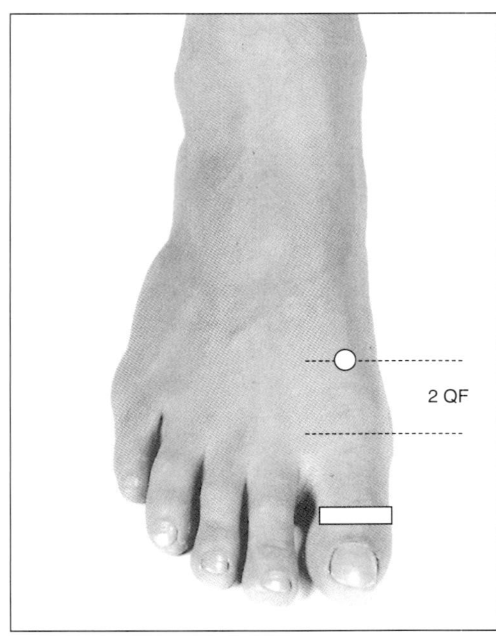

Abb. 89 Koordinationsstörungen – Linie und Punkt am Fuß

Lage der Linie und des Punktes in Abb. 89 – beidseitig
Beginnen Sie mit einer Linie, die direkt auf dem Gelenkspalt der großen Zehe liegt. Sie ist leicht zu tasten, wenn Sie die Zehe etwas nach unten biegen. Bestrahlen Sie erst links, dann rechts.
Farbe: Gelb, Dauer: 60 Sekunden je Linie.

Suchen Sie nun den Punkt, der 2 Querfinger hinter dem Großzehengrundgelenk, auf einer von der Zehenmitte aus nach hinten verlaufenden Geraden liegt. Auch hier bestrahlen Sie zuerst am linken, dann am rechten Fuß.
Farbe: Gelb, Dauer: 60 Sekunden je Punkt

Die Koordinationslinien

Die Abbildungen 90 bis 92 zeigen die klassischen Koordinationslinien der Esogetik.

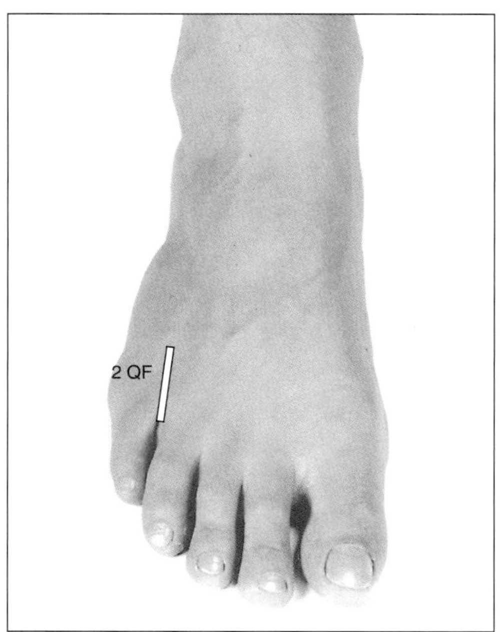

Abb. 90 Koordinationslinie Fuß

Lage der Linie in Abb. 90 beidseitig
Zwischen der vierten und fünften Zehe finden Sie die erste Koordinationslinie, die sich ca. 2 Querfinger in Richtung des Sprunggelenks erstreckt. Diese Linie streichen Sie nun zuerst langsam auf dem linken, dann auf dem rechten Fuß hin und zurück.
Farbe: Rot, Dauer: 30 Sekunden je Linie

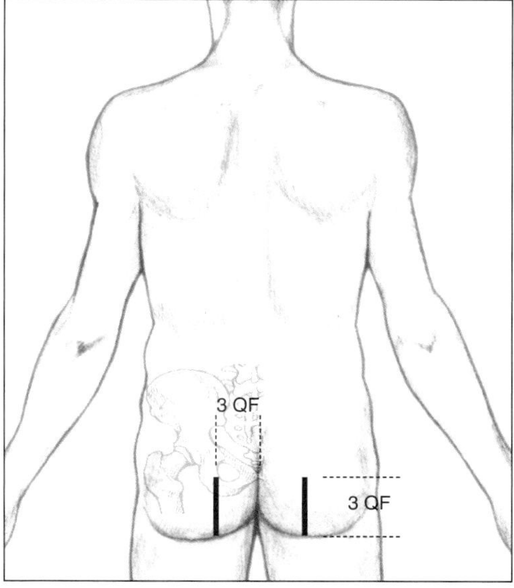

Abb. 91 Koordinationslinien Gesäß

Lage der Linien in Abb. 91
Behandeln Sie nun die Koordinationslinien im Gesäßbereich. Halbieren Sie zunächst die Länge der Analfalte. Von diesem Punkt ausgehend messen Sie von der Analfalte nach beiden Seiten 3 Querfinger nach außen und streichen von dort aus in einer geraden Linie nach unten. Streichen Sie zuerst auf der linken Seite langsam hin und zurück. Wechseln Sie dann nach rechts, und führen Sie die Streichung entsprechend aus.
Farbe: Rot, Dauer: 30 Sekunden je Linie

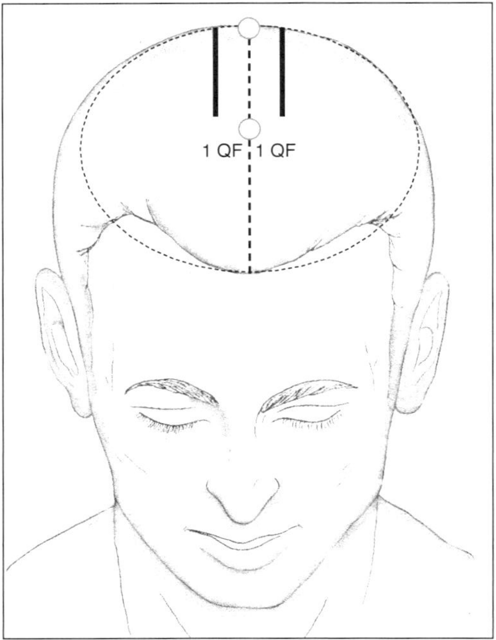

Abb. 92 Koordinationslinien Kopf

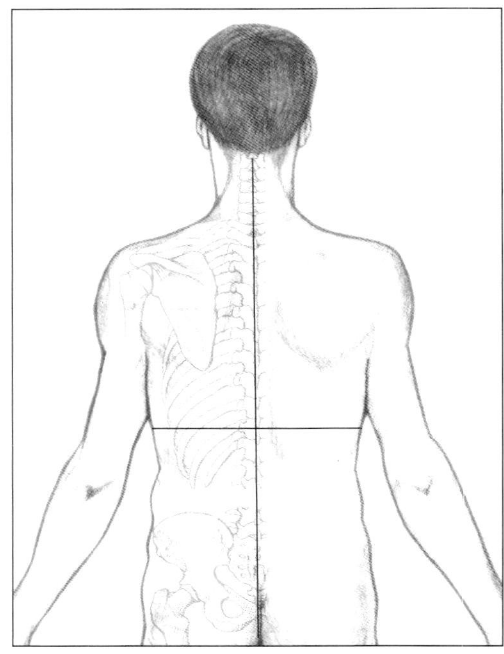

Abb. 93 Koordinationslinien – Steuerungskreuz hinten

Lage der Linien in Abb. 92

Die dritte Koordinationslinie liegt auf dem Schädeldach. Stellen Sie sich vor, Sie würden vom Haaransatz ausgehend um den Schädel herum eine waagerechte Ellipse ziehen (etwa so, als würden Sie ein Stirnband tragen). Ziehen Sie nun auf dieser Ellipse vom Haaransatz aus eine Gerade nach hinten (einem Mittelscheitel entsprechend). Messen Sie vom Mittelpunkt dieser vertikalen Linie aus je 1 Querfinger nach rechts und links. Von diesen beiden Punkten ausgehend streichen Sie – erst auf der linken, dann auf der rechten Seite – parallel zur Mittellinie zum Hinterkopf und wieder zurück.
Farbe: Rot, Dauer: 20 Sekunden je Linie

Sollte es bei dieser Farbstreichung zu Reaktionen jeglicher Art kommen, beenden Sie die Behandlung der entsprechenden Zone, und wenden Sie sich unter Einhaltung der vorgegebenen Reihenfolge der nächsten Zone zu. Eine Reaktion ist ohne große Bedeutung – sie zeigt lediglich, dass die Koordinationssysteme des Gehirns gestört oder blockiert sind.

Lage der Linien in Abb. 93

Behandeln Sie zuerst die beiden Linien der Körperrückseite, indem Sie vom Ansatz der Analfalte aus langsam auf der Wirbelsäule entlang nach oben bis zur Mulde am Beginn des Schädeldachs und wieder zurück streichen. Diesen Vorgang wiederholen Sie bitte drei- bis fünfmal. Gehen Sie nun zum Lebenspunkt der Esogetik, der dem Mittelpunkt zwischen Brustbeinspitze und Nabel direkt gegenüber auf der Wirbelsäule liegt. In

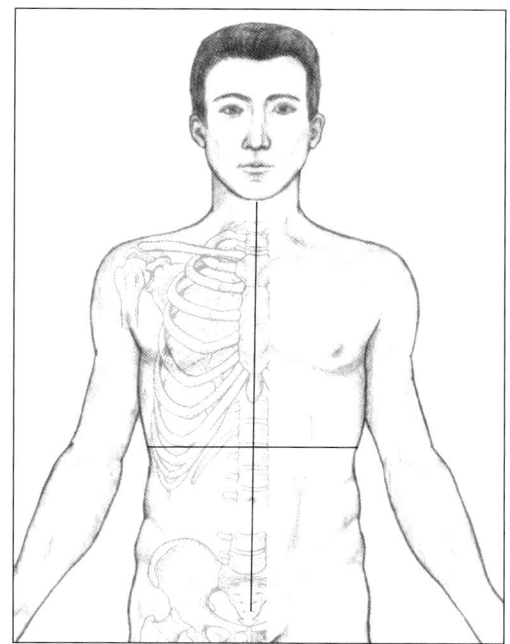

Abb. 94 Koordinationslinien – Steuerungskreuz vorn

Höhe dieses Punktes streichen Sie nun drei- bis fünfmal mit dem Farbflächenstift eine horizontale Linie von der rechten zur linken Seite und wieder zurück.
Farbe: Violett, Dauer: 60 Sekunden je Linie

Lage der Linien in Abb. 94
Beginnen Sie nun mit der Behandlung des Steuerungskreuzes auf der Körpervorderseite. Zuerst streichen Sie vom Beginn des Brustbeins langsam in der Mitte des Körpers nach unten bis zum Schambein und wieder zurück. Wiederholen Sie diesen Vorgang drei- bis fünfmal. Danach suchen Sie die Mitte zwischen Brustbeinspitze und Nabel. Streichen Sie auf dieser Höhe in einer horizontalen Linie drei- bis fünfmal von rechts nach links und wieder zurück. Damit ist die Behandlung abgeschlossen.

In der Regel wird sich bald inneres Wohlbefinden einstellen.
Farbe: Gelb, Dauer: 60 Sekunden je Linie

Grundbehandlung bei Abwehrmangel

Ein ganz großes Problem – sowohl für das Kind selbst als auch für die Eltern – ist das so genannte Abwehrmangel-Syndrom. Mit einer entsprechenden Farbtherapie wollen wir die spezifischen Vorschläge in Bezug auf Abwehr und Immunsystem beginnen.

Unter diesem Syndrom leiden in der heutigen Zeit unendlich viele Kinder. Es zeigt sich beispielsweise durch permanenten Schnupfen, Husten, Fieber, Ohrenschmerzen oder andere Erkältungssymptome. Man behandelt mit allen möglichen Mitteln, in den meisten Fällen auch mit Antibiotika, ohne dass sich dadurch das Krankheitsbild der kleinen Patienten wesentlich verändert. Das Gegenteil ist oft der Fall: Die Abstände, in denen solche Krankheitssymptome auftreten, werden immer kürzer!

Die Praxen naturheilkundlich orientierter Ärzte und Heilpraktiker haben in Bezug auf diese Erkrankungen Hochkonjunktur, und in den meisten Fällen können die Therapeuten der ganzheitlichen Krankheitsbetrachtung sehr gut helfen, das kindliche Abwehrsystem aufzubauen und zu regulieren. Dies bedeutet jedoch nicht, dass die Patienten völlig gesund sind; sie können mit einem guten Abwehrmechanismus aber besser und schneller, eben aus eigener Kraft gegen Erkrankungen angehen.

Das Abwehrmangel-Syndrom der Kinder basiert unserer Meinung nach auf stark ausgeprägten Ängsten. Auch in der Kinderheilkunde ist der Zusammenhang zwischen Angst und Abwehrsystem bekannt. Dieser Zusammenhang ist so zu erklären: Die Familie sitzt am Mittagstisch. Der Vater schlägt spontan einen abendlichen Konzertbesuch vor. Der sechsjährige Sohn erfährt, dass er den ganzen Abend alleine bleiben soll. Am frühen Nachmittag bekommt er Husten, Halsweh, eventuell sogar Fieber. Die Folge: die Eltern bleiben zu Hause. Wie durch ein Wunder bessert sich der Zustand des kleinen Jungen am Abend. Am nächsten Morgen ist er wieder „putzmunter".

Die Angst vor dem Alleinsein ließ das Abwehrsystem – vornehmlich das Lymphsystem des Kindes – reagieren. Dieses Phänomen ist in der Medizin nicht neu, und sicher werden viele von Ihnen ähnliche Erfahrungen gemacht haben. Ein Kind erfährt seine Angst nicht intellektuell, sondern ausschließlich emotional, was bedeutet, dass auch gutes Zureden nicht helfen würde. Das Kind kann das nicht verstehen, so wie die Angst auch nicht durch den Verstand gesteuert ist! Kinder haben vor vielem Angst, ohne ausdrücken oder erklären zu können, warum. Selbst Erwachsenen ergeht es oft ähnlich; auch sie sind dann nicht in der Lage, die Gründe für plötzlich einsetzende Angstreaktionen zu analysieren. Es sollte also heute schon alles getan werden, um dem Kind in späteren Jahren die Überwindung von Angstgefühlen zu erleichtern. Andererseits ist es wichtig, das kindliche Abwehrsystem zu unterstützen und zu festigen, um überschießende Reaktionen möglichst zu vermeiden.

Die nun folgenden Behandlungsmöglichkeiten sind vorbeugend und zugleich auch während einer Erkrankung einsetzbar – sowohl bei Kindern als auch bei Erwachsenen. Es handelt sich dabei um Grundtherapien, die später bei der Beschreibung der Einzelsymptome nochmals konkretisiert werden.

Steigerung der allgemeinen Abwehrkraft

Zunächst behandeln wir die Punkte auf der Vorderseite des Körpers (Abb. 95). Drei dieser Punkte bezeichnen wir als „Lymphpunkte"; sie gehören bei vielen Entzündungsvorgängen zur Pflichtbehandlung.

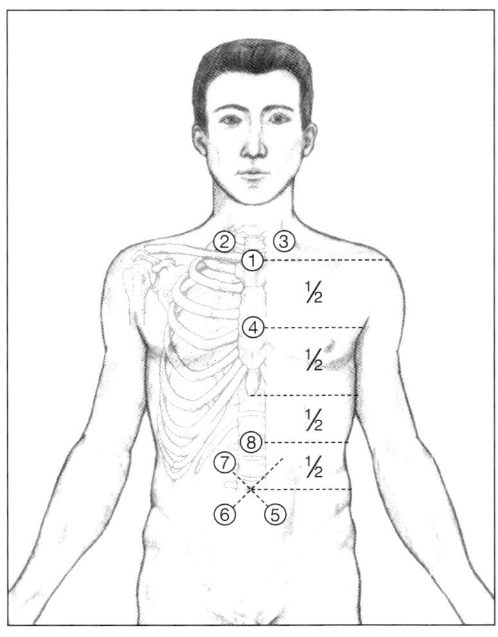

Abb. 95 Stärkung der Abwehr – Lymphpunkte vorn

Lage der Punkte in Abb. 95
Punkt 1
liegt oberhalb des Brustbeins in der Halskuhle.
Farbe: Gelb, Dauer: 30 Sekunden

Punkte 2 und 3
Legen Sie den Kopf etwas zurück. Tasten Sie hinter die an Schlüsselbein und Brustbein beginnende Sehne. Hinter diesem Muskelstrang fühlen Sie eine kleine, weiche Einbuchtung. Genau dort bestrahlen Sie zuerst auf der linken, dann auf der rechten Seite.
Farbe: Gelb, Dauer: 30 Sekunden je Punkt

Punkt 4
liegt in der Mitte auf einer Linie vom Beginn des Brustbeins zur Brustbeinspitze.
Farbe: Violett, Dauer: 60 Sekunden

Punkte 5, 6 und 7
Nun folgen die drei Punkte der Aggressiven Zone. Ziehen Sie zwei imaginäre Diagonalen, die sich im 90°-Winkel exakt über dem Nabel kreuzen. Auf diesen Diagonalen sitzen die drei Behandlungspunkte – jeweils 2 Querfinger vom Nabelrand entfernt. Tasten Sie nun recht tief in das Gewebe hinein, diese Punkte sind bei fast allen Menschen schmerzhaft – auch bei denen, die noch nie Bauchbeschwerden hatten.

Punkt 5 liegt auf einer der Diagonalen schräg links unterhalb des Nabels.
Punkt 6 liegt schräg rechts unterhalb des Nabels auf der zweiten Diagonalen.
Punkt 7 liegt schräg rechts oberhalb des Nabels auf der ersten Diagonalen.
Farbe: Grün, Dauer: 60 Sekunden je Punkt

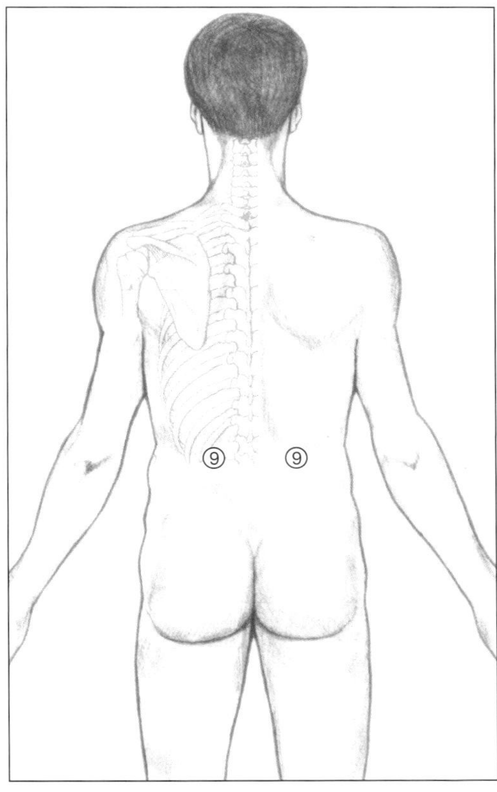

Abb. 96 Stärkung der Abwehr – Nierenpole

Punkt 8
liegt in der Mitte einer Senkrechten zwischen Brustbeinspitze und Nabel.
Farbe: Gelb, Dauer: 60 Sekunden

Lage der Punkte 9 in Abb. 96
Beide Punkte können Sie leicht tasten, wenn Sie die Hände mit dem Daumen nach hinten auf den Beckenkamm legen (wenn Sie den russischen Volkstanz Kasatschok kennen, ist das eine der leichtesten Übungen...). Die beiden abgespreizten Daumen berühren jeweils rechts und links den zu bestrahlenden Punkt. Tasten Sie ruhig etwas fester – die

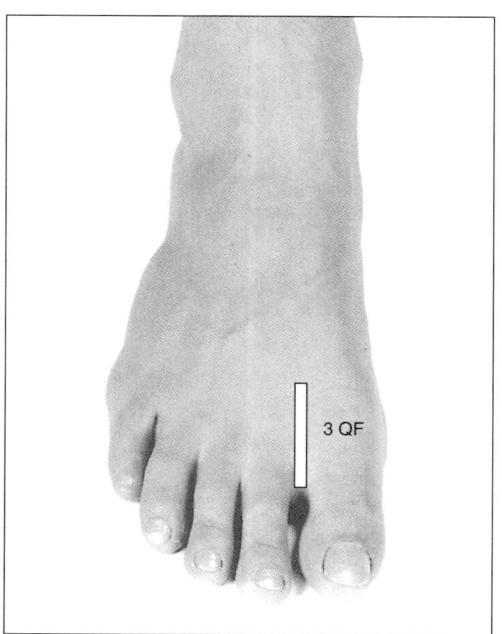

Abb. 97 Stärkung der Abwehr – Lymphlinie Fuß

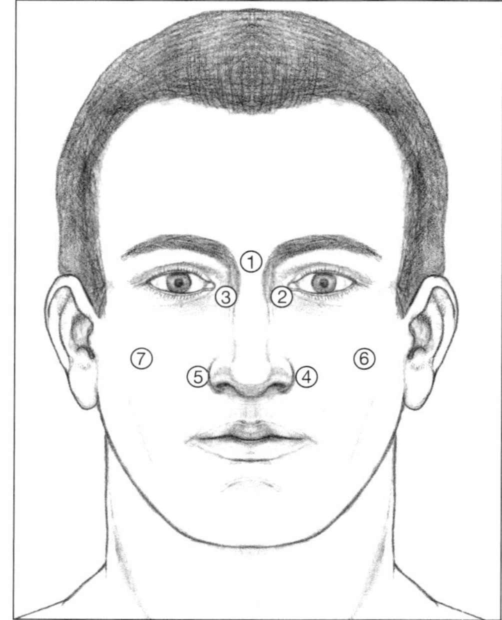

Abb. 98 Chronischer Schnupfen – Gesichtspunkte

genaue Lage der Punkte ist deutlich zu spüren. In der Praxissprache handelt es sich hier um die beiden „Nierenpole", und wie der Name schon andeutet, regt ihre Bestrahlung die Nieren an, um die Ausscheidungsprozesse zu beschleunigen. Bestrahlen Sie zuerst die linke, danach die rechte Seite.
Farbe: Rot, Dauer: 30 Sekunden je Punkt.

Lage der Linie in Abb. 97, beidseitig
Zum Abschluss der Grundbehandlung streichen Sie eine Linie zwischen der ersten und zweiten Zehe auf und ab. Sie ist in Bezug auf die Lymphe von großer Bedeutung und erstreckt sich von der Schwimmfalte ca. 3 Querfinger nach oben. Behandeln Sie zuerst die linke, dann die rechte Seite.
Farbe: Gelb, Dauer: 30 Sekunden

Chronischer Schnupfen

Die Punkte sind durchweg leicht zu finden und anzuwenden. Sie liegen alle im Gesichtsbereich und können deshalb auch besonders leicht bestrahlt werden.

Lage der Punkte in Abb. 98
Punkt 1
liegt exakt zwischen den Augenbrauen über der Nasenwurzel.
Farbe: Rot, Dauer: 60 Sekunden

Punkte 2 und 3
Diese beiden Punkte finden Sie links und rechts in der Mitte der Nase, und zwar dort, wo der Nasenknochen endet. Bestrahlen Sie zuerst links, dann rechts.
Farbe: Rot, Dauer: 60 Sekunden je Punkt

Punkte 4 und 5
Sie liegen neben dem linken und rechten Nasenflügel. Auch hier beginnen Sie auf der linken Seite.
Farbe: Rot, Dauer: 60 Sekunden je Punkt

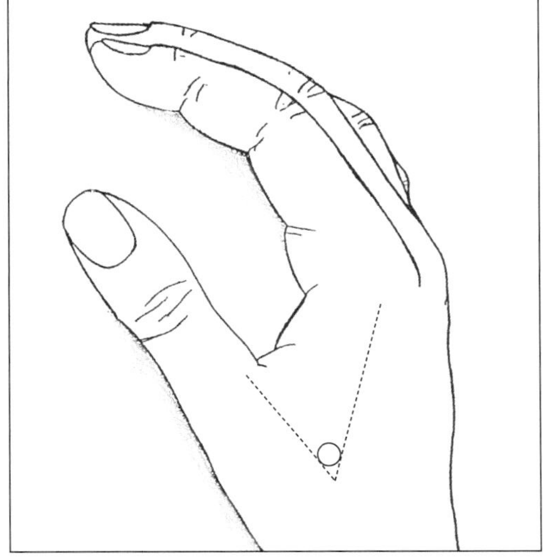

Abb. 99 Chronischer Schnupfen – Lymphpunkt Hand

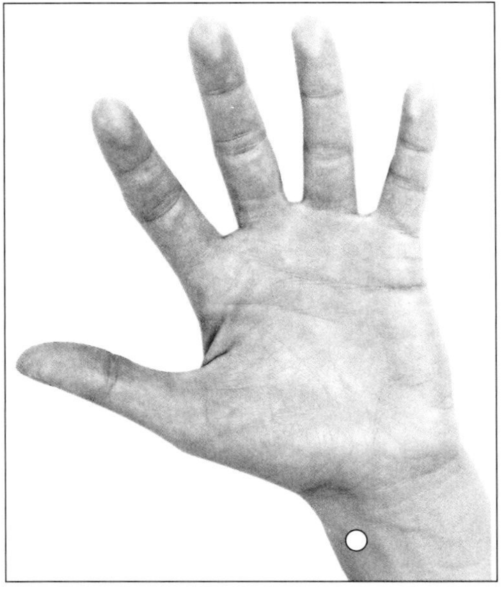

Abb. 100 Chronischer Schnupfen – Abwehrpunkt Unterarm

Punkte 6 und 7
Die letzten beiden Punkte des Gesichts finden Sie, wenn Sie von den äußeren Augenwinkeln eine vertikale Linie nach unten ziehen. Auf dieser Linie direkt unterhalb des rechten und linken Jochbeins liegen die zwei zu behandelnden Punkte. Beginnen Sie mit der linken Seite.
Farbe: Rot, Dauer: 60 Sekunden je Punkt

Lage des Punktes in Abb. 99, beidseitig
Er liegt zwischen Daumen und Zeigefinger direkt in der Kuhle vor dem Knochen. Behandeln Sie zuerst den Punkt an der linken, dann an der rechten Hand.
Farbe: Rot, Dauer: 60 Sekunden je Punkt

Lage des Punktes in Abb. 100, beidseitig
Er liegt dort, wo Sie den Puls tasten können. Suchen Sie die kleine Knochenerhöhung, die unterhalb des inneren Handgelenkknochens in Richtung Ellenbeuge liegt und bestrahlen Sie zuerst an der linken, dann an der rechten Hand.
Farbe: Rot, Dauer: 60 Sekunden je Punkt

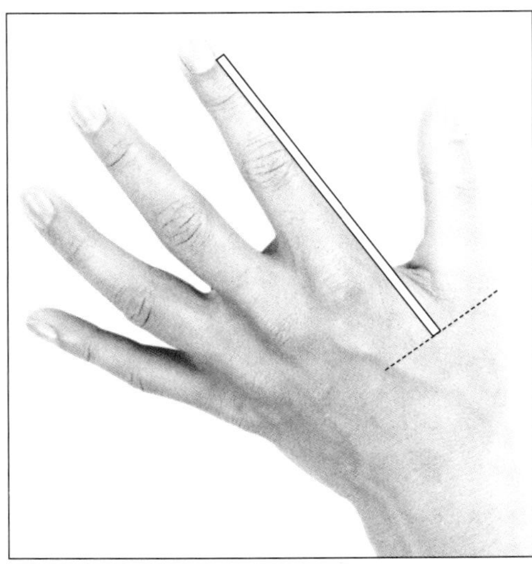

Abb. 101 Chronischer Schnupfen – Zeigefingerlinie

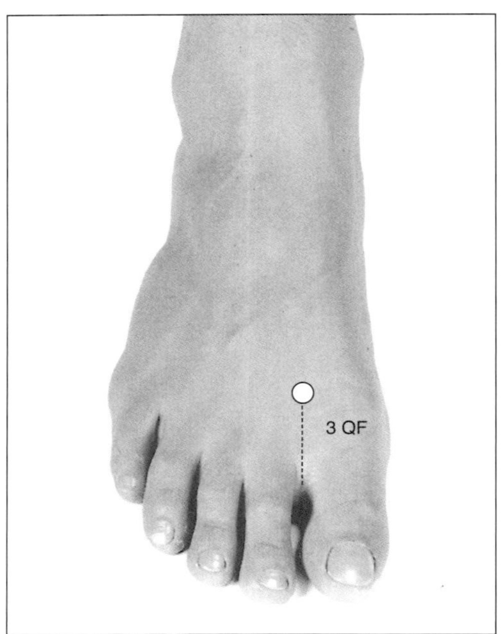

Abb. 102 Chronischer Schnupfen – Fußpunkt

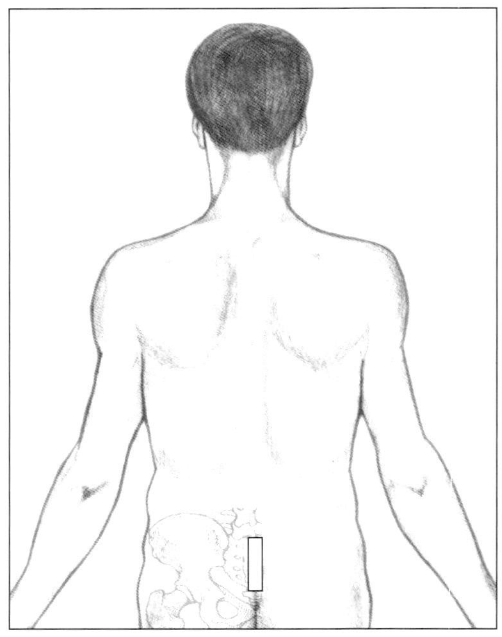

Abb. 103 Chronischer Schnupfen – Zone Analfalte/Kreuzbein

Lage der Linie in Abb. 101, beidseitig
Die Linie liegt vom innern Nagelfalz des Zeigefingers bis zur Kuhle zwischen Zeigefinger und Daumen (Punkt Abb. 99)

Streichen Sie zuerst die linke Linie vom Nagelfalz aus, anschließend die rechte Linie 5 mal hin und zurück
Farbe: Rot, Dauer: 60 Sekunden je Linie.

Lage des Punktes in Abb. 102
Sie finden den Punkt auf einer Geraden zwischen der ersten und zweiten Zehe beider Füße. Messen Sie auf dieser Linie drei Querfinger nach oben in Richtung Sprunggelenk, und tasten Sie den Punkt an beiden Füßen auf Schmerzempfindlichkeit ab. Die schmerzhaftere Seite bestrahlen Sie bitte zuerst mit Violett, danach die gegenüberliegende Seite mit Gelb.

Farben: Violett und Gelb, Dauer: 30 Sekunden je Punkt

Lage der Zone in Abb. 103
Zum Schluss dieser Behandlung streichen Sie eine zwei Querfinger breite Zone entlang der Wirbelsäule, die sich vom Beginn der Analfalte über das gesamte Kreuzbein nach oben erstreckt. Hier liegen wichtige Bereiche, die unter anderem Entsprechungen zu den Nasen- und Nebenhöhlen haben. Streichen Sie die ganze Zone langsam auf und ab.
Farbe: Rot, Dauer: zwischen 60 und 90 Sekunden

Damit ist die Behandlung „Chronischer Schnupfen" beendet. Sie kann täglich wiederholt werden, wobei Sie bei eventuellen Erstreaktionen die entsprechende Sequenz abbrechen und mit der nächsten fortfahren sollten. Bewährt hat sich bei diesen Erkrankungen auch das Wildkräuteröl[relax]. Inhalieren Sie oder reiben Sie die unteren Nasenflügel ein (sparen Sie dabei wunde Hautstellen aus). Am Abend reiben Sie das ganze Gebiet des Kreuzbeins und den Punkt in der Mitte des Brustbeins (Punkt 4 in Abb. 95) mit Wildkräuteröl[relax] ein, was erfahrungsgemäß gerade während der Nacht Erleichterung schafft. Gehen Sie mit dem Öl sparsam um; für die Zonen genügen 2 bis 3 Tropfen, zum Inhalieren 1 bis 2 Tropfen und zum Einreiben der Nasenflügel ein Tropfen je Zone.

Ohrentzündungen

Wir Therapeuten haben während der letzten Jahre eine deutliche Zunahme der Ohrsymptome bei Kindern festgestellt. Warum das so ist, liegt vielleicht auch daran, dass – wie schon angesprochen – auch die Angstpotentiale der Kinder zunehmen. Nun ist die Angst (Angst bedeutet nichts anderes als „Engsein") unmittelbar mit dem reaktiven Moment des menschlichen Seins, mit der Lymphe verbunden. Die Lymphe, das gigantische „Müllentsorgungs-Unternehmen" unseres Körpers, ist ihrerseits eng mit den Nieren verbunden (die abfließende Lymphflüssigkeit gelangt über den Brust-Lungen-Raum zur Niere und wird dort ausgeschieden). Das Ohr wiederum gilt in der Natur- und Ganzheitsmedizin als der Niere zugehörig, womit sich der Kreis „Ohr – Angst – Lymphe – Niere – Ohr" schließt. Folglich muss auch die Therapie all diese Bereiche einschließen.

Die Farbbehandlung, die wir nun vorstellen, hat sich in der Vergangenheit vielfach bewährt. Wenn die Krankheitssituation Ihres Kindes akut ist, muss natürlich abgeklärt werden, welche Medikamente parallel eingesetzt werden.

Bei Ohrenschmerzen des Kindes hat es sich als Sofortmaßnahme bewährt, den Flächenstift direkt auf das Ohrloch aufzusetzen, und das Ohr mehrmals täglich etwa 5 Minuten lang Blau zu bestrahlen. Neigt das Kind immer wieder zu solchen Ohrbelastungen, sollte die nachfolgende Anweisung anfangs mehrmals wöchentlich durchgeführt werden. Auch hier vergrößern sich die Abstände zwischen den Bestrahlungen, je besser sich das Kind fühlt.

Die vier Punkte dieser Abbildung gehören zur Grundtherapie bei Ohrentzündungen. Sie werden auch in der therapeutischen Praxis sehr oft eingesetzt.

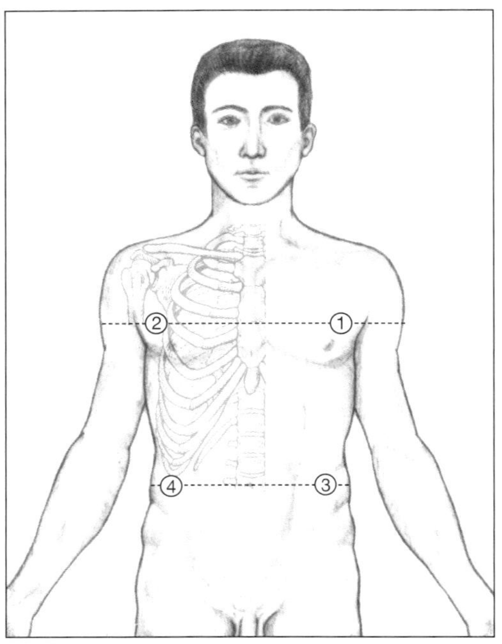

Abb. 104 Ohrenschmerzen – Punkte Körpervorderseite

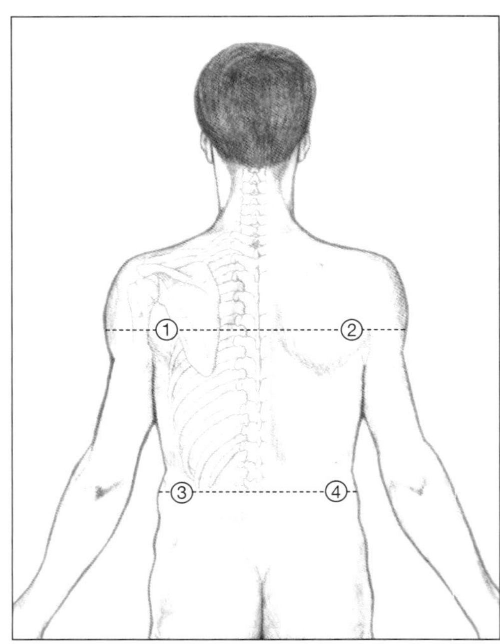

Abb. 105 Ohrenschmerzen – Punkte Körperrückseite

Lage der Punkte in Abb. 104

Punkte 1 und 2

liegen links und rechts in Höhe der Achselfalten. Von der Achselfalte ausgehend messen Sie 1 Querfinger nach innen und bestrahlen dort erst auf der linken, dann auf der rechten Körperseite.

Punkte 3 und 4

liegen am Ende des Oberkörpers auf einer Linie, die horizontal über den Nabel nach außen zieht. Rücken Sie vom Ende dieser Waagerechten rechts und links etwa 1 Querfinger nach innen in Richtung Nabel, um die beiden Punkte zu lokalisieren. Bestrahlen Sie auch hier zuerst links, dann rechts.

Farbe: Violett, Dauer: 30 Sekunden je Punkt.

Die folgenden Punkte finden Sie, wenn Sie die eben beschriebenen vier Punkte auf der Vorderseite des Körpers analog auf die Körperrückseite übertragen.

Lage der Punkte in Abb. 105

Punkte 1 und 2

Auch sie liegen in Höhe der Achselfalte 1 Querfinger in Richtung Wirbelsäule.

Punkte 3 und 4

Dieses Punktpaar finden Sie, wenn Sie die vordere Horizontale über den Rücken weiterlaufen lassen. Ebenfalls 1 Querfinger vom seitlichen Körperrand rechts und links nach innen gemessen liegen die zu bestrahlenden Punkte. Bei den Punkten 1 bis 4 beginnen Sie mit der linken Körperseite.

Farbe: Violett, Dauer: 30 Sek. je Punkt.

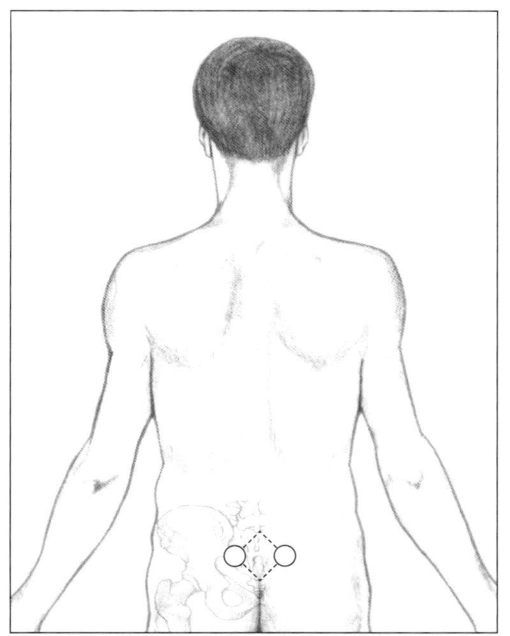

Abb. 106 Ohrenschmerzen – Punkte Mitte Kreuzbein

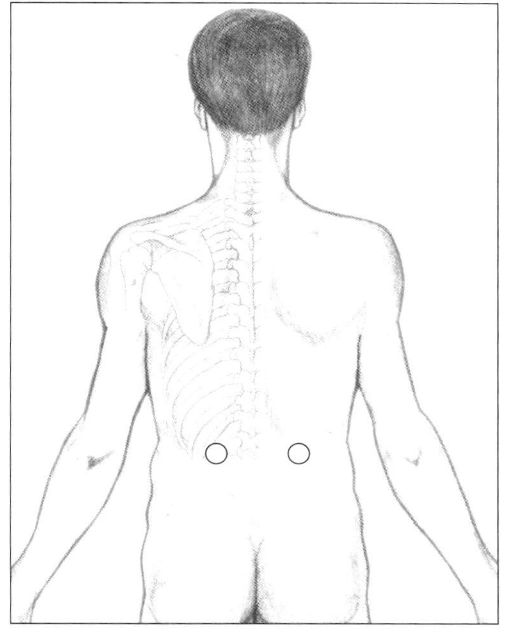

Abb. 107 Ohrenschmerzen – Nierenpole

Lage der Punkte in Abb. 106

Führen Sie entlang der Wirbelsäule eine Senkrechte nach unten bis zum Gesäß. Das Punktpaar befindet sich rechts und links von dieser Linie etwa in Höhe der Kreuzbeinmitte. Beide Punkte sind Reflektoren der Ohren und recht schmerzempfindlich. Begonnen wird die Behandlung auf der linken Seite.

Farbe: Rot, Dauer: 30 Sekunden je Punkt

Lage der Punkte in Abb. 107

Beide Punkte können Sie leicht tasten, wenn Sie die Hände mit dem Daumen nach hinten auf den Beckenkamm legen (wenn Sie den russischen Volkstanz Kasatschok kennen, ist das eine der leichtesten Übungen…). Die beiden abgespreizten Daumen berühren jeweils rechts und links den zu bestrahlenden Punkt. Tasten Sie ruhig etwas fester – die genaue Lage der Punkte ist deutlich zu spüren. In der Praxissprache handelt es sich hier um die beiden „Nierenpole", und wie der Name schon andeutet, regt ihre Bestrahlung die Nieren an, um die Ausscheidungsprozesse zu beschleunigen. Bestrahlen Sie zuerst die linke, danach die rechte Seite.

Farbe: Rot, Dauer: 60 Sekunden je Punkt

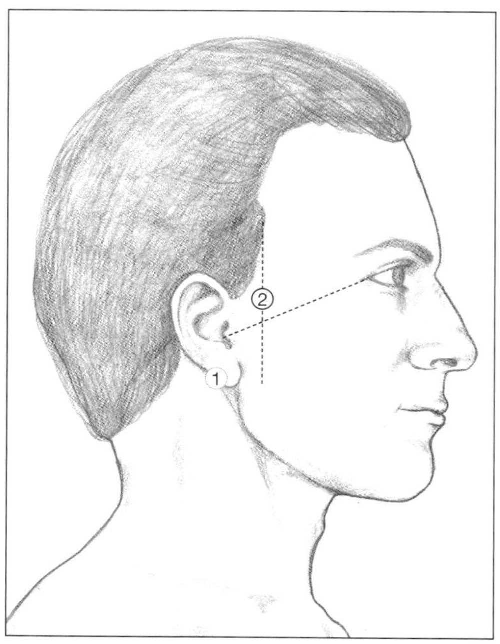

Abb. 108 Ohrenschmerzen – Ohrpunkte

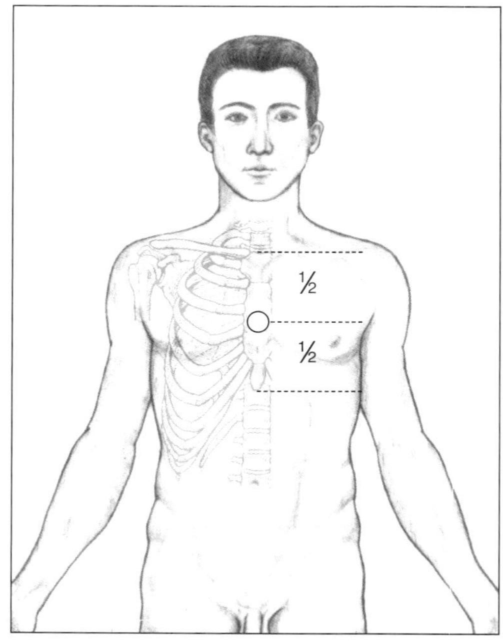

Abb. 109 Ohrenschmerzen – Abwehrpunkt Brustbein

Lage der Punkte in Abb. 108
Punkt 1, beidseitig

Tasten Sie zunächst hinter dem Ohrläppchen eine Vertiefung und die Spitze eines Knochens. Direkt auf diese Spitze sollten Sie dann den Farbflächenstift aufsetzen und zuerst links, dann rechts bestrahlen. Hier muss allerdings bei der Farbwahl differenziert werden. Bei einer akuten Ohrerkrankungen verwenden Sie die Farbe Blau. Besteht das Beschwerdebild schon länger, bestrahlen Sie mit Rot.
Farben: Blau oder Rot, Dauer: 60 Sekunden je Punkt

Punkt 2, beidseitig

Den zweiten Punkt im Anteil des Ohres finden Sie, wenn Sie von der Mitte des Ohrloches eine Linie in Richtung Augen führen. Der zu bestrahlende Punkt liegt etwa 1 Querfinger über dieser Linie und 1 Querfinger vor dem Ohrloch. Auch hier wird bei akuten Störungen Blau, bei chronischen Erkrankungen Rot bestrahlt, wobei Sie mit der linken Seite beginnen.
Farben: Blau oder Rot, Dauer: 30 Sekunden je Punkt.

Lage des Punktes in Abb. 109

Halbieren Sie zur Lokalisation des Punktes die vertikale Linie zwischen Ansatz und Spitze des Brustbeins.
Farbe: Violett, Dauer: 30 Sekunden

Lage der Punkte in Abb. 110

Ziehen Sie zwei imaginäre Diagonalen, die sich im 90°-Winkel exakt über dem Nabel kreuzen. Auf diesen Diagonalen

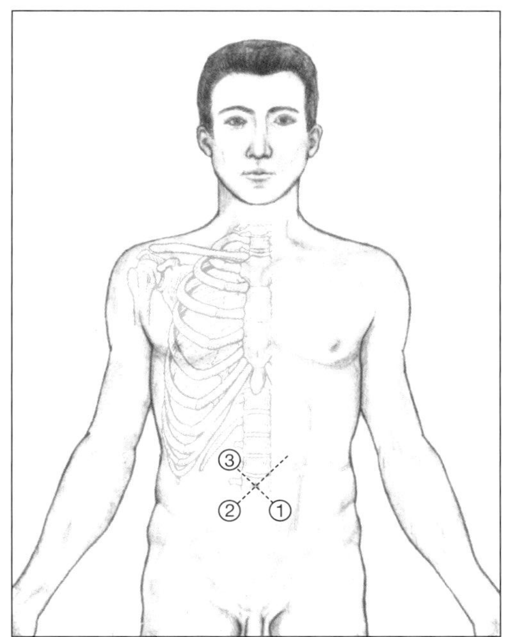

Abb. 110 Ohrenschmerzen – Punkte der Aggressiven Zone

sitzen die drei Behandlungspunkte – jeweils 2 Querfinger vom Nabelrand entfernt. Tasten Sie nun recht tief in das Gewebe hinein, diese Punkte sind bei fast allen Menschen schmerzhaft – auch bei denen, die noch nie Bauchbeschwerden hatten.

Punkt 1
liegt auf einer der Diagonalen schräg links unterhalb des Nabels.

Punkt 2
liegt schräg rechts unterhalb des Nabels auf der zweiten Diagonalen.

Punkt 3
liegt schräg rechts oberhalb des Nabels auf der ersten Diagonalen.
Farbe: Grün, Dauer: 30 Sekunden je Punkt

Grundbehandlung und Vorbeugung bei Angina und Mandelentzündung

Ebenso häufig wie die Ohrbelastungen werden wir in der therapeutischen Praxis mit Mandelentzündungen konfrontiert. Die meisten HNO-Ärzte empfehlen bei wiederholter Mandelentzündung die Entfernung der Mandeln. Für eine solche Operation gibt es sicherlich Gründe, so manches spricht aber auch dagegen. Wahr ist, dass oft zu schnell operiert wird. Tatsache ist aber auch, dass es für eine Operation bereits zu spät sein kann. Vereiterte Mandeln sind ein Problem, das langfristig zu Rheuma oder Herzerkrankungen führen kann. Die Entscheidung, ob Operation oder nicht, muss dem verantwortungsbewussten Behandler überlassen werden.

Wenn Eltern immer wieder mit Mandelentzündungen oder Anginen ihrer Kinder konfrontiert werden, sollten sie so früh wie möglich vorbeugend eingreifen. Dies kann durch entsprechende Medikamente (zum Beispiel Homöopathika) geschehen und/oder durch ein „Mehr" an Liebe und Zuwendung – all dies sind Möglichkeiten, um zu verhindern, dass der Kreislauf des Leidens schon im Kindesalter beginnt.

Auch die Farbtherapie der Esogetischen Medizin ist ein vorzügliches Mittel sowohl zur Vorbeugung als auch zur unterstützenden Maßnahme bei akuten Schüben. Dabei ist es wichtig, dass die nun folgenden Behandlungsvorschläge vor allem auch während der Phasen zwischen zwei Entzündungszuständen, also während das Kind gesund ist, durchgeführt werden.

Wir konnten beobachten, dass sich durch diese Farbtherapie mit der Zeit die Intensität der Erkrankung und die ständigen Wiederholungen des Entzündungszustandes reduzieren, nach ein paar Monaten eventuell ganz beseitigt sind. Die einfache Durchführung steht auch hier in keinem Verhältnis zu den Erfolgen, die sich erfahrungsgemäß bei einer konsequenten Durchführung der Anweisungen einstellen.

Mandelentzündung und Angina – vorbeugend oder unterstützend im akuten Krankheitsfall

Lage des Punktes in Abb. 111, beidseitig

Er ist paarig angelegt und ist jeweils auf der rechten und linken Seite unterhalb des Kieferwinkels lokalisiert. Tasten Sie hinter dem Ohrläppchen eine kleine Vertiefung, von der aus Sie ca. 3 Querfinger schräg nach vorne in Richtung Kieferknochen messen. Am Hals, unterhalb des Kieferknochens, bestrahlen Sie zuerst den Punkt auf der linken, danach den auf der rechten Seite. Zur Vorbeugung verwenden Sie die Farbe Rot, im akuten Fall die Farbe Blau. Diese

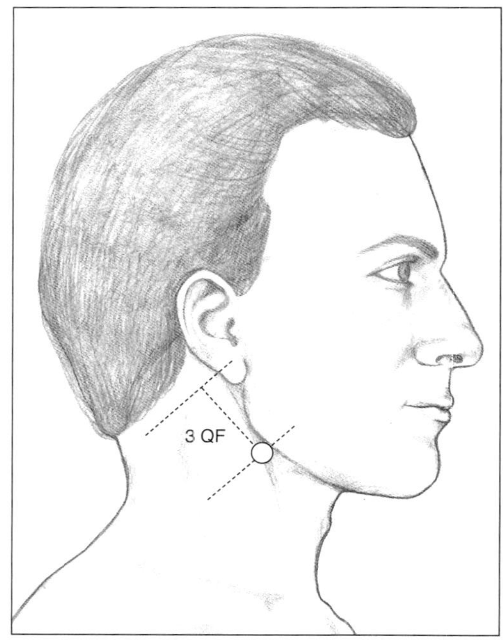

Abb. 111 Mandelentzündung – Punkt Kieferwinkel

Therapie wirkt auch bei begleitendem Fieber; sie dämpft die Körperhitze. Ist Ihr Kind fieberfrei, wechseln Sie zur Farbe Rot.
Farben: Rot und Blau, Dauer: 60 Sekunden je Seite.

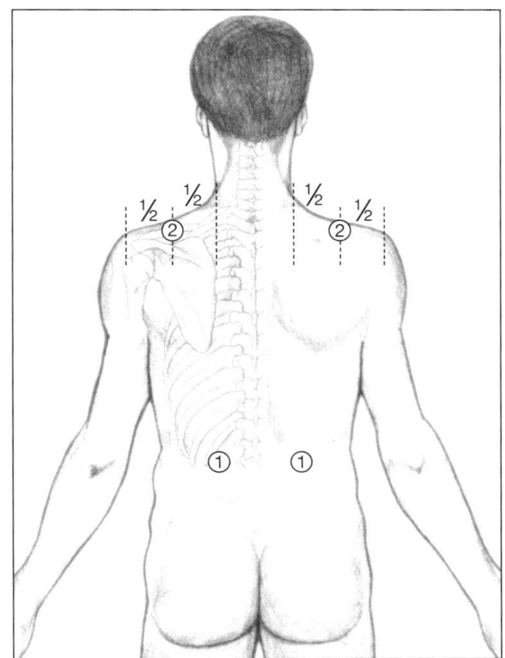

Abb. 112 Mandelentzündung – Lymphzone

Lage der Punkte in Abb. 112

Punkte 1

Dieses Punktpaar liegt links und rechts hinter der Schulter. Halbieren Sie die Strecke zwischen Hals und Schultergelenk auf der rechten und linken Körperhälfte. Hier liegen jeweils die zu bestrahlenden Punkte. Beginnen Sie wieder mit der linken Seite, und wechseln Sie dann nach rechts. Dieses Gebiet ist in jedem Fall geeignet zur vorbeugenden Behandlung in Bezug auf das Lymph- und Immunsystem.

Farbe: Rot, Dauer: 60 Sekunden je Punkt

Punkte 2

können Sie leicht tasten, wenn Sie die Hände mit dem Daumen nach hinten auf den Beckenkamm legen (wenn Sie den russischen Volkstanz Kasatschok kennen, ist das eine der leichtesten Übungen...). Die beiden abgespreizten Daumen berühren jeweils rechts und links den zu bestrahlenden Punkt. Tasten Sie ruhig etwas fester – die genaue Lage der Punkte ist deutlich zu spüren. In der Praxissprache handelt es sich hier um die beiden „Nierenpole", und wie der Name schon andeutet, regt ihre Bestrahlung die Nieren an, um die Ausscheidungsprozesse zu beschleunigen. Der Lymphbereich des Kopfes, also auch das Gebiet des lymphatischen Rachenringes, ist unmittelbar mit den Nieren gekoppelt. Deshalb sind die beiden Nierenpole bei Behandlungen aller lymphatischen Unregelmäßigkeiten – besonders bei Kindern – so wichtig! Bestrahlen Sie zuerst die linke, danach die rechte Seite.

Farbe: Rot, Dauer: 60 Sekunden je Punkt.

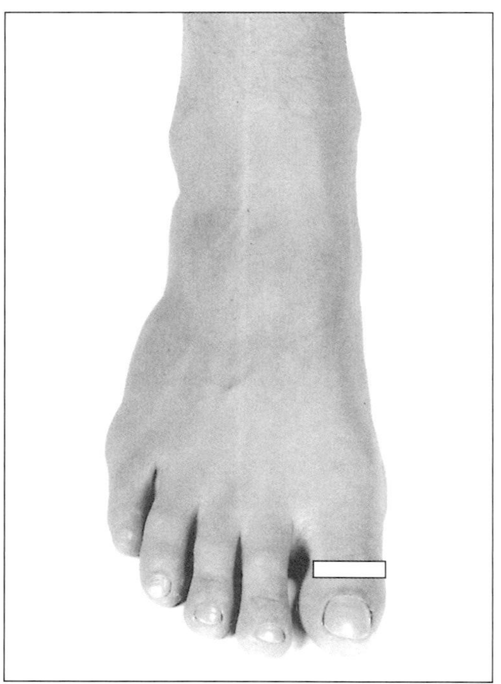

Abb. 113 Mandelentzündung – Fußlinie

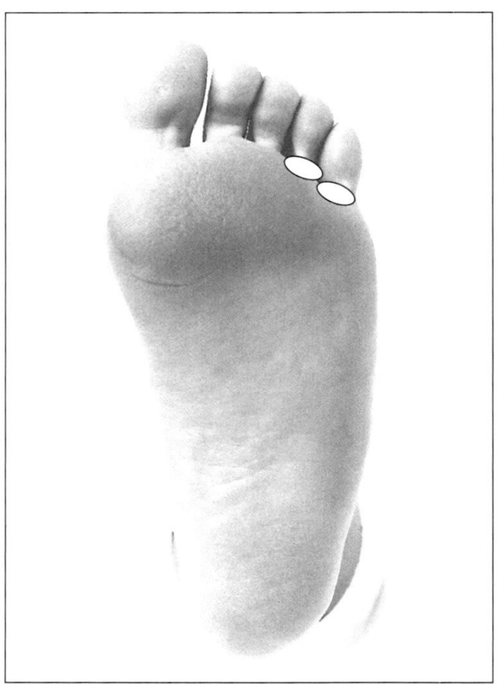

Abb. 114 Mandelentzündung – Zonen 4. und 5. Zehe

Lage der Linie in Abb. 113, beidseitig

Sie liegt direkt über dem Gelenkspalt der großen Zehe, den Sie leicht tasten können, wenn Sie die Zehe etwas nach unten biegen. Hier finden Sie das Gebiet des Nasen-Rachen-Raumes. Streichen Sie, mit dem linken Fuß beginnend, das gesamte Gebiet von der Fußaußenseite nach innen und zurück.
Farbe: Rot, Dauer: 60 Sekunden je Linie

Lage der Zonen in Abb. 114, beidseitig

Unterhalb der 4. und 5. Zehe, dort, wo Sie das Grundgelenk tasten können, liegen die Zonen für Ohr, Mandeln und die seitlichen Lymphstränge. Während Sie die Zone der 4. Zehe zuerst am linken, danach am rechten Fuß mit Rot bestrahlen, behandeln Sie anschließend – wieder links beginnend – die Zone unterhalb des Grundgelenks der 5. Zehe mit Gelb.
Farben: Rot und Gelb, Dauer: 30 Sekunden je Zone

Lage der Zone in Abb. 115, beidseitig

Diese Zone hat Bezug zu den Lymphdrüsen, den Achselhöhlen und den Mandeln. Sie sollte bei Anginen immer behandelt werden. Die breite Zone liegt an der Fußaußenseite, unmittelbar um das Kleinzehengrundgelenk herum. Beginnen Sie auch hier wieder mit links.
Farbe: Gelb, Dauer: 30 Sekunden je Zone

Lage des Punktes in Abb. 116, beidseitig

Auch dieser Punkt am rechten und linken Fuß ist bei Mandelentzündungen wichtig. Er liegt am Innenrand des Fußes, direkt an

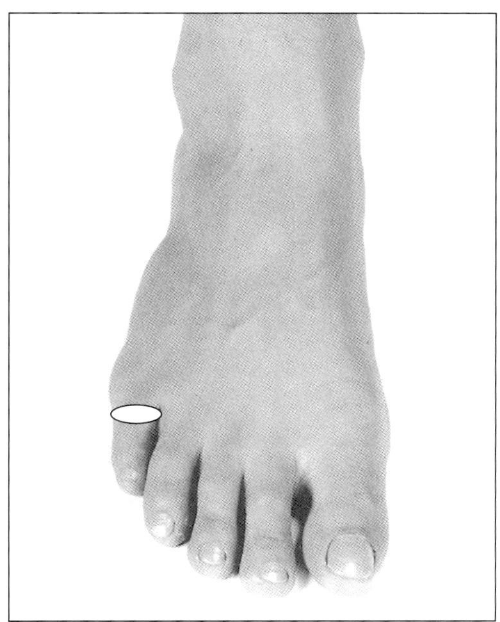

Abb. 115 Mandelentzündung – Lymphzone kleine Zehe

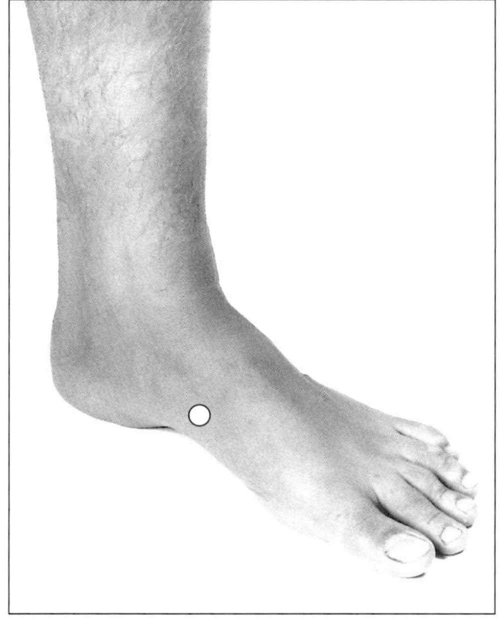

Abb. 116 Mandelentzündung – Fußpunkt Innenrand

der höchsten Wölbung. Sie tasten an dieser Stelle einen kleinen Knochenvorsprung, der in der Regel empfindlich ist. Dieser Punkt wird in der Akupunktur zur Regulierung von Kälte- und Wärmegefühlen eingesetzt. Beginnen Sie die Bestrahlung auf der empfindlicheren Seite mit der Farbe Grün, behandeln Sie dann die Gegenseite mit Rot. Sollten Sie keinen Unterschied in Bezug auf die Schmerzhaftigkeit feststellen, bestrahlen Sie die linke Seite mit Grün und die rechte mit Rot.
Farben: Grün und Rot, Dauer: 30 Sekunden je Punkt.

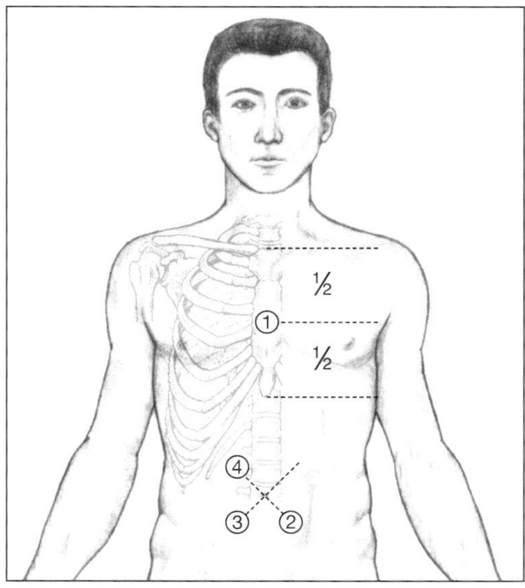

Abb. 117 Mandelentzündung – Abwehrpunkte Brustbein/Aggressive Zone

Lage der Punkte in Abb. 117
Punkt 1
Bestrahlen Sie zuerst den Punkt in der Mitte zwischen Ansatz und Spitze des Brustbeins
Farbe: Violett, Dauer: 60 Sekunden

Punkte 2, 3 und 4

Ziehen Sie zwei imaginäre Diagonalen, die sich im 90°-Winkel exakt über dem Nabel kreuzen. Auf diesen Diagonalen sitzen die drei Behandlungspunkte – jeweils 2 Querfinger vom Nabelrand entfernt. Tasten Sie nun recht tief in das Gewebe hinein, diese Punkte sind bei fast allen Menschen schmerzhaft – auch bei denen, die noch nie Bauchbeschwerden hatten.
Punkt 2 liegt auf einer der Diagonalen schräg links unterhalb des Nabels.
Punkt 3 liegt schräg rechts unterhalb des Nabels auf der zweiten Diagonalen.
Punkt 4 liegt schräg rechts oberhalb des Nabels auf der ersten Diagonalen.

Farbe: Grün, Dauer: 60 Sekunden je Punkt

Damit ist die Behandlung abgeschlossen. Unabhängig davon schlagen wir vor, auch die beiden Lymphpunkte an der Hand, die im Text zu den Abbildungen 99 und 100 beschrieben sind, zu bestrahlen. Dies kann zeitlich voneinander getrennt geschehen. Die beiden Lymphzonen eignen sich vorzüglich zur Vorbeugung – also auch an gesunden Tagen!

Schlaflosigkeit bei Kindern

Wir kommen nun zu Belastungen, die bei Kindern sehr häufig auftreten. Wohl jede Mutter hat eigene Erfahrungen, wenn es um die Schlafstörungen von Babys oder Kleinkindern geht. Übrigens kann man diese Schlafstörungen schon ab dem 3. Lebensmonat behandeln! Wir kommen auf die Dreimonats-Koliken vor allem männlicher Babys zu sprechen und auf Nabelkoliken, die oft bis zur Pubertät anhalten.

Zunächst zu den Störungen im Schlafverhalten. Der Schweizer Kinderarzt und Chefarzt einer Kinderklinik Dr. med. F. Pagnamenta hat eine Studie mit Säuglingen und Kindern durchgeführt, in der es um Therapieerfolge bei solchen Schlafstörungen geht. Er benutzte ausschließlich die Systeme der Esogetischen Farbpunktur. Er selbst war sehr erstaunt, dass der Schlafrhythmus bei fast allen Kindern schon nach zwei bis fünf Behandlungen normalisiert werden konnte. Das heißt, dass die Babys und Kinder in der Nacht 7 bis 10 Stunden durchgeschlafen haben! Hier eine Kurzfassung der Studienergebnisse:

„Schwierigkeiten beim Ein- und Durchschlafen sind bei Kindern sehr häufig. Die Häufigkeit der Schlafstörungen bei Kindern im Vorschulalter beträgt 10-20 %. Es existieren bisher wenige klinische Studien über die Therapie der Schlafstörungen bei Kindern. Es gibt eine Studie mit 52 Kindern im Alter bis zu drei Lebensjahren. Mit einer Therapie bestehend aus Gesprächen mit Eltern und Schlafschemata, die von den Eltern selbst für ihr Kind ausgearbeitet wurden, ist eine Heilungsrate von 65 % erzielt worden. Die Dauer der Therapie betrug zwischen 2 und maximal 6 Wochen.

Studien über die Gründe von Schlaflosigkeit bei Kindern sind häufiger. Eine dieser Studien wurde mit 146 Kindern unter 5 Jahren durchgeführt, die alle an fortdauernden Schlafstörungen litten. In der Mehrheit der Fälle konnten die Schlafstörungen mit falschem Verhalten der Eltern, durch das Umfeld bedingte Ursachen, durch physische Ursachen, falsche Interpretation der Eltern und Unverträglichkeit von Kuhmilch erklärt werden. Allerdings machten die Autoren keine Angaben über die Dauer der Verhaltenstherapie bis zur Heilung der Schlaflosigkeit. Andere Studien beschreiben die Therapieschwierigkeiten der fortdauernden Schlaflosigkeit, die viel Geduld und einen bemerkenswerten Einsatz von Seiten der Therapeuten und der betroffenen Eltern verlangen.

Die Studie wurde sorgfältigst über eine Dauer von drei Jahren durchgeführt (1989-1992). Von den 80 Kindern, die in diese Studie einbezogen waren (50 Jungen und 30 Mädchen), waren 70 jünger als drei Jahre; das Alter der restlichen 10 Kinder betrug maximal fünf Jahre. Alle Kinder litten unter spezifischen Schlafstörungen.

Die Ergebnisse waren überaus positiv. Bei 45 Kindern (56,25 %) konnten die Schlafstörungen vollständig beseitigt werden; eine Besserung der Symptome wurde bei 30 Kindern (37,5 %) erreicht. Insgesamt waren also in 93,75 % aller Fälle Heilungen oder Besserungen erzielt worden, und nur bei fünf von 80 Kindern (6,25 %) blieb die Behandlung erfolglos.

Im Vergleich zu anderen Behandlungsmethoden der fortdauernden Schlaflosigkeit des Kindes ist die Esogetische Farbpunktur eine ausgesprochen kurze und effektive Behandlungsmethode. Außerdem ist sie unschädlich, einfach und nicht mit Schmerzen verbunden.

Das Ergebnis der Therapie wird einige Tage nach der Behandlung sichtbar. Dies erlaubt eine physische Erholung sowohl des Kindes als auch der Eltern und damit die Wiederherstellung eines positiven psycho-emotionalen Verhältnisses."

Es lohnt sich also immer, die Behandlung von Schlaflosigkeit mit der Esogetischen Farbtherapie durchzuführen – am besten am frühen Nachmittag.

Lage des Punktes in Abb. 118
Er liegt genau zwischen den Augenbrauen, etwas oberhalb der Nasenwurzel.
Farbe: Blau, Dauer: 60 Sekunden, bei Babys 20 Sekunden

Lage des Punktes in Abb. 119
Ihn finden Sie exakt in der Mitte des Schädeldaches.
Farbe: Blau, Dauer: 60 Sekunden, bei Babys 20 Sekunden

Lage des Punktes in Abb. 120
Er liegt direkt an der Grenze von Schädeldach und Hinterkopf.
Farbe: Blau, Dauer: 60 Sekunden, bei Babys 20 Sekunden.

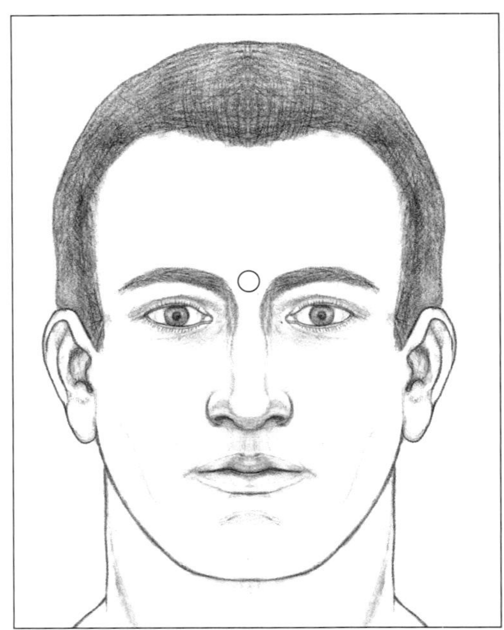

Abb. 118 Schlafstörungen – Zwischenaugenbrauenpunkt

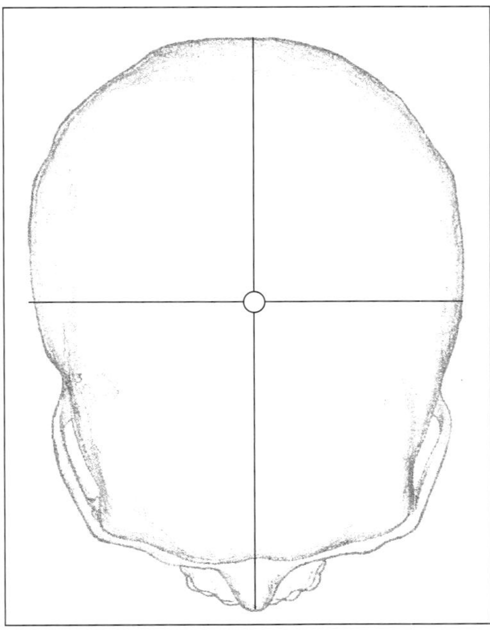

Abb. 119 Schlafstörungen – Mitte Schädeldach (Ansicht von oben auf den Kopf)

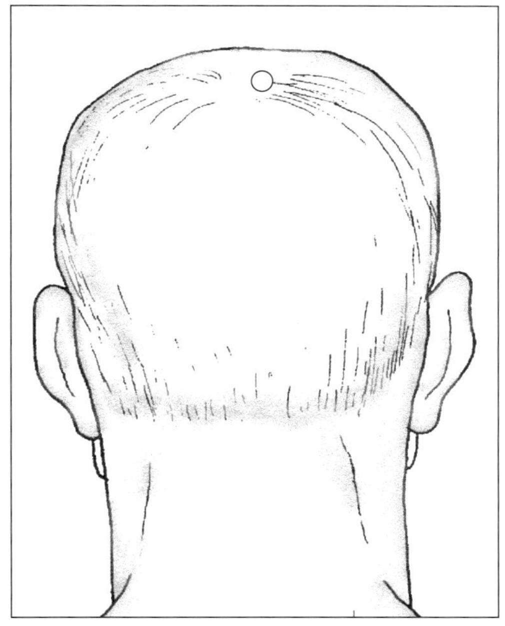

Abb. 120 Schlafstörungen – Schädeldach/Hinterkopf

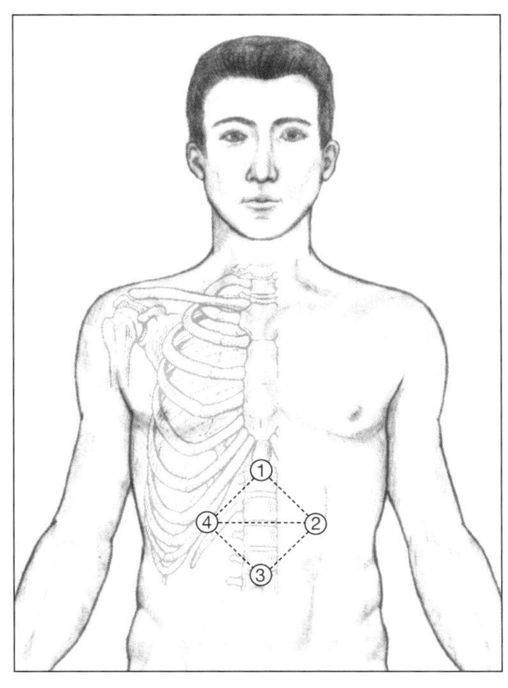

Abb. 121 Schlafstörungen – Bauchrhombus

Lage der Punkte in Abb. 121
Vier Punkte bilden einen Rhombus im Oberbauchbereich, der Entspannung und innere Ruhe bringt. Behandeln Sie die Punkte bitte in der Reihenfolge 1 – 4.

Punkt 1
liegt direkt am Rand der Brustbeinspitze.

Punkt 3
finden Sie direkt am oberen Nabelrand.

Punkte 2 und 4
liegen links und rechts auf dem Rippenbogen der 11. Rippe. Wenn Sie sich – ausgehend von den Punkten 1 und 3 – jeweils nach rechts und links zwei gleichschenklige Dreiecke vorstellen, dann entsprechen die Spitzen dieser Dreiecke exakt diesen Punkten. Zuerst bestrahlen Sie die linke, dann die rechte Seite.
Farbe: Blau, Dauer: 30 Sekunden je Punkt

Bei älteren Kindern hat sich zusätzlich die Gehirnharmonisierung I sehr bewährt. Orientieren Sie sich bitte an der Beschreibung zu den Abbildungen 9 und 10. Diese Behandlung wird am Vormittag durchgeführt.

Auch die nächste Behandlung, die in Abbildung 122 dargestellt wird, ist sehr hilfreich und zur Kombination geeignet. In der Regel jedoch sind die Bestrahlungen, wie sie in den Abbildungen 118 bis 121 gezeigt sind, völlig ausreichend, um Schlafstörungen auszugleichen. Trotzdem wollen wir für die ganz „hartnäckigen" Fälle zusätzlich eine Farbbestrahlung auf der Fußsohle beschreiben. Wir empfehlen, diese Zusatzbehandlungen dann einzusetzen, wenn das Kind nach drei bis fünf Grundbehandlungen noch nicht die notwendige Durchschlaftiefe erreicht hat.

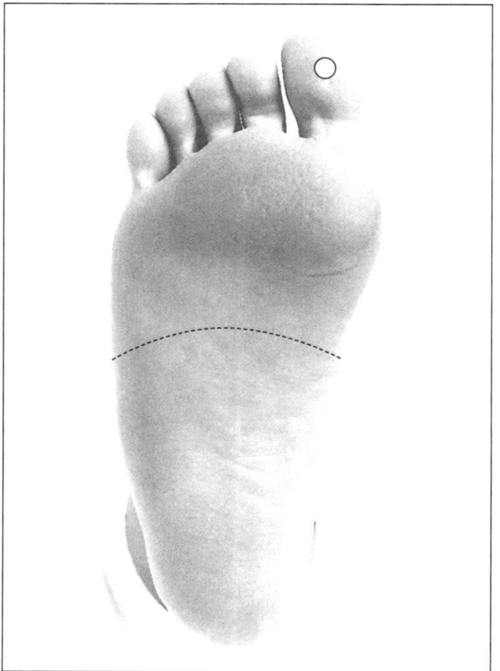

Abb. 122 Schlafstörungen – Zehenpunkt/Linie Fußsohle

Lage des Punktes und der Linie in Abb. 122, beidseitig
Sie finden den Punkt in der Mitte der großen Zehe / Unterseite. Prüfen Sie durch leichten Druck auf den Punkt der rechten und linken Zehe, welcher der beiden Bereiche druckempfindlicher ist. Letzteren bestrahlen Sie mit Blau, die Gegenseite anschließend mit Orange.
Farben: Blau und Orange, Dauer: 30 Sekunden je Punkt

In der Mitte des Fußgewölbes finden Sie eine quer über den ganzen Fuß verlaufende halbbogenförmige Linie. Der höchste Punkt liegt ca. 4 Querfinger (Kinderhand) von den Zehengrundgelenken entfernt. Beginnen Sie innen am linken Fuß und streichen Sie die Linie langsam nach außen. Danach führen Sie die Streichung wieder zurück zum Ausgangspunkt. Die Bewegung ähnelt der eines Scheibenwischers. Danach wechseln Sie zum rechten Fuß und wiederholen die Streichung entsprechend.
Farbe: Violett, Dauer: 30 Sekunden je Linie

Dreimonats-Koliken bei Babys

Viele Mütter müssen oft hilflos zusehen, wie ihr Baby nach jeder Mahlzeit schreit und sich krümmt. Zwei einfache Maßnahmen können hier Abhilfe schaffen. Die nun folgende Anwendung kann man bereits in den ersten Lebenswochen des Kindes durchführen.

Lage der Punkte in Abb. 123
Ziehen Sie zwei imaginäre Diagonalen, die sich im 90°-Winkel exakt über dem Nabel kreuzen. Auf diesen Diagonalen sitzen die drei Behandlungspunkte – jeweils 2 Querfinger vom Nabelrand entfernt. Tasten Sie nun recht tief in das Gewebe hinein, diese Punkte sind bei fast allen Menschen schmerzhaft – auch bei denen, die noch nie Bauchbeschwerden hatten.

Punkt 1
liegt auf einer der Diagonalen schräg links unterhalb des Nabels.

Punkt 2
liegt schräg rechts unterhalb des Nabels auf der zweiten Diagonalen.

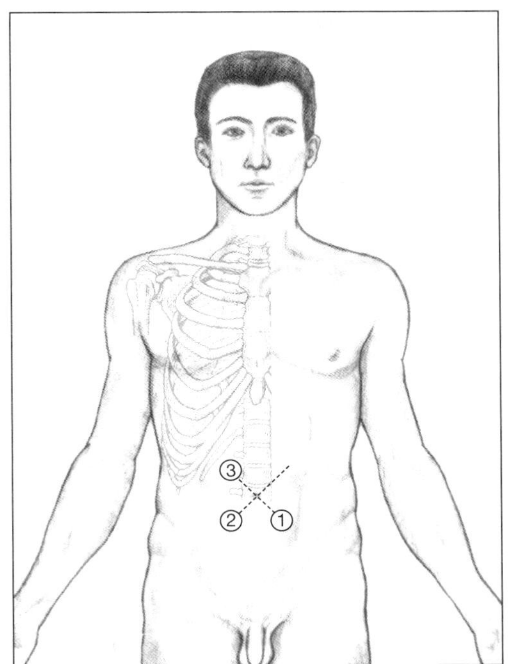

Abb. 123 Punkte der Aggressiven Zone

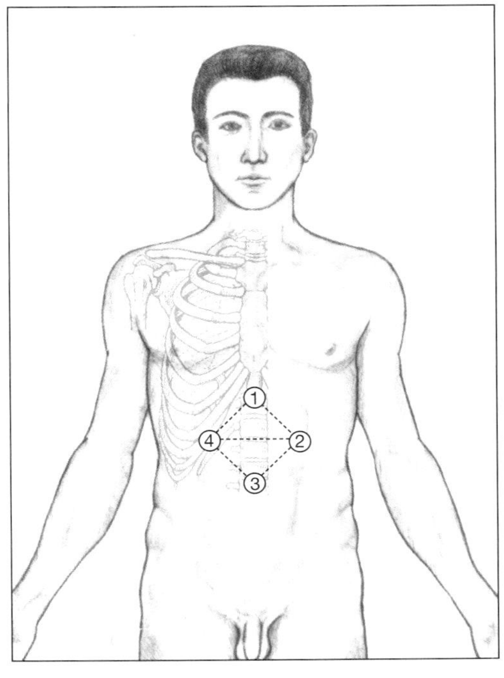

Abb. 124 Bauchrhombus

Punkt 3
liegt schräg rechts oberhalb des Nabels auf der ersten Diagonalen.
Farbe: Grün, Dauer: 20 Sekunden je Punkt

Lage der Punkte in Abb. 124
Vier Punkte bilden einen Rhombus im Oberbauchbereich, der Entspannung und innere Ruhe bringt. Behandeln Sie die Punkte bitte in der Reihenfolge 1 – 4.

Punkt 1
liegt auf einer Mittellinie zwischen Brustbein und Nabel direkt auf der Brustbeinspitze.

Punkt 3
finden Sie direkt am oberen Nabelrand.

Punkte 2 und 4
liegen links und rechts auf dem Rippenbogen der 11. Rippe. Wenn Sie sich – ausgehend von den Punkten 1 und 3 – jeweils nach rechts und links zwei gleichschenklige Dreiecke vorstellen, dann entsprechen die Spitzen dieser Dreiecke exakt diesen Punkten. Zuerst bestrahlen Sie die linke, dann die rechte Seite.

Alle Punkte tragen die Farbe Blau, die Bestrahlungsdauer beträgt 30 Sekunden.

Die Behandlung sollte innerhalb der ersten 5 Tage jeweils 1 x täglich durchgeführt werden. Danach können Sie die Abstände zwischen den Anwendungen erweitern, und nach deutlicher Besserung des Beschwerdebildes reicht eine Farbbehandlung wöchentlich aus. Der Zeitaufwand ist sehr gering, der Nutzen für die ganze Familie, insbesondere aber natürlich für das Baby, ist enorm.

Nabelkoliken

Die Nabelkoliken bilden den Schluss der in diesem Band beschriebenen Kinderkrankheiten. Immer wieder wird der Arzt oder Heilpraktiker mit solchen oft schwerwiegenden Symptomen konfrontiert. Zunächst ist es natürlich besonders wichtig, die Situation klinisch abzuklären. Die Diagnose ist auch hier unverzichtbar.

Verschiedene organische und funktionelle Baucherkrankungen können sich hinter einer solchen Nabelkolik verbergen. Aber auch bauchferne Erkrankungen – wie zum Beispiel Neben- oder Stirnhöhlenerkrankungen – können Ursache dieser Symptome sein.

Die medizinische Betrachtungsweise hat bis heute keine Erklärung für die Ursachen von Nabelkoliken beim Kind. Die Ganzheitsmedizin bezeichnet solche Symptome als „epileptiform", wobei diese Umschreibung natürlich keine Beziehung zur gefürchteten Epilepsie hat. Sie drückt lediglich aus, dass bei der Entstehung solcher oft massiver Schmerzen das Krampfpotential des Kindes hoch ist und die Steuerungsmechanismen des Gehirns gestört sind. Mit der Behandlung sollte bei Kindern, die zu solchen Symptomen neigen, sehr früh begonnen werden, um eine Chronizität, also eine anhaltende Erkrankung, zu vermeiden.

Grundsätzlich sind die Gehirnharmonisierungen I und II (Beschreibung zu den Abbildungen 9 und 10 sowie 11 und 12) hilfreich. Die Gehirnharmonisierung I führen Sie am Morgen durch, die Gehirnharmonisierung II am Abend des nächsten Tages. Diese Wechselbehandlung sollte zur Vorbeugung etwa 2 Wochen lang im täglichen Rhythmus und danach je einmal wöchentlich durchgeführt werden.

Bei akuten Schmerzen hat sich die nachfolgende Behandlung als erfolgreich erwiesen. Führen Sie die Anwendungen ein paar Tage hintereinander durch, und wechseln Sie anschließend zu den Gehirnharmonisierungen I und II.

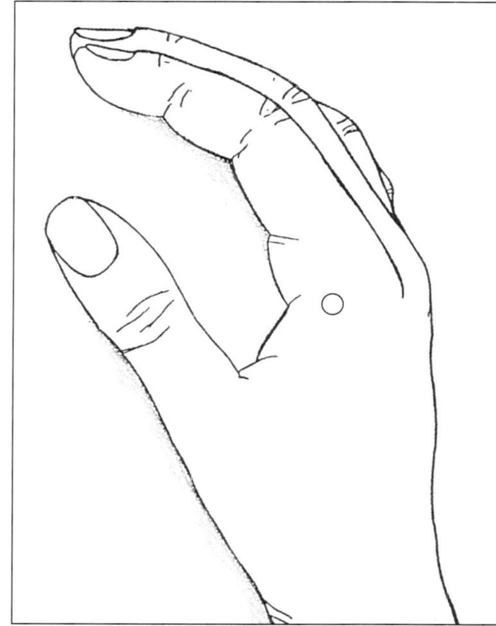

Abb. 125 Nabelkoliken – Punkt Zeigefinger

Lage des Punktes in Abb. 125, beidseitig
Ihn finden Sie unmittelbar hinter dem Grundgelenk des Zeigefingers (Daumenseite) der linken und rechten Hand. Stellen Sie zunächst fest, welcher der beiden Punkte empfindlicher ist. Hier beginnen Sie mit der Farbe Violett; danach behandeln Sie die Gegenseite mit Gelb.
Farben: Violett und Gelb, Dauer: 30 Sekunden je Punkt.

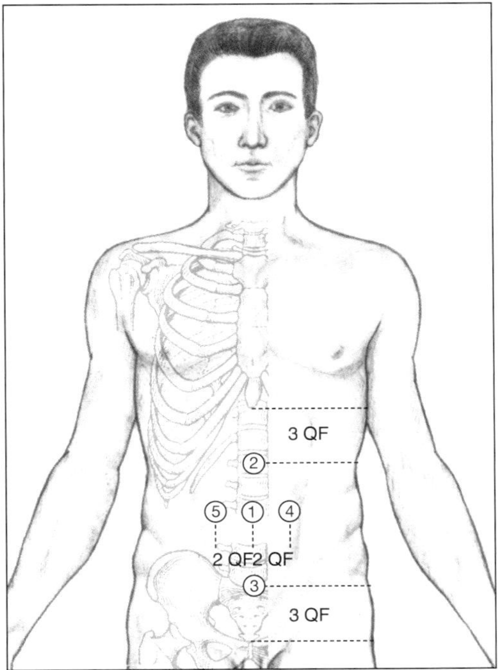

Abb. 126 Nabelkoliken – Bauchpunkte

Lage der Punkte in Abb. 126
Punkt 1
liegt direkt im Nabel.
Farbe: Grün, Dauer: 30 Sekunden

Punkt 2
liegt 3 Querfinger unterhalb der Brustbeinspitze auf der Mittellinie.
Farbe: Blau, Dauer: 30 Sekunden

Punkt 3
liegt 3 Querfinger oberhalb des Schambeinrands, ebenfalls auf der Mittellinie.
Farbe: Grün, Dauer: 30 Sekunden

Punkte 4 und 5
liegen in Höhe des Nabels, jeweils 2 Querfinger rechts und links vom Nabelrand entfernt. Zuerst bestrahlen Sie den druckempfindlicheren Punkt mit Violett, danach die Gegenseite mit Gelb.
Farben: Violett und Gelb, Dauer: 30 Sekunden je Punkt.

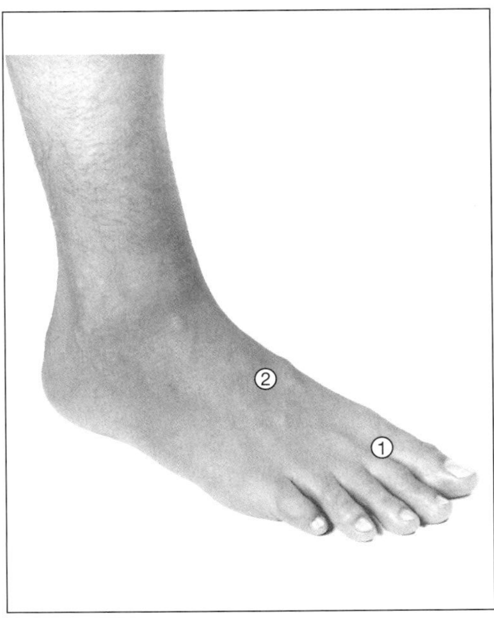

Abb. 127 Nabelkoliken – Punkte Fußrücken

Lage der Punkte in Abb. 127, beidseitig
Punkt 1
liegt bei gespreizter 1. und 2. Zehe direkt auf der dazwischen liegenden Schwimmhaut. Bestrahlen Sie die empfindlichere Seite zuerst mit Violett, dann die Gegenseite mit Gelb.

Punkt 2
Ihn finden Sie, indem Sie vom ersten Punkt ausgehend eine Gerade in Richtung Fußmitte ziehen. Am Ende der Röhrenknochen und dem Übergang zu den Wurzelknochen liegt der zweite Punkt. Verfahren Sie wie zuvor; tasten Sie beide Seiten auf Schmerzhaftigkeit ab. Der empfindlichere Punkt wird Violett, die Gegenseite Gelb bestrahlt.
Farben: Violett und Gelb
Dauer: 30 Sekunden je Punkt

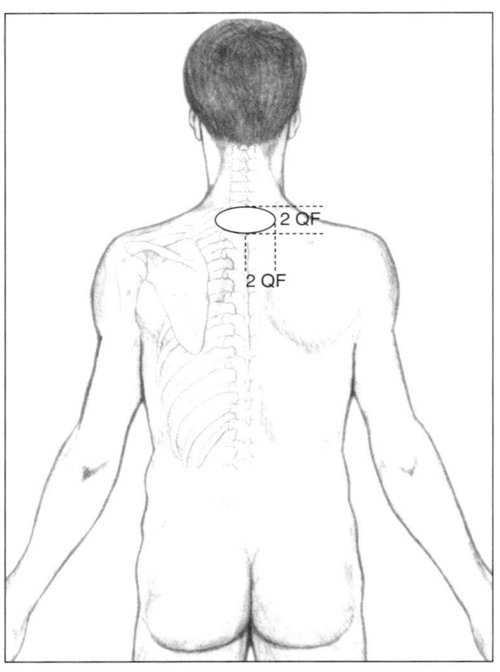

Abb. 128 Nabelkoliken – Ellipse des Tiefenbewusstseins

Lage der Ellipse in Abb.128
Sie liegt im Anteil des 7. Halswirbels. In der Esogetik nennt man sie die „Ellipse des Tiefenbewusstseins. Beugen Sie den Kopf etwas nach vorne und ertasten Sie die höchste Stelle am Übergang der Halswirbelsäule zur Brustwirbelsäule. Ausgehend von der Wirbelmitte dehnt sich die Ellipse je zwei Querfinger nach unten sowie nach rechts und links aus. Damit haben Sie die Größe der Ellipse festgelegt. Beginnen Sie nun, den ovalen Ellipsenrand von oben her im Uhrzeigersinn zweimal zu streichen. Nun machen Sie dasselbe im Gegenuhrzeigersinn. Den gesamten Vorgang wiederholen Sie fünfmal.

Bei starken Reaktionen sollten Sie die Behandlung beenden und die Sequenz an einem anderen Tag wiederholen. Aber keine Angst – Reaktionen zeigen nur an, was im Tiefenbewusstsein gelöst werden will! Schon allein aus diesem Grund sollten Sie nicht aufgeben und die Behandlung zu einem anderen Zeitpunkt wiederholen. Inzwischen können Sie dieses Problem sozusagen „im Schlaf" lösen, indem Sie am Abend 2 – 3 Tropfen Wildkräuteröl[relax] in die gesamte Fläche der Ellipse einmassieren. Durch diese Maßnahme kann das Traumgeschehen erheblich verstärkt werden. Oft lösen sich alleine schon durch dieses „Wegträumen" Blockierungen des Tiefenbewusstseins.
Farbe: Türkis, Dauer: 60 Sekunden.

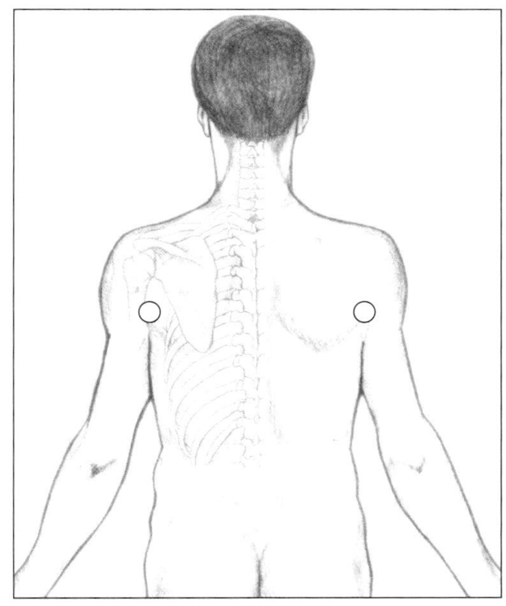

Abb. 129 Nabelkoliken – Punkte Achselfalte

Lage der Punkte in Abb. 129

Beide Punkte liegen direkt über der rechten und linken Achselfalte. Tasten Sie beide Seiten zuerst auf Druckempfindlichkeit ab. Die schmerzhaftere wird zunächst mit Grün bestrahlt. Danach wechseln Sie zur Therapiefarbe Rot und bestrahlen die Gegenseite.
Farben: Grün und Rot, Dauer: 30 Sekunden je Punkt

Damit sind wir am Ende unserer Behandlungsvorschläge zum Thema Nabelkolik. Im akuten Fall führen Sie die Anweisungen täglich aus. Erweitern Sie die Zeitabstände zwischen den Behandlungen entsprechend der Besserung des Zustandes. Zur Vorbeugung bei anfälligen Kindern reicht es, die Farbtherapie einmal wöchentlich durchzuführen.

Mit der Behandlung der Nabelkolik schließt das Kapitel über Kinderkrankheiten. Natürlich sind wir uns dessen bewusst, dass es noch vieles zu sagen gäbe. Es ist jedoch Sinn und Zweck dieses Bandes, die Grundbehandlungen verschiedener häufig vorkommender Beschwerden und Erkrankungen vorzustellen.

Wir kommen nun zu einem Kapitel, das nicht nur ein ständig „zunehmendes“ und deshalb äußerst „ernstzunehmendes“ Thema bei Kindern, sondern immer mehr auch bei Erwachsenen beschreibt: die Immunschwäche. Wie können wir damit umgehen? Und vor allem – wie können wir diese Immunschwäche-Situationen verbessern und möglichst sogar beseitigen?

Das Immunsystem und immunologische Erkrankungen

Noch nie war unser Immunsystem so schwach! Gleichzeitig erkennt man immer mehr, dass die so genannten Autoaggressionen des Körpers – zum Beispiel die Allergien – neu überdacht werden müssen. Auch die Folgen jahrelanger Immunschwäche, die oft genug in einer Krebserkrankung gipfeln, sind vielfältig und reichen in alle Krankheitsbezeichnungen hinein.

Allerdings ist die Immunschwäche erst dann in den Mittelpunkt der Betrachtungen gerückt, als der Begriff „Aids" plötzlich in aller Munde war. Seitdem beschäftigt sich die Forschung besonders intensiv mit diesem Problem.

Die Sichtweise der Esogetischen Medizin orientiert sich hier besonders an der uralten traditionellen chinesischen Medizin, welche Krankheit als Verschiebung zweier im Menschen wirkender Energiekräfte beschreibt. Der Plus- und Minuspol, das Yang und Yin, sind hier nicht mehr in Balance, sondern haben sich in eine Richtung verschoben – wie zwei Waagschalen, die unterschiedliche Gewichte tragen. So spricht man von „heißen" (Yang oder Plus) und von „kalten" (Yin oder Minus) Erkrankungen und strebt durch entsprechende Behandlungen einen Ausgleich dieser Kräfte an, eine Balance also, die gleichbedeutend ist mit Gesundheit.

Das alles klingt so unglaublich einfach und ist doch oft so schwer zu bewerkstelligen! Unsere Esogetische Medizin und besonders die Farbpunktur verfolgen diesen Weg konsequent mit neu entwickelten Systemen auf der Basis des Erfolgs der traditionellen Medizin. Der Erfolg gibt uns recht...

Bevor wir nun ganz allgemein auf die Abwehr und die Immunfunktion eingehen, zuerst noch eine Betrachtung, die gerade in der letzten Zeit vertreten und publiziert wird. Diese These – insbesondere, was die Entstehung von Krebs betrifft – basiert auf der Vorstellung des „Konfliktstresses". Darunter ist zu verstehen, dass zuerst immer ein nicht auflösbarer Konflikt vorhanden sein muss, bevor das Immunsystem die Schwächesituation erreicht hat, in der das unkontrollierte Wachstum – zum Beispiel von Krebszellen – möglich ist.

Schon früher hat Frederic Vester in seinem Buch „Neuland des Denkens" den Begriff „Konfliktstress" geprägt. Er erklärt die Situation in Bezug auf schwere Erkrankungen sinngemäß so:

Das Prinzip beim Leistungsstress ist, dass dabei bestimmte Hormone ausgeschüttet werden, welche dann im Blut präsent sind. Diese Hormone bringen den Menschen „auf Touren", damit er zu entsprechenden Leistungen fähig ist. Dabei wird jedoch die Leistung der Sexualität und des Immunsystems erheblich vermindert. Ist der Leistungsstress vorbei, regulieren sich die Systeme wieder – und damit ist alles wieder in Ordnung. Dieses Wechselspiel kann man an sich sogar als gesundheitsfördernd ansehen (beispielsweise beim Sport).

Ganz anders verhält es sich jedoch beim Konfliktstress. Er findet kein Ende, besonders dann nicht, wenn der Konflikt immer wieder neue Nahrung bekommt. Das bedeutet: Die Stresssituation beim Konflikt ist stets präsent, und damit wird auch das Immunsystem permanent geschwächt. Und eines Tages findet der Körper keine Möglichkeit mehr, Veränderungen der Zellen in der einen oder anderen Weise zu verhindern.

Der Quantenphysiker Professor David Bohm unterscheidet das Problem des Konflikts folgendermaßen: Kleine Konflikte verhalten sich ähnlich wie kleine Strudel in fließendem Wasser. Sie kommen, und sie gehen wieder. Große Konflikte vergleicht er mit stationären Strudeln; sie sind – wenn überhaupt – nur sehr schwer aufzulösen.

Die Esogetische Medizin hat diese Thesen, an denen außer den hier genannten noch viele weitere Wissenschaftler gearbeitet haben, aufgegriffen, um auf dieser Grundlage Systeme zu erarbeiten, die in der Lage sind, so genannte Konfliktlösungen herbeizuführen. Die Ergebnisse dieser Methoden sind vielversprechend, die Therapien werden schon heute in vielen Ländern der Erde eingesetzt.

Für unser Buch haben wir uns verständlicherweise auf einfache Grundbehandlungen beschränkt, die jedoch äußerst wirksam sind und dem Immunsystem – oder besser gesagt dem Menschen – frühzeitig helfen können, sich aus seinem eigenen „stationären Strudel" zu befreien. Bei schwerer Erkrankung bedarf es selbstverständlich der Hilfe durch einen ausgebildeten Therapeuten. Eine entsprechende Adressliste von Therapeuten der Esogetischen Medizin ist beim Herausgeber dieses Buches erhältlich.

Bevor wir nun auf die verschiedenen Behandlungen eingehen, möchten wir Ihnen aus der Sichtweise der Naturheilkunde einen Einblick in die Hintergründe der Abwehrschwäche geben.

Hintergründe und Symptomatik

Um uns über die Problematik einer Abwehrschwäche im Klaren zu sein, müssen wir wissen, dass alle Einwirkungen, denen der Mensch tagtäglich ausgesetzt ist, einen direkten Bezug zum Immunsystem haben. Diese Einflüsse wirken sich vor allem dann schädigend auf unser Wohlbefinden aus, wenn es mit unserer Gesundheit sowieso nicht gerade „zum besten" steht.

Das Immunsystem versucht ständig, den Körper in seine „richtige" Reaktionslage zurückzuführen. Dabei sind Krankheit und Gesundheit recht subjektive Begriffe; denn jeder Mensch hat sein eigenes individuelles Gleichgewicht und natürlich seine eigene individuelle Einstellung zu dem, was er als gesund oder krank bezeichnet. Demzufolge ist auch die Empfindsamkeit für krankmachende Ursachen bei jedem verschieden. So ist auch zu erklären, warum bei einer Epidemie manche Menschen erkranken und manche nicht. Dabei ist natürlich auch der Zeitpunkt wichtig. Einmal genügen schon

„kalte Füße" als Krankheitsursache, ein andermal sind wir gegen jegliche krankmachenden Einflüsse gefeit! Daraus folgt: Es ist nicht die Menge der Krankheitserreger, die uns krank macht, sondern die Akzeptanz, mit der unsere Psyche diese Erreger gewähren lässt!

Kein anderes System ist in der Lage, so schnell zu agieren und zu interagieren wie unser Immunsystem. Das Phänomen des Fiebers zum Beispiel verdeutlicht dies sehr gut. Vor allem bei Kindern stellen sich sehr schnelle, heftige Reaktionen ein, die andererseits aber auch für eine ebenso schnelle Wiederherstellung des körperlichen Gleichgewichts sorgen. Überhaupt ist Fieber eine der besten Chancen, eine immunologische Schwäche zu überwinden (in der Krebsbekämpfung beispielsweise erhöht man die Normaltemperatur des Körpers durch so genannte Hyperthermie-Bäder).

Überall dort, wo Fieber, Entzündungen und erhöhte Ausscheidung auftreten, sprechen wir von einer pathologischen Reaktion eines Abwehrmechanismus. Diese Phänomene sind keine Zeichen des Versagens, im Gegenteil: Sie sind Ausdruck der Widerstandskraft und demzufolge natürliche und wünschenswerte Körperreaktionen. Leider greift man heute vor allem bei Kindern viel zu schnell zu Antibiotika, um Fieber oder Erkältungskrankheiten zu unterbinden – und unterbindet damit auch wichtige Krankheits- und Heilverläufe! Dabei können natürliche lindernde Maßnahmen wie zum Beispiel kalte Wickel und Auflagen den Krankheitsverlauf häufig sanfter und vor allem nebenwirkungsfrei beeinflussen und die Gesundwerdung durch die „Eigenleistung" sinnvoll unterstützen. Nicht alles, was alt ist, ist schlecht, und nicht für alles, was überliefert ist, sollte man neue (oft gefährlichere) Wege suchen.

Selbstverständlich gibt es Krankheiten, die der ärztlichen Unterstützung bedürfen. Entweder versucht der Arzt, die überstarke, aggressive Reaktion des Organismus zu mindern, oder er wendet natürliche Methoden an, um die Abwehrkraft langsam zu steigern. Die chinesische Medizin nennt diese beiden Therapiewege das „Starke schwächen und das Schwache stärken". Würden wir zum Beispiel ein Leben lang Krankheit mit Medikamenten bekämpfen, ohne gleichzeitig die eigene Abwehr zu stärken, wäre die Folge eine zunehmende Schwächung des Körpers und eine dauerhafte Medikamentenabhängigkeit.

Infektionskrankheiten sind geradezu prädestiniert für den Einsatz naturheilkundlicher Verfahren. Man versucht, Entzündungen und Fieber über die Haut und Schleimhautbarrieren des Körpers abzuleiten. Dabei müssen Schleimabsonderungen, Schweißbildung oder Hautausschläge in jeglicher Form, aber auch die gesteigerte Tätigkeit der Nieren und des Darmes beobachtet und unterstützt werden. Diese Maßnahmen dienen dazu, den Körper insgesamt zu reinigen und die Entgiftung zu beschleunigen.

Schon Hippokrates erkannte, wie wichtig Fieber und Entzündungen in ihrer Funktion als Abwehrinstanz sind. Gerade bei Infektionskrankheiten hat die

Naturheilkunde hervorragende Möglichkeiten. Es gibt zum Beispiel keine bessere Vorbeugung für eine Erkrankung durch Ansteckung bzw. ein Abschwächen des Krankheitsverlaufs als das Schwitzen. Dies kann unterstützt werden durch zusätzliche Zufuhr von reichlich Flüssigkeit, durch strenge Bettruhe zur Schonung des Herzens, durch Fasten und Darmpflege. Letzteres bedeutet, dass der Kranke während der Entzündungs- bzw. Fieberphase keine feste Ernährung zu sich nehmen sollte. Da er in der Regel sowieso keinen Appetit verspürt, werden ihn einige Tage des Fastens nicht allzu sehr bekümmern! Durch die Gabe frischer Obstsäfte wird der Körper während dieser Zeit auch nicht unter Entbehrungen leiden. Ist der Kranke hungrig, sollte man ihm nur leichte Kost oder Obst anbieten. Darüber hinaus besteht auch die Möglichkeit, den Darm mit Hilfe eines sanften Abführmittels oder mit Einläufen zu entleeren.

Bei verschleppten Infektionskrankheiten oder sehr schwachen Patienten kann man eine „Schwitzkur" mit kalten Waschungen unterstützen. Der Körper wird auf diese Weise ganz ohne Zutun des Patienten automatisch mit Schwitzen reagieren. Wird der fiebernde Körper mit kaltem Leitungswasser abgewaschen, reagiert die Haut oft mit einer starken Rötung. Sie saugt gleichsam alles verfügbare Blut in sich auf und führt so – bedingt durch Blutfülle und Wärme – einen Schweißausbruch herbei. Nach der Waschung sollte der Kranke ohne vorheriges Abtrocknen wieder zugedeckt werden. Achten Sie darauf, dass er rundum „eingepackt" ist und nicht friert.

Bei einem geschwächten Patienten genügt eine so genannte Teilwaschung. Sie beschränkt sich auf die Arme, die Herzgegend, den Nacken und den Rücken. Übrigens: Je notwendiger das Schwitzen für den Heilungsprozess ist, desto schneller wird der Körper sich auf die Reizung durch kalte Waschungen einstellen.

Auch das Teetrinken ist sehr zu empfehlen; so zum Beispiel Lindenblütentee für das Schwitzen, Salbei und andere ausleitende Tees für die Entgiftung der Leber und die Entgiftung über den Darm.

Nochmals zur Erinnerung: Ein optimal funktionierendes Gefüge wie das Immunsystem ist nie Krankheitsursache, sondern Signalgeber. Ein durch starke Medikamente und aggressive Therapien geschwächtes Immunsystem ist jedoch nicht mehr in der Lage, seinem ursprünglichen Auftrag gerecht zu werden. Es muss deshalb über kurz oder lang kapitulieren, und dadurch werden weiteren schwerwiegenden Belastungen Tür und Tor geöffnet. Selbst kleinste immunologische Defekte – in der heutigen Zeit oftmals gar nicht steuerbar – können zu ernsthaften organischen Störungen eskalieren.

Viele Zivilisationskrankheiten entstehen erst als Folge einer Überlastung und damit einer Überbeanspruchung dieses für uns unverzichtbaren immunologischen Systems! Darum ist es so wichtig, das Abwehrsystem mit unterstützenden Maßnahmen zu kräftigen, ihm auf sanfte Art und Weise seinen Stellenwert zurückzugeben und diesen Stellenwert seiner

Wichtigkeit entsprechend zu unterstützen und zu erhalten.

Die Behandlung mit der Farbpunktur spricht in Bezug auf infektiöse Erkrankungen vor allem lymphatische Stauungen an und durchbricht diese Blockaden des Lymphabflusses. Zur Stimulation sind ganz spezielle Körperareale hervorragend geeignet, die aufgrund einer sehr hohen und raschen Erfolgsquote bei der Behandlung von Infektionskrankheiten seit vielen Jahren immer wieder bestätigt wurden. Bei der Beschreibung der verschiedenen Farbtherapien werden wir uns bemühen, auf die einzelnen Bedeutungen der ausgesuchten Zonen einzugehen.

Behandlungen

Allgemeine Stärkung des Abwehr- und Immunsystems

Die erste Anweisung hat zum Ziel, Impulse sowohl für die Entgiftung des Körpers als auch für die durch Konfliktstress blockierte Steuerung zu geben. Die Kombination der beiden nun folgenden Anweisungen bewirkt eine intensive Beeinflussung des Gesamtsystems Mensch.

Wir unterscheiden zwei voneinander getrennte Anweisungen, die im täglichen Wechsel durchgeführt werden sollten. Die erste Anweisung bezieht sich auf das Steuerungsverhalten des Gehirns in Bezug auf den ganzen Menschen. Die zweite Anweisung gilt der Ausscheidung, also dem Abtransport von Giften, sowie der Reinigung des Zellulär-Körperlichen.

Anweisung 1

Das Verhältnis der Impulse, die von unserem Gehirn ausgehen, zu den Reaktionen der Organzellen und Systeme ist beim kranken Menschen in jedem Fall gestört. Besondere Bedeutung kommt dem System der hormonbildenden Organe zu. Die „Chefposition" dieses Systems befindet sich im Stammhirn und ist unserem Willen nicht zugänglich.

Interessant ist, dass die Stoffe, die wir Hormone nennen, nicht nur für die körperlichen Belange von Bedeutung sind, sondern auf vielfältige Weise Einfluss auf unser Gefühlsleben nehmen. Damit sind wir wieder beim „Schlüsselthema" Konflikt! Alle Konflikte, die kleinen wie die großen, sind unmittelbar mit unseren Gefühlen und Emotionen verbunden. Die Konsequenz: Konflikte beeinflussen das Gefühlsleben und damit den Hormonhaushalt (wie im umgekehrten Fall eine Hormonveränderung auch Einfluss auf die Gefühle hat).

Diese in alle menschlichen Systeme eingreifende Wechselwirkung ist der Grund dafür, dass die Esogetische Medizin besonderen Wert auf den Ausgleich und die Stärkung der Steuerungssysteme legt; denn nur so sind Konflikte leichter zu bewältigen, und nur dann ist eine Gesundung möglich!

Die ersten drei Punkte liegen alle am Fuß und im Unterschenkelbereich. Diese Kombination trägt die Bezeichnung „Beinsteuerung".

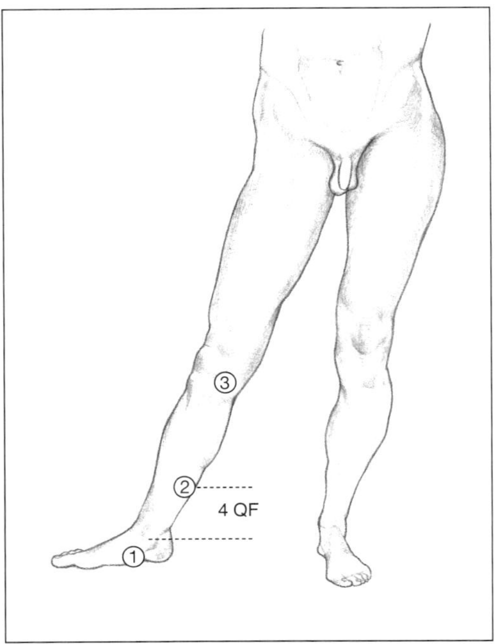

Abb. 130 Immunsystem – Beinsteuerung

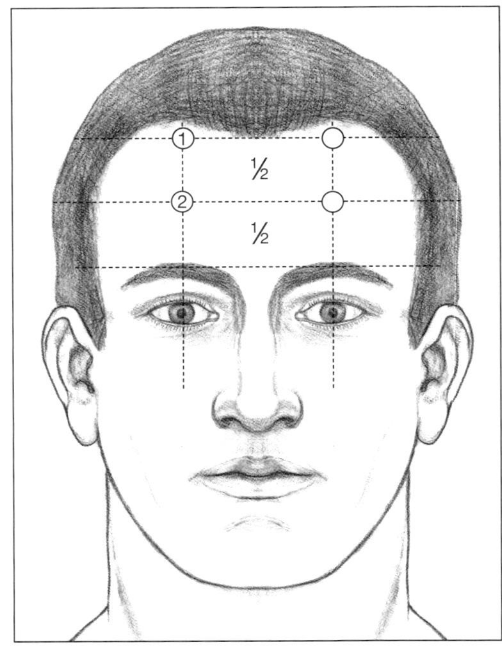

Abb. 131 Immunsystem – Stirnpunkte

Lage der Punkte in Abb. 130, beidseitig

Punkt 1

liegt an der Innenseite des Fußes. Dort, wo das Quergewölbe am höchsten ist, können Sie einen kleinen Knochenvorsprung tasten, unter dem der zu bestrahlende Punkt liegt. Tasten Sie diesen Punkt an beiden Füßen ab, um festzustellen, welche Seite bei Berührung stärker schmerzt. Den Punkt auf dieser Seite bestrahlen Sie zuerst Grün, dann die Gegenseite Rot.

Farben: Grün und Rot, Dauer: 30 Sekunden je Punkt

Punkt 2

liegt 4 Querfinger oberhalb der inneren Knöchelspitze am hinteren Rand des Schienbeins. Verfahren Sie nun wie vorher, und bestrahlen Sie zuerst den schmerzhafteren Punkt Blau. Danach behandeln Sie den Punkt des anderen Beines Orange.

Farben: Blau und Orange, Dauer: 30 Sekunden je Punkt

Punkt 3

Ihn finden Sie am besten bei leicht angewinkeltem Knie am Ende der inneren Kniefalte. Suchen Sie den schmerzhafteren Punkt und bestrahlen Sie diesen zuerst mit Violett. Den weniger empfindlichen Punkt behandeln Sie mit Gelb.

Farben: Violett und Gelb, Dauer: 30 Sekunden je Punkt

Lage der Punkte in Abb. 131
Punkte 1
Das Punktpaar liegt dort, wo die Horizontale, welche vom Haaransatz ausgehend nach links und nach rechts führt, von einer vom Zentrum des geradeaus blickenden Auges nach oben gezogenen Vertikalen gekreuzt wird. Tasten Sie den Schnittpunkt beider Linien, und stellen Sie vor der Bestrahlung den schmerzhafteren der beiden Punkte fest. Diesen bestrahlen Sie mit Grün, die Gegenseite anschließend mit Rot.
Farben: Grün und Rot, Dauer: 30 Sekunden je Punkt

Punkte 2
Das zweite Punktpaar liegt auf der eben beschriebenen Vertikalen. Im Verlauf dieser Linie finden Sie in Stirnmitte die zu bestrahlenden Punkte. Auch hier tasten Sie wieder beide Seiten ab und behandeln die schmerzhaftere zuerst mit Blau. Die Gegenseite bestrahlen Sie mit Orange.
Farben: Blau und Orange, Dauer: 30 Sekunden je Punkt.

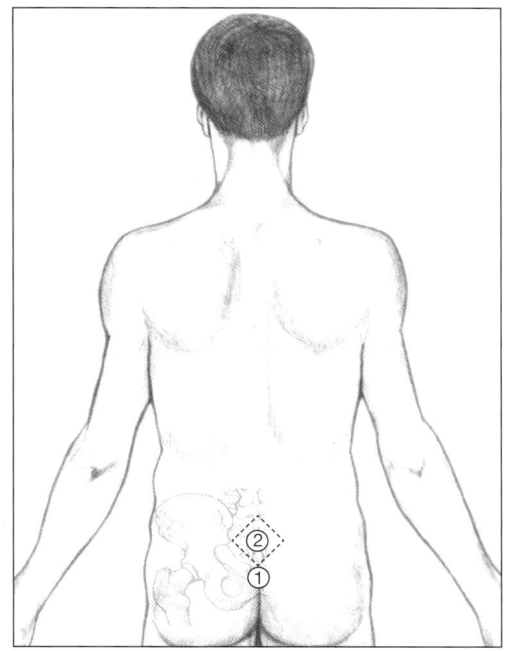

Abb. 132 Immunsystem – Becken-Kreuzbeinpunkte

Lage der Punkte in Abb. 132
Punkt 1
befindet sich direkt am Beginn der Analfalte.

Punkt 2
finden Sie exakt in der Mitte des Kreuzbeins.
Farbe: Orange, Dauer: 30 Sekunden je Punkt

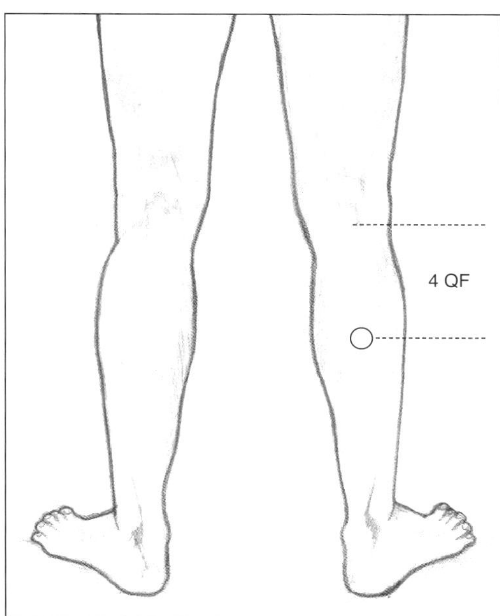

Abb. 133 Immunsystem – Wadenzone

Lage der Zone in Abb. 133, beidseitig
Diese große Zone am rechten und linken Unterschenkel setzt die Grundbehandlung fort. Sie liegt 4 Querfinger unterhalb der Kniekehle in der Mitte der Wade.

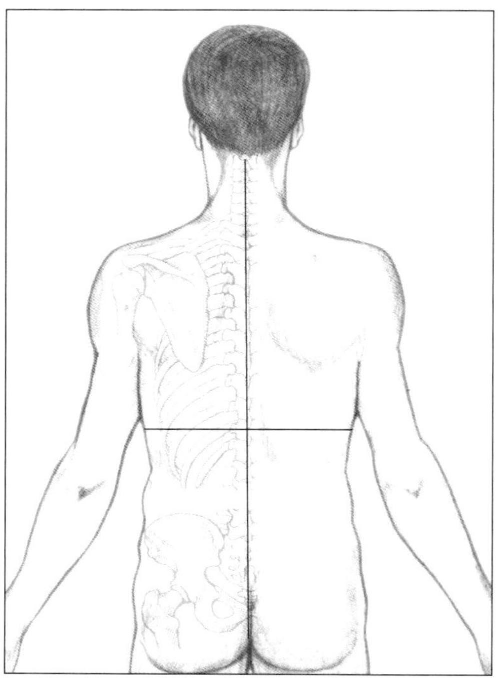

Abb. 134 Immunsystem – Linien Steuerungskreuz hinten

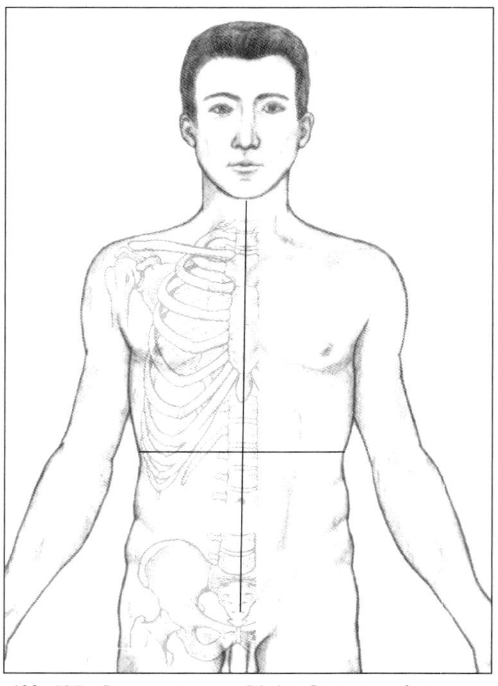

Abb. 135 Immunsystem – Linien Steuerungskreuz vorn

Prüfen Sie, welche Seite druckempfindlicher ist, und streichen Sie diese Zone zuerst mit der Farbe Violett aus. Anschließend behandeln Sie die gegenüberliegende Zone mit Gelb.
Farben: Violett und Gelb, Dauer: 60 Sekunden je Zone

Lage der Linien in Abb. 134

Behandeln Sie zuerst die beiden Linien der Körperrückseite, indem Sie vom Ansatz der Analfalte aus langsam auf der Wirbelsäule entlang nach oben bis zur Mulde am Beginn des Schädeldachs und wieder zurück streichen. Diesen Vorgang wiederholen Sie bitte drei- bis fünfmal. Gehen Sie nun zum Lebenspunkt der Esogetik, der dem Mittelpunkt zwischen Brustbeinspitze und Nabel direkt gegenüber auf der Wirbelsäule liegt. In Höhe dieses Punktes streichen Sie nun drei- bis fünfmal mit dem Farbflächenstift eine horizontale Linie von der rechten zur linken Seite und wieder zurück.
Farbe: Violett, Dauer: 60 Sekunden je Linie

Lage der Linien in Abb. 135

Beginnen Sie nun mit der Behandlung des Steuerungskreuzes auf der Körpervorderseite. Zuerst streichen Sie vom Beginn des Brustbeins langsam in der Mitte des Körpers nach unten bis zum Schambein und wieder zurück. Wiederholen Sie diesen Vorgang drei- bis fünfmal. Danach suchen Sie die Mitte zwischen Brustbein-

spitze und Nabel. Streichen Sie auf dieser Höhe in einer horizontalen Linie drei- bis fünfmal von rechts nach links und wieder zurück.
Farbe: Gelb, Dauer: 60 Sekunden je Linie

Damit ist die Behandlungsreihenfolge der ersten Anweisung beendet. Auch hier kann es vorkommen, dass Menschen stark auf diese Behandlung reagieren. Dies ist keinesfalls ein negatives Zeichen, sondern zeigt, dass man das „Problem" berührt hat. Zur Auffrischung sei hier nochmals der Grundsatz, der bei allen Farbbehandlungen gilt, genannt (so nicht anders angegeben): Wenn bei der Bestrahlung eines Areals eine Reaktion gleichgültig welcher Art auftritt (dies kann schon nach wenigen Sekunden der Fall sein), so wird die Behandlung dieser Sequenz sofort beendet. Man fährt anschließend in der Reihenfolge der Behandlung mit der nächsten Sequenz fort.

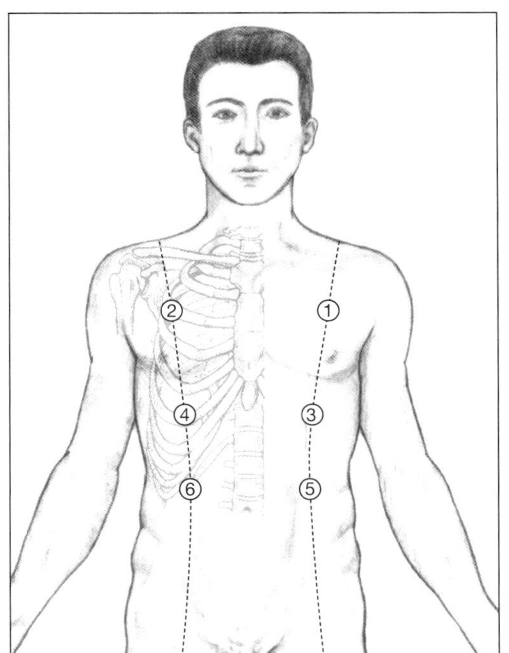

Abb. 136 Immunsystem – Entgiftungspunkte vorn

Wenden wir uns nun der zweiten Anweisung zu, die dafür „sorgen" soll, dass die Giftausscheidung der Zellen angeregt wird.

Anweisung 2

Die Abbildungen 136 und 137 zeigen die zwölf Entgiftungspunkte der Esogetik. Die sechs Punktpaare liegen auf der Vorder- und Rückseite des Körpers. Beginnen Sie mit der Bestrahlung oben auf der Körpervorderseite.

Lage der Punkte in Abb. 136
Punkte 1 und 2
Das erste Punktpaar finden Sie, wenn Sie vom Schlüsselbein aus 4 Querfinger auf der Seelenlinie nach unten tasten. Beide Punkte sind recht schmerzhaft. Bestrahlen Sie zuerst links, dann rechts.
Farbe: Grün, Dauer: 30 Sekunden je Punkt

Punkte 3 und 4
Um das zweite Punktpaar zu lokalisieren, messen Sie vom Rippenbogenrand 3 Querfinger auf der Seelenlinie nach oben. Beide Areale sind schmerzhaft. Beginnen Sie mit der linken Seite, danach behandeln Sie die rechte Seite.
Farbe: Gelb, Dauer: 30 Sekunden je Punkt

Punkte 5 und 6
Das dritte Punktpaar beschließt die Bestrahlung der Körpervorderseite. Messen Sie vom Nabel ausgehend 1 Querfinger nach oben, und übertragen Sie dieses Maß auf die rechte und linke

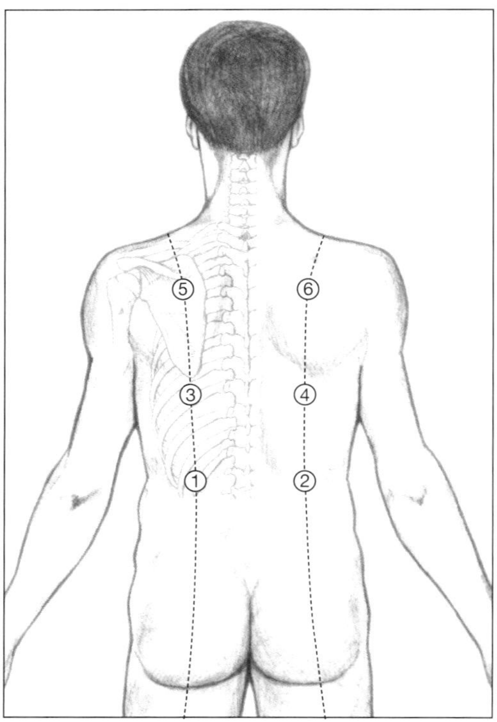

Abb. 137 Immunsystem – Entgiftungspunkte hinten

Seelenlinie. Dort, wo eine gedachte Horizontale die Seelenlinie kreuzt, liegen die zu behandelnden Punkte. Beginnen Sie auf der linken Seite.
Farbe: Rot, Dauer: 30 Sekunden je Punkt

Lage der Punkte in Abb. 137
Nun wenden Sie sich der Rückseite des Körpers zu. Hier bestrahlen Sie von unten nach oben. Die Punktpaare liegen – wie auf der Körpervorderseite – exakt auf der Seelenlinie.

Punkte 1 und 2
Die beiden ersten Punkte sind fast identisch mit den Nierenpolen. Die Nierenpole sind leicht zu tasten, wenn Sie die Hände mit dem Daumen nach hinten auf den Beckenkamm legen (wenn Sie den russischen Volkstanz Kasatschok kennen, ist das eine der leichtesten Übungen...). Die beiden abgespreizten Daumen berühren jeweils rechts und links den Nierenpol. Jetzt müssen Sie lediglich die beiden Punkte auf die Seelenlinie übertragen (Schulterblattmitte senkrecht nach unten). Beginnen Sie bei der Bestrahlung mit links.
Farbe: Rot, Dauer: 30 Sekunden je Punkt.

Punkte 3 und 4
Stellen Sie sich nun vor, Sie würden die Vorderseite Ihres Körpers an den Punkten 3 und 4 der Abbildung 136 zum Rücken hin durchstechen. Auf den beiden – imaginären – Durchstichpunkten auf dem Rücken liegt das zweite Punktpaar. Eine weitere Sicherheit ist das Abtasten dieser Areale – sie sind wesentlich druckempfindlicher als die Umgebung. Beginnen Sie die Bestrahlung mit links.
Farbe: Grün, Dauer: 30 Sekunden je Punkt

Punkte 5 und 6
Das dritte Punktpaar finden Sie ebenfalls leicht mit Hilfe der „Durchstechmethode". Wenn Sie die beiden Punkte 1 und 2 der Abbildung 136 auf den Rücken übertragen, landen Sie im oberen Bereich des Schulterblattes. Die Areale reagieren auf Druck sehr schmerzempfindlich. Beginnen Sie auch hier mit der linken Körperseite.
Farbe: Gelb, Dauer: 30 Sekunden je Punkt

Damit ist der erste Teil der zweiten Therapieanweisung abgeschlossen.

Lage der Punkte in Abb. 138
Ziehen Sie zwei imaginäre Diagonalen, die sich im 90°-Winkel exakt über dem

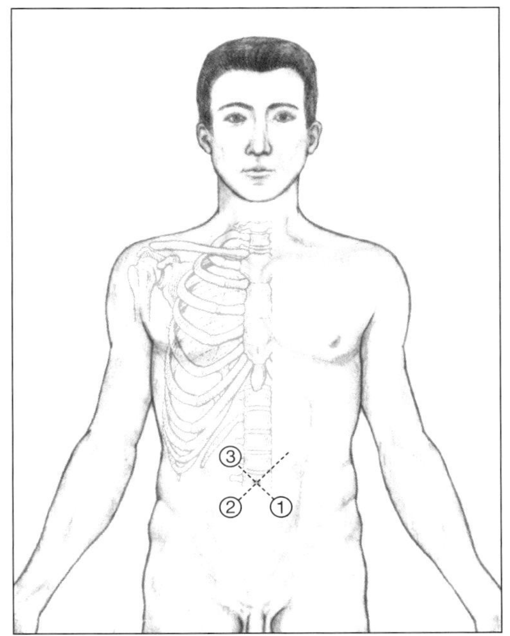

Abb. 138 Immunsystem – Punkte der Aggressiven Zone

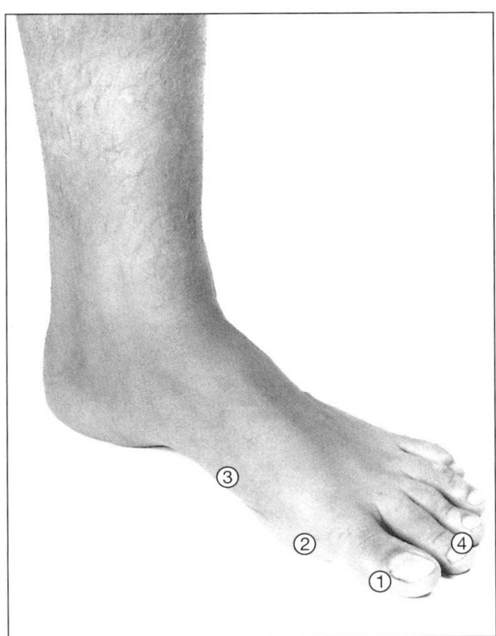

Abb. 139 Immunsystem – Fußzonen

Nabel kreuzen. Auf diesen Diagonalen sitzen die drei Behandlungspunkte – jeweils 2 Querfinger vom Nabelrand entfernt. Tasten Sie nun recht tief in das Gewebe hinein, diese Punkte sind bei fast allen Menschen schmerzhaft – auch bei denen, die noch nie Bauchbeschwerden hatten.

Punkt 1
liegt auf einer der Diagonalen schräg links unterhalb des Nabels.

Punkt 2
liegt schräg rechts unterhalb des Nabels auf der zweiten Diagonalen.

Punkt 3
liegt schräg rechts oberhalb des Nabels auf der ersten Diagonalen.
Farbe: Grün, Dauer: 30 Sekunden je Punkt

Die vier nächsten Zonen liegen am linken und rechten Fuß; sie stellen vorzügliche Entgiftungs- und Entsäuerungszonen dar.

Lage der Punkte in Abb. 139, beidseitig
Punkt 1
Beginnen Sie mit dem Punkt, der genau neben dem Nagelfalz der großen Zehe platziert ist. Beginnen Sie mit der Bestrahlung auf dem linken Fuß; wechseln Sie dann zum rechten.
Farbe: Grün, Dauer: 30 Sekunden je Punkt

Punkt 2
Danach biegen Sie die Zehen leicht nach unten und ziehen in Gedanken eine Gerade vom Nagelfalz der großen Zehe (Fußinnenseite) über das Zehengrundgelenk in Richtung Fußknöchelchen.

Exakt dort, wo die Linie den Gelenkspalt des Grundgelenks der großen Zehe kreuzt, finden Sie das zu behandelnde Punktpaar. Bestrahlen Sie zuerst links, dann rechts.
Farbe: Grün, Dauer: 30 Sekunden je Punkt.

Punkt 3
Nun messen Sie vom zweiten Punkt aus auf dieser gedachten Linie 3 Querfinger in Richtung Sprunggelenk. Dort liegt das dritte Punktpaar. Auch hier beginnen Sie auf der linken Seite.
Farbe: Grün, Dauer: 30 Sekunden je Punkt

Punkt 4
Er liegt am Nagelfalz der zweiten Zehe (rechts und links) auf der Kleinzehenseite. Tasten Sie das Gebiet ab, und beginnen Sie die Bestrahlung auf der schmerzempfindlicheren Seite. Bestrahlen Sie diese zuerst mit Violett, dann die Gegenseite mit Gelb.
Farben: Violett und Gelb,
Dauer: 30 Sekunden je Punkt.

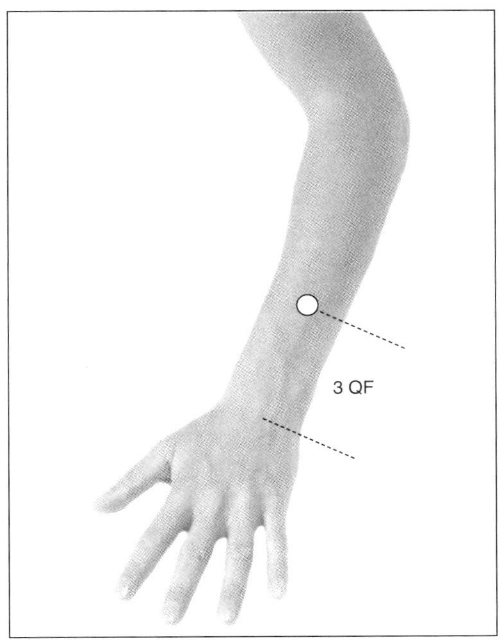

Abb. 140 Immunsystem – Lymphpunkt Unterarm

Lage des Punktes in Abb. 140, beidseitig
Den letzten Punkt dieser Behandlungsanweisung finden Sie an der Außenseite des Unterarmes, 3 Querfinger vom Handgelenk in Richtung Ellenbogen gemessen. In der Mitte von Elle und Speiche tasten Sie eine schmerzhafte Zone. Beginnen Sie die Bestrahlung auf der linken Seite.
Farbe: Grün, Dauer: 30 Sekunden je Punkt

Damit ist die zweite Grundbehandlung für das Abwehr- und Immunsystem abgeschlossen. Bei Belastungen sollten die beiden Anweisungen im täglichen Wechsel durchgeführt werden. Ab dem Zeitpunkt, an dem sich der Allgemeinzustand gebessert hat, vergrößern sich die Abstände zwischen den Behandlungen. Allerdings sollten Sie immer darauf achten, beide Bestrahlungen abwechselnd einzusetzen.

Grundbehandlungen bei Abwehr- und Immunerkrankungen

Die nächste Behandlung wurde vor allem für Menschen konzipiert, die unter schweren Erkrankungen, deren Ursachen mangelnde Abwehrkraft und ein geschwächtes Immunsystem sind, zu leiden haben. Wir sind sicher, dass Zusatztherapien mit Farben jedem Menschen Erleichterung bringen können und gerade in Zeiten schwerer Erkrankungen als begleitende Maßnahme zum Beispiel zu schulmedizinischen Therapien eingesetzt werden sollten.

Es folgen drei weitere Anweisungen, die Sie in regelmäßigem Wechsel miteinander kombinieren können. Führen Sie diese Behandlungen unabhängig von spezifischen Krankheitsbezeichnungen durch, zum Beispiel auch bei rheumatischen Erkrankungen oder Allergien – eben allen Belastungen, die ursächlich mit der Abwehr des Körpers zusammenhängen.

Selbstverständlich sind die Behandlungen auch zur Vorbeugung geeignet. In diesem Fall setzen Sie sie nicht im täglichen Wechsel, sondern im wöchentlichen Wechsel ein (1. Woche: 1 x Anwendung 1; 2. Woche: 1 x Anwendung 2 usw.). Sie werden durch diese Behandlungen spürbar erfahren, wie hervorragend Farbe zum Wohlbefinden beitragen kann.

Und noch einmal der Hinweis: Farbbehandlungen können Reaktionen auslösen – was nicht zuletzt die Wirksamkeit der Farbtherapie ausdrückt. Solche Reaktionen sind immer ein Hinweis darauf, dass das Gesamtsystem die eingeschleusten Behandlungsimpulse annimmt und aus sich heraus versucht, das bestehende Chaos zu beseitigen.

Wie Sie bei solchen Reaktionen im einzelnen vorgehen sollten, möchten wir an dieser Stelle noch einmal zusammenfassen:

1. Bei Reaktionen auf ein bestimmtes Areal (auch, wenn sie schon nach wenigen Sekunden der Bestrahlung auftreten) wird die Behandlung dieses Areals sofort beendet. Man setzt die beschriebene Reihenfolge der Behandlung fort.

2. Reaktionen, die nach einer abgeschlossenen Farbbehandlung auftreten, sind prinzipiell positiv. Wenn Sie jedoch das Gefühl haben, durch solche Reaktionen belastet zu sein, sollten Sie bis zum Abklingen der Reaktion keine weiteren Behandlungen durchführen. Nochmals: Bedenken Sie, dass Ihr Körper selbstständig gegen eine bestehende Unordnung vorgeht und versucht, Ausgleich und Harmonie zu schaffen.

3. Für das Abklingen massiver Reaktionen ist es außerdem hilfreich, ca. 30 Minuten lang einen feuchtheißen Wickel auf die rechte Seite des Oberbauchs zu legen und sich gut „einzupacken" (trockenes Handtuch und obenauf eine heiße Wärmflasche). Oft klingt die Reaktion schon während dieser Zeit ab. Keine Angst also, wenn bei oder nach der Farbbehandlung Reaktionen auftreten!

Wir stellen Ihnen nun drei Behandlungsmöglichkeiten bei Abwehr- und Immunerkrankungen vor. Die erste Anweisung lehnt sich an den Behandlungsvorschlag an, der bereits im Kapitel „Kinderkrankheiten" beschrieben ist. Wir führen die entsprechenden Abbildungen und Beschreibungen auf und nennen Ihnen dazu Ergänzungstherapien. Diese Behandlungsreihenfolge hat die Bezeichnung „Toxische Grundkombination" (toxisch = giftig; gemeint sind Gifte, die der Körper nicht ausscheiden kann). Bei diesen Anweisungen ist das Lymphsystem als „Müllabfuhr" von vorrangiger Wichtigkeit!

1. Anweisung
Lymphatische toxische Regulation

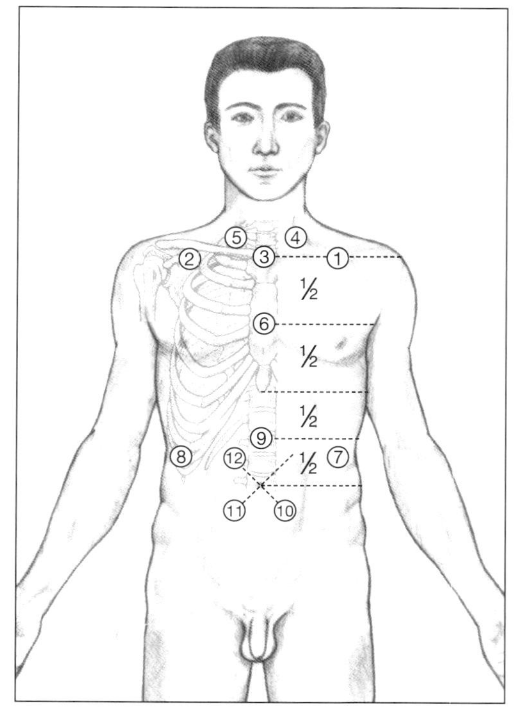

Abb. 141 Toxische Regulation – Punkte Körpervorderseite

Lage der Punkte in Abb. 141

Punkte 1 und 2

Das erste Punktpaar liegt unmittelbar unterhalb des Schlüsselbeins auf der Seelenlinie (Senkrechte von Schultermitte nach unten). Beide Punkte reagieren auf Druck äußerst schmerzhaft. Wir bezeichnen diese beiden Areale als Schleusenpunkte der Lymphe und des Lymphabflusses von oben. Bestrahlen Sie zuerst links, dann rechts.
Farbe: Gelb, Dauer: 30 Sekunden je Punkt

Punkt 3

liegt oberhalb des Brustbeins in der Halskuhle.
Farbe: Gelb, Dauer: 30 Sekunden

Punkte 4 und 5

Legen Sie den Kopf etwas zurück. Tasten Sie hinter die an Schlüsselbein und Brustbein beginnende Sehne. Hinter diesem Muskelstrang fühlen Sie eine kleine, weiche Einbuchtung. Genau dort bestrahlen Sie – zuerst auf der linken, dann auf der rechten Körperseite.
Farbe: Gelb, Dauer: 30 Sekunden je Punkt

Punkt 6

liegt exakt in der Mitte des Brustbeins
Farbe: Violett, Dauer: 60 Sekunden

Punkte 7, 8 und 9

Die nächsten drei Punkte liegen am Bauch. Die äußeren Punkte finden Sie beim Abtasten der freien elften Rippe rechts und links außen; der dritte Punkt liegt in der Mitte der Verbindungslinie zwischen Brustbeinspitze und Nabel. Beginnen Sie mit dem linken Punkt, gehen Sie dann nach rechts und zum Schluss zur Mitte.
Farbe: Gelb, Dauer: 30 Sekunden je Punkt

Punkte 10, 11 und 12

Ziehen Sie zwei imaginäre Diagonalen, die sich im 90°-Winkel exakt über dem Nabel kreuzen. Auf diesen Diagonalen sitzen die drei Behandlungspunkte – jeweils 2 Querfinger vom Nabelrand entfernt. Tasten Sie nun recht tief in das Gewebe hinein, diese Punkte sind bei fast allen Menschen schmerzhaft – auch bei denen, die noch nie Bauchbeschwerden hatten.

Punkt 10 liegt auf einer der Diagonalen schräg links unterhalb des Nabels.
Punkt 11 liegt schräg rechts unterhalb des Nabels auf der zweiten Diagonalen.
Punkt 12 liegt schräg rechts oberhalb des Nabels auf der ersten Diagonalen.
Farbe: Grün, Dauer: 30 Sekunden je Punkt

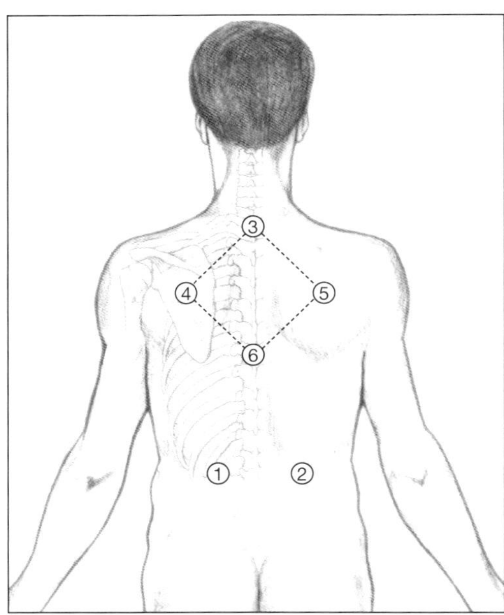

Abb. 142 Toxische Regulation – Lymphrhombus/Nierenpole

Lage der Punkte in Abb. 142

Punkte 1 und 2

Zunächst bestrahlen Sie die beiden Nierenpole. Legen Sie dazu die Hände mit dem Daumen nach hinten auf den Beckenkamm (wenn Sie den russischen Volkstanz Kasatschok kennen, ist das eine der leichtesten Übungen…). Die beiden abgespreizten Daumen berühren jeweils rechts und links den zu bestrahlenden Punkt. Tasten Sie ruhig etwas fester – Sie werden die genaue Lage der Punkte spüren. Bestrahlen Sie zuerst die linke, danach die rechte Seite.
Farbe: Rot, Dauer: 30 Sekunden je Punkt

Die folgenden vier Punkte, die sich in Rhombusform darstellen, finden Sie im oberen Rückenbereich. Sie sind ganz besonders wichtig, weil sie den Abfluss der Lymphe insgesamt anregen.

Punkt 3

liegt genau über dem 7. Halswirbel, den Sie auch deshalb so gut lokalisieren können, weil er am Übergang zur Brustwirbelsäule stark dominiert.

Punkte 4 und 5

Dieses horizontale Punktpaar liegt genau in der Mitte des linken und rechten Schulterblattes. Zusammen mit Punkt 3 bilden sie ein gleichschenkliges Dreieck.

Punkt 6

Wenn Sie nun in Ihrer Vorstellung das Dreieck der Punkte 3, 4 und 5 nach unten klappen, dann liegt dessen Spitze in der Mitte der Wirbelsäule. Diese Spitze entspricht dem sechsten Punkt der Bestrahlung.
Farbe: Gelb, Dauer: 30 Sekunden je Punkt

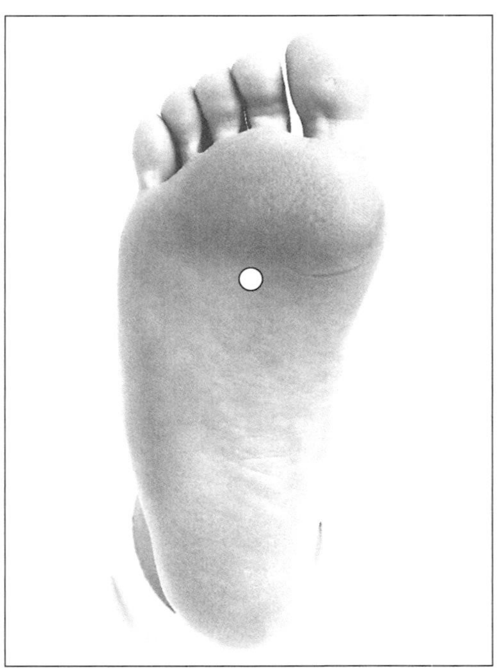

Abb. 143 Toxische Regulation – Punkt Fußsohle

Lage des Punktes in Abb. 143

Nun bestrahlen Sie je einen Punkt an der rechten und linken Fußsohle. Dazu biegen Sie die Fußzehen etwas nach unten und tasten unterhalb des Quergewölbes eine Mulde, in der sich das zu bestrahlende Areal befindet. Drücken Sie diese Stelle an der rechten und linken Fußsohle und stellen Sie fest, welcher Punkt schmerzhafter ist. Hier bestrahlen Sie zuerst mit Grün; dann die Gegenseite mit Rot.

Farben: Grün und Rot, Dauer: 30 Sekunden je Punkt

Die folgende Anweisung hat mehr Tiefenwirkung. Sie geht in unbewusste Bereiche, um dort Blockaden, die an einem Krankheitsbild beteiligt sind, sanft zu lösen. Es handelt sich um elliptische Formen, wie wir sie beispielsweise von der „Zone des Tiefenbewusstseins" her kennen.

2. Anweisung
Behandlung über die Esogetischen Ellipsen

Bei dieser Behandlung werden vier Ellipsen miteinander gekoppelt. Sie haben eine enorme Tiefenwirkung, und viele unserer Patienten berichten, dass sich nach dieser Anwendung ein außerordentliches Wohlbefinden einstellt und dass sie oft spontan mit der Grundproblematik ihres Lebens konfrontiert werden. Es wird auch von einer sehr regen Traumtätigkeit berichtet. Die Wirkung ist durchweg positiv. Während des Behandlungsvorgangs können Reaktionen auftreten (die – wie bereits ausgeführt – zeigen, dass die Blockaden des Lebens mit den Blockaden im Tiefenbewusstsein einhergehen). Bei solchen Reaktionen verfahren Sie bitte entsprechend unseren Ausführungen auf Seite 152. Eventuelle Abweichungen werden wir bei den einzelnen Ellipsen beschreibungen anmerken.

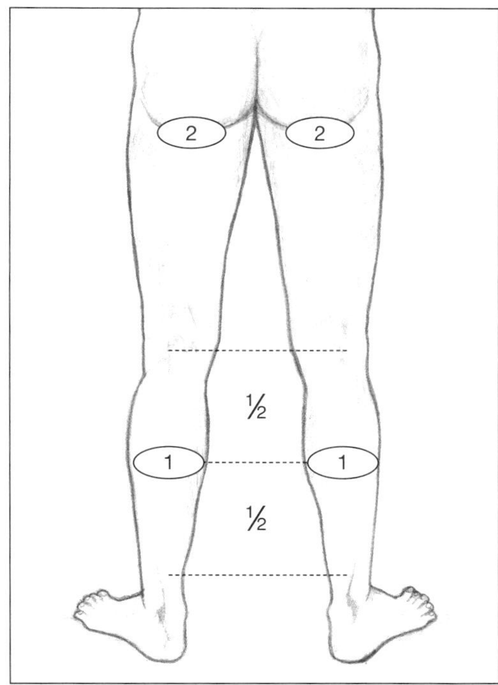

Abb. 144 Esogetische Ellipsen – Wirklichkeit und Wahrnehmung

Lage der Ellipsen in Abb. 144
Ellipse 1, beidseitig

Sie trägt die Bezeichnung „Ellipse der Wirklichkeit und der körperlichen Existenz" und liegt in der Mitte der Wade. Messen Sie den Abstand zwischen Kniegelenkfalte und dem Ansatz der Achillessehne an der Ferse. Die Mitte dieser Senkrechten ist gleichzeitig der Mittelpunkt der Ellipse. Ihre seitliche Ausdehnung reicht seitlich bis zum Rand des Wadenmuskels, nach oben und unten beträgt sie jeweils 1,5 Querfinger.

Beginnen Sie nun, die Figur des rechten Beines mit der Farbe Orange zu streichen, indem Sie oben beginnen und der Ellipsenlinie im Uhrzeigersinn folgen. Sollten während der Streichung Reaktionen auftreten, wechseln Sie sofort die Richtung und streichen ein- bis zweimal im Gegenuhrzeigersinn. Dann wechseln Sie wieder zur anfänglichen Streichrichtung. Wiederholen sich die Reaktionen, so streichen Sie wiederum ein-, zweimal gegen den Uhrzeigersinn. Diesen Wechsel der Streichrichtung führen Sie solange fort, bis die Reaktionen ausbleiben.

Reaktionen auf das Streichen dieser Ellipse können beispielsweise Kopf- oder Bauchdruck sein. Durch die Gegenstreichung wird die Reaktion in fast allen Fällen sofort wieder aufgehoben. Sollte das nicht der Fall sein, dann beenden Sie die Bestrahlung und wenden sich dem linken Bein zu. Hier bestrahlen Sie mit der Farbe Blau.
Farbe: Orange und Blau, Dauer: 60 Sekunden je Ellipse

Ellipse 2, beidseitig
Wenden Sie sich nun dem zweiten Ellipsenpaar zu. Ziehen Sie jeweils von der Mitte der rechten und linken Kniekehle eine Gerade nach oben. Dort, wo der Oberschenkel endet und der Gesäßmuskel beginnt, liegt eine Querfalte. Die Mitte dieser Falte entspricht dem Mittelpunkt der zweiten Ellipse, der „Ellipse der Wahrnehmung". Die Abmessungen: vom Mittelpunkt aus nach oben und unten jeweils 1 Querfinger; seitliche Ausdehnung rechts und links 2 Querfinger.

Beginnen Sie diesmal die Streichung der Ellipsenlinie auf der linken Seite gegen den Uhrzeigersinn. Wechseln Sie dann auf die rechte Seite; hier streichen Sie allerdings in Uhrzeigerrichtung. Bei Reaktionen verfahren Sie entsprechend der Beschreibung der 1. Ellipse,
Farbe: Türkis, Dauer: 60 Sekunden je Ellipse

Die beiden nächsten Ellipsen projizieren sich seitlich am Körper. In diesem Bereich liegen sehr viele Behandlungsmodelle der Esogetischen Medizin; er gehört zu den wichtigsten der Farbpunktur. Die Ellipse auf der rechten und linken Körperseite nennen wir „Immunellipse"; deshalb ist sie auch so überaus wichtig innerhalb dieses Kapitels. Unabhängig von dieser Anweisung kann man das Ellipsenpaar auch für sich allein zur Behandlung einsetzen, wenn es beispielsweise um Unpässlichkeiten allgemeiner Art geht. Innerhalb dieser Anweisung hat dieses Ellipsenpaar eine sehr wichtige Funktion. Es soll im Anschluss an die beiden vorhergehenden Ellipsen das Immunsystem aufbauen.

Lage der Ellipsen in Abb. 145 und 146
Suchen Sie zunächst einen Punkt, der exakt in der Mitte einer Linie zwischen Brustbeinspitze und Nabelmitte liegt. Ziehen Sie nun eine gedachte Horizontale nach rechts und links. Anschließend „denken" Sie sich eine Linie vom Hüftknochen nach oben zur Achselhöhle (auch hier wieder auf der linken und rechten Körperseite). Dort, wo sich die horizontalen und vertikalen Linien kreuzen, liegt der Mittelpunkt der rechten und linken Immunellipse. Messen Sie nun von diesem Mittelpunkt ausgehend je 1 Querfinger nach oben und unten und je

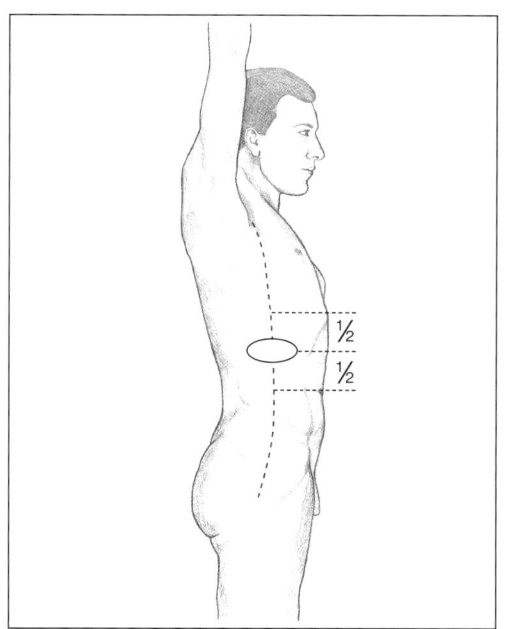

Abb. 145 Esogetische Ellipsen – Immunellipse rechts

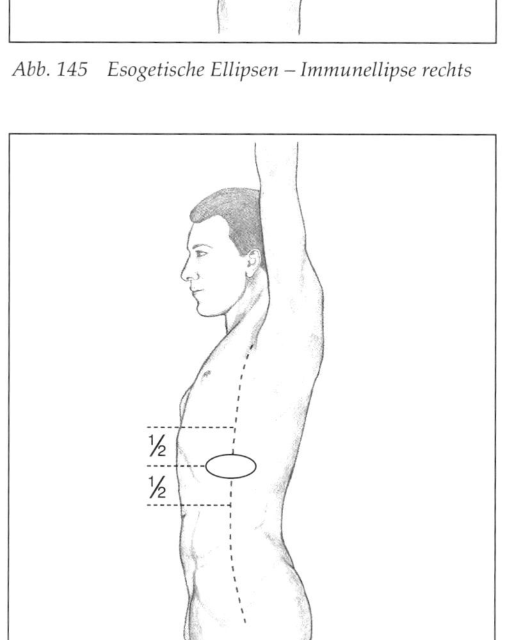

Abb. 146 Esogetische Ellipsen – Immunellipse links

2 Querfinger nach links und rechts. Damit legen Sie die Ausdehnung der Ellipse fest. Beginnen Sie die Streichung am oberen Rand der linken Ellipse im Uhrzeigersinn. Die Therapiefarbe ist Violett. Bewegen Sie den Farbflächenstift dabei sehr langsam. Sollte es zu Reaktionen kommen – was bei dieser Ellipse sehr selten ist-, verfahren Sie auch hier entsprechend der Beschreibung mit Gegenstreichungen. Wechseln Sie nun zur rechten Seite, und streichen Sie diese Ellipsenlinie gegen den Uhrzeiger mit Gelb.
Farben: Violett und Gelb; Dauer: ca. 60 Sekunden je Ellipse.

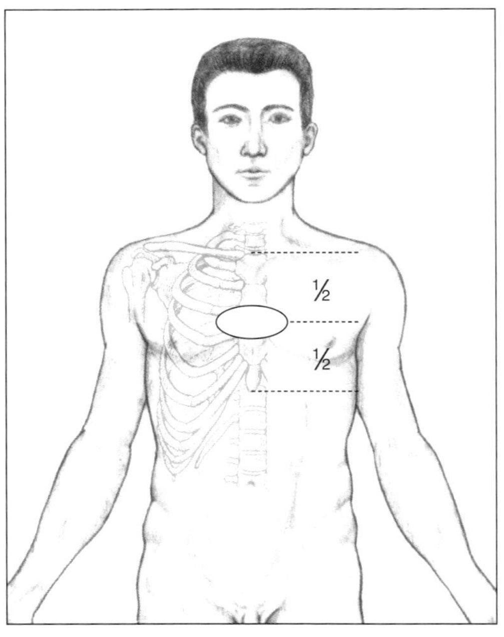

Abb. 147 Esogetische Ellipsen – Ellipse im Brustbereich

Lage der Ellipse in Abb. 147

Nach der Immunellipse kommen wir nun zur nächsten Sequenz. Die folgende Ellipse projiziert sich im Brustbereich. Der Mittelpunkt ist exakt die Mitte des Brustbeins. Die Ausdehnung misst je 1 Querfinger nach oben und unten sowie je 2 Querfinger nach rechts und links. Nun können Sie mit dem Ausstreichen der Figur beginnen. Setzen Sie den Farbflächenstift unten in der Mitte der Ellipsenlinie an und streichen Sie gegen den Uhrzeigersinn. Bei Reaktionen verfahren Sie auch hier mit Gegenstreichungen.
Farbe: Blau, Dauer: 60 Sekunden

Hiermit schließt die Esogetische Ellipsen-Behandlung, deren Gesamtdauer etwa 7 Minuten beträgt.

3. Anweisung: Behandlung von Körper und Tiefenbewusstsein

Die Anweisung Nr. 3 ist – was den Wirkungscharakter betrifft – eine Mischung aus den Anweisungen 1 und 2. Das bedeutet, dass hier sowohl die körperlichen als auch die tiefenbewussten Belastungen angegangen werden können.

Es ist besonders wichtig, darauf hinzuweisen, dass vor dieser dritten Behandlung immer die Anweisungen 1 und 2 durchgeführt werden sollten. Am wirkungsvollsten ist es, die drei Behandlungen im Wechsel einzusetzen. Auf diese Weise können sich die Systeme und mit ihnen Ihr ganzes Leben selbst auf die feinen Informationen der Farben einstellen!

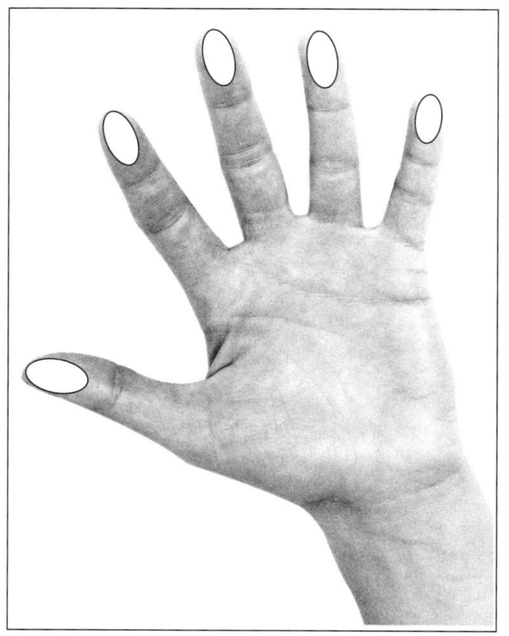

Abb. 148 Körper/Tiefenbewusstsein – Fingerbeeren-Zonen

Der erste Schritt ist auch gleichzeitig der einfachste. Hierbei ist keine Lokalisation notwendig; denn es handelt sich um die Finger- und Zehenbeeren, die nach einem bestimmten Schema behandelt werden.

Lage der Zonen in Abb. 148, beidseitig
Beginnen Sie an der linken Hand. Bestrahlen Sie die Beere des Daumens Gelb. Danach nehmen Sie die Farbe Rot für den Zeigefinger, Türkis für den Mittelfinger, Blau für den Ringfinger und Orange für den kleinen Finger. Wechseln Sie nun zur rechten Hand, und beginnen Sie auch hier mit der Daumenbeere. Die Farben sind entsprechend der linken Hand.
Farben: Gelb, Rot, Türkis, Blau und Orange, Dauer: 20 Sekunden je Zone

Es können hierbei leichtere Reaktionen auftreten. In solchen Fällen ist es wichtig, die Farben der jeweiligen Zonen auszutauschen und die Bestrahlung mit den so genannten „Komplementärfarben" zu wiederholen. Komplementärfarben sind die Gegenschwingungen: Grün ist das Pendant zu Rot, Violett das Pendant zu Gelb und Orange steht der Farbe Blau komplementär gegenüber. Die einzige Ausnahme bildet das Türkis, das innerhalb des Farbspektrums keine Gegenfarbe hat. Kommt es während der Bestrahlung mit Türkis zu Reaktionen (Mittelfinger), wird diese Behandlungssequenz beendet und mit der nächsten fortgefahren.

Also: bei Reaktionen während der Gelbbestrahlung geben Sie Violett, bei Reaktionen während der Rotbestrahlung geben Sie Grün, bei Reaktionen während der Blaubestrahlung geben Sie Orange, bei Reaktionen während der Orangebestrahlung geben Sie Blau.

Bitte beachten Sie diese Festlegung sowohl bei den Finger- als auch bei der nun folgenden Farbbestrahlung der Zehenbeeren.

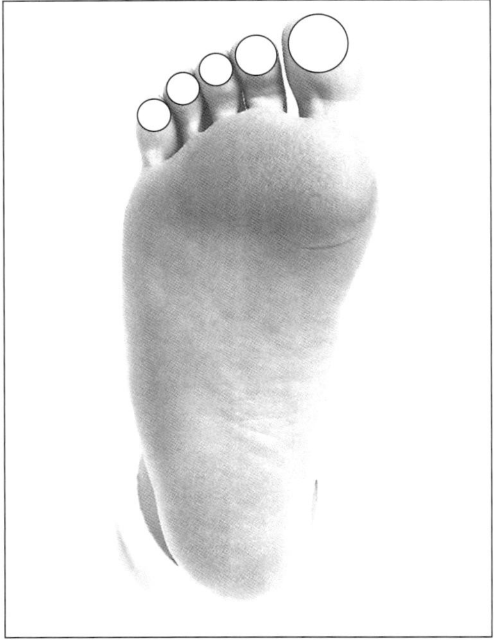

Abb. 149 Körper/Tiefenbewusstsein: Zehenbeeren-Zonen

Lage der Zonen in Abb. 149

Beginnen Sie die Behandlung der Zehenbeeren an der linken großen Zehe mit Orange. Danach folgt die 2. Zehe mit Rot, die 3. Zehe mit Türkis, die 4. Zehe mit Gelb und die kleine Zehe mit Blau. Bei der anschließenden Farbbehandlung des rechten Fußes verfahren Sie bitte entsprechend. Wechseln Sie bei Reaktionen die Farben wie oben beschrieben.
Farben: Orange, Rot, Türkis, Gelb und Blau, Dauer: 20 Sekunden je Zone

Die Gesamtdauer der Bestrahlung von Finger- und Zehenbeeren beläuft sich auf etwa 6 Minuten.

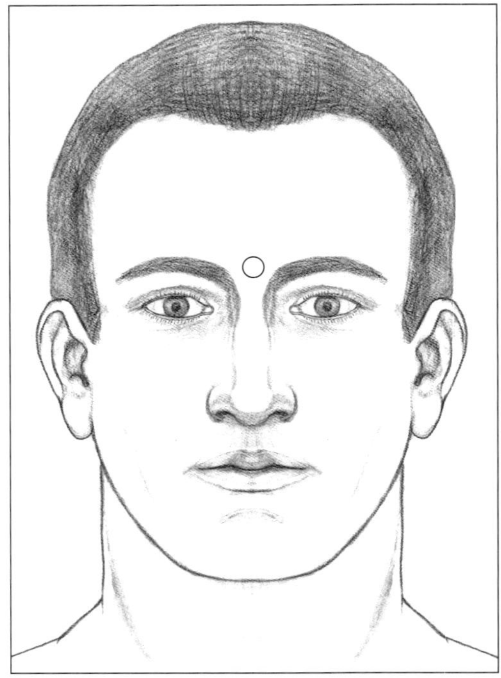

Abb. 150 Körper/Tiefenbewusstsein: Zwischenaugenbrauenpunkt

Lage des Punktes in Abb. 150

Der Punkt liegt exakt in der Mitte zwischen den beiden Augenbrauen.
Farbe: Rot, Dauer: 30 Sekunden

Lage der Zone in Abb. 151

Die so genannte Milzzone liegt am äußeren Rand des linken Fußes. Halbieren Sie die Strecke zwischen Ferse und der Spitze der kleinen Zehe. Ziehen Sie anschließend von dieser Mitte aus eine Horizontale über die Fußsohle. Unmittelbar auf dieser Linie, ½ Querfinger vom äußeren Rand der linken Fußsohle nach innen gemessen, tasten Sie eine große Zone, die im Falle

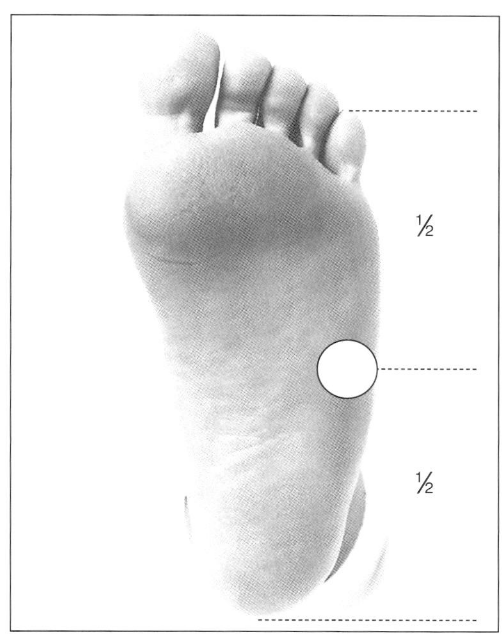

Abb. 151 Körper/Tiefenbewusstsein: Milzzone

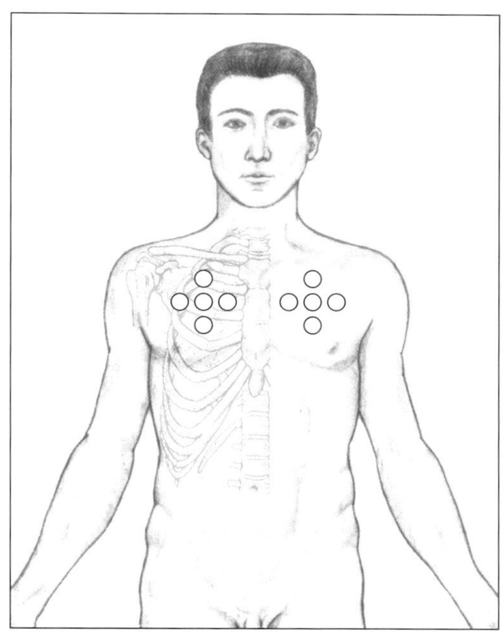

Abb. 152 Körper/Tiefenbewusstsein – Lymphkreuze vorn

einer Erkrankung immer empfindlich ist. Dort setzen Sie den Farbflächenstift senkrecht auf und bestrahlen mit Gelb. Bei eventuellen Reaktionen wechseln Sie zu Violett.
Farbe: Gelb; bei Reaktionen Violett,
Dauer: 60 Sekunden

Lage der Punkte in Abb. 152
Die beiden nächsten Sequenzen stellen sehr wichtige Lymphreflexzonen dar. Legen Sie zuerst den Mittelpunkt der Lymphkreuze auf der Körpervorderseite fest. Messen Sie von der Mitte des Schlüsselbeins aus 4 Querfinger nach unten und ca. ½ Querfinger von der Seelenlinie, die von der Schultermitte senkrecht über die Brustwarzen nach unten verläuft, nach innen. Markieren Sie den Punkt auf der rechten und linken Körperseite. Gehen Sie nun von diesem Punkt aus jeweils 1 Querfinger nach allen 4 Seiten. Damit haben Sie die kreuzförmig angeordneten Behandlungspunkte festgelegt.

Beginnen Sie die Bestrahlung mit dem Mittelpunkt der linken Figur. Die Therapiefarbe ist Grün. Behandeln Sie danach die vier angrenzenden Punkte in der Reihenfolge oben, Außenseite, unten und Innenseite mit Rot. Danach wechseln Sie zum Lymphkreuz auf der rechten Körperseite. Auch hier bestrahlen Sie zuerst die Mitte Grün und dann die Punkte oben, Außenseite, unten und Innenseite Rot.
Farben: Grün und Rot, Dauer: 20 Sekunden je Punkt.

Lage der Punkte in Abb. 153

Die Mittelpunkte der beiden Lymphkreuze auf der Körperrückseite sind identisch mit den beiden Nierenpolen. Legen Sie dazu die Hände mit dem Daumen nach hinten auf den Beckenkamm (wenn Sie den russischen Volkstanz Kasatschok kennen, ist das eine der leichtesten Übungen...). Die beiden abgespreizten Daumen berühren jeweils rechts und links den zu bestrahlenden Punkt. Von diesen beiden Punkten aus messen Sie nun je 1 Querfinger nach oben, unten, rechts und links. Markieren Sie diese Punkte (zum Beispiel mit einem Kajalstift), und beginnen Sie mit der Behandlung der linken Seite. Der Mittelpunkt des Kreuzes ist Rot, die äußeren Punkte werden in der Reihenfolge oben, Außenseite, unten, Innenseite mit Grün bestrahlt. Danach wechseln Sie zur rechten Seite; die Farben entsprechen denen der linken Seite, die Reihenfolge ist auch hier Mitte, oben, Außenseite, unten, Innenseite.

Farben: Rot und Grün, Dauer: 20 Sekunden je Punkt.

Abb. 153 Körper/Tiefenbewusstsein – Lymphkreuze hinten

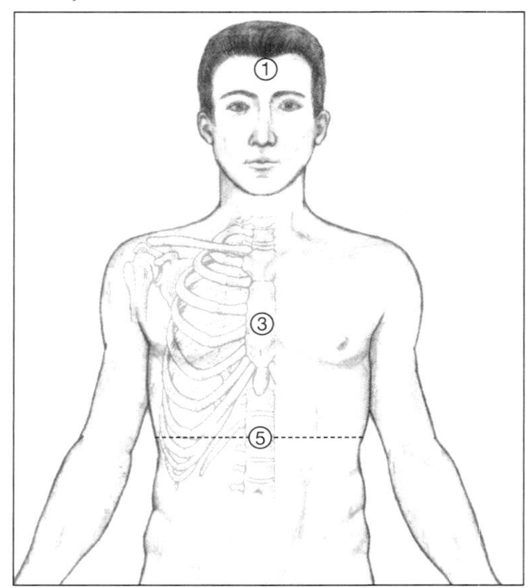

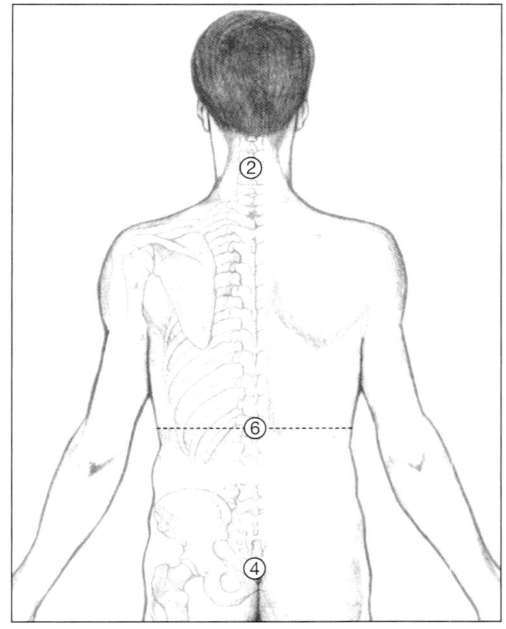

Abb. 154 und 155 Körper/Tiefenbewusstsein Gehirnharmonisierung II

Lage der Punkte in Abb. 154 und 155

Punkt 1 (Abb. 154)
liegt in der Stirnmitte, ein Querfinger unterhalb des Haaransatzes.
Farbe: Orange, Dauer: 30 Sekunden

Punkt 2 (Abb. 155)
Legen Sie den Zeigefinger in den Nacken und beugen Sie dann den Kopf nach hinten. Der Punkt liegt auf der Halswirbelsäule in Höhe des Knicks, der durch das Zurücklegen des Kopfes entsteht.
Farbe: Blau, Dauer: 30 Sekunden

Punkt 3 (Abb. 154)
liegt in der Mitte des Brustbeins. Halbieren Sie dazu die vertikale Linie zwischen Beginn und Spitze des Brustbeins.
Farbe: Grün, Dauer: 40 Sekunden

Punkt 4 (Abb. 155)
liegt am Beginn der Analfalte (Übergang Kreuzbein- / Steißbeingebiet).
Farbe: Rot, Dauer: 30 Sekunden

Punkt 5 (Abb. 154)
finden Sie, wenn Sie die Senkrechte zwischen Brustbeinspitze und Nabel halbieren.
Farbe: Gelb, Dauer: 40 Sekunden

Punkt 6 (Abb. 155)
Ziehen Sie in Höhe des Punktes 5 eine gedachte Horizontale um den Körper. Punkt 6 liegt auf dieser Linie, direkt auf der Wirbelsäule. Dieser Punkt ist einer der wichtigsten der Esogetischen Farbpunktur, deshalb nenne ich ihn den „Lebenspunkt der Esogetik". Er hat Bezug zu allem, was mit „tun" oder „Tat" korrespondiert, das heißt: Er regt unterdrückte Funktionen in allen Körperbereichen an. Alle Fließzustände unterliegen in gewissem Maße diesem Punkt.
Farbe: Violett, Dauer: 60 Sekunden

Damit ist auch die 3. Anweisung bei schweren Belastungen des Abwehr- und Immunsystems beendet. Sie ist im Vergleich zu den beiden vorhergehenden zwar zeitaufwendiger – aber was ist schon Zeit, wenn es um die eigene Krankheit bzw. Gesundheit geht!

Damit schließen wir das Kapitel „Das Immunsystem und immunologische Erkrankungen" ab. Die drei Behandlungen reichen als Grundtherapien aus.

Die Haut und ihre Behandlungsmöglichkeiten

Das letzte Kapitel des ersten Bandes „Farben: die Apotheke des Lichts" handelt von den extrem zunehmenden Hauterkrankungen. Vor allem Kinder sind seit einiger Zeit ganz besonders mit diesen Problemen belastet.

Der Begriff „Neurodermitis" gehört mittlerweile schon zum alltäglichen Sprachgebrauch – genau so wie „Psoriasis, Akne und Ekzem". Die meisten wissen zwar, dass sich dahinter keine lebensbedrohlichen Erkrankungen verbergen; leider haben inzwischen aber viele Menschen die Erfahrung machen müssen, dass auch ein nässendes Ekzem oder Juckreiz auf Dauer zermürben können!

Bevor wir zu den Behandlungen kommen, hier eine allgemeine Betrachtung des „Problems Haut".

Hintergründe und Symptomatik

Die Haut mit ihrer den ganzen Körper bedeckenden Fläche von durchschnittlich 1,6 m^2 und einem Gewicht von fast 20 kg ist unser größtes Sinnesorgan und ein vielseitiges Funktionsinstrumentarium für den Gesamtorganismus. Sie schützt beispielsweise vor mechanischen, chemischen und thermischen Schäden, vor Krankheitserregern wie Bakterien, Viren, Parasiten, Pilzen und Allergenen. Man hat festgestellt, dass die Haut eine Reifungsstätte für Blutzellen sein kann, die – wie ja bekannt – als wichtige Bestandteile der Immunabwehr gelten. Außerdem ist sie sogar in der Lage, Blut, Wasser, Fette, Mineralstoffe und Vitamine zu speichern und gegebenenfalls an den Körper abzugeben.

Auch die Temperatur wird von der Haut reguliert, und zwar über die Flüssigkeitsabgabe und Durchblutungsveränderungen. Verantwortlich für die Schweißbildung und Ausscheidung sind die so genannten Schweiß- und Talgdrüsen der Haut. Schweißdrüsen sind nicht nur für die Regulierung der konstanten Körpertemperatur wichtig, sie dienen auch der Ausscheidung einer Vielzahl von Schlacken und schädlichen Substanzen. Wir wissen, dass bei körperlicher Schwerstarbeit und bei gleichzeitig hohen Temperaturen pro Tag teilweise 10 bis 15 Liter Schweiß ausgeschieden werden können.

Der vielleicht wesentlichste Bereich der Haut aber ist die Wahrnehmungs- und Sinnesfunktion. Die Haut ist Grenze und gleichzeitig Vermittlerin zwischen der äußeren und der inneren Wahrnehmung. Die Hautzellen leiten Druck, Schmerz, Berührung, Erschütterung, Reizung, Wärme- und Kälteempfinden weiter; aber auch Erröten oder Erblassen werden von der Haut gesteuert. Plötzliche Gefühlswahrnehmungen spiegeln sich auf der Haut genauso wider wie seelische, emotionale Empfindungen. Trauer oder Freude, Schmerz, Angst oder Verwirrtheit – all diese Gefühle verändern die Hautbeschaffenheit.

Die Haut reagiert also in doppelter Hinsicht: Auf ihr zeichnen sich innere Auswirkungen und äußere Einwirkungen ab. Der Volksmund spricht dann von „vom Leben gezeichnet" oder davon, dass „sich etwas in das Gesicht oder die Haut eingegraben hat". In der Bibel liest man von „Es ist euch auf die Haut geschrieben". Die Haut ist ein Spiegel unseres inneren und äußeren Selbst, die „Landkarte" unserer individuellen Entwicklung.

Schon von alters her hat man die Haut eng mit der Gehirnfunktion verknüpft. Heute kann man diese Verbindung auch erklären: Vegetative, sensorische und motorische Reaktionen werden dem Gehirn wie Datenträger unentwegt und innerhalb kürzester Zeit übermittelt. Auf diesem Weg gelangen Informationen von außen nach innen und gleichzeitig von innen nach außen. Reaktionen auf äußere Einflüsse – zum Beispiel Wohlempfinden oder Unbehagen – verändern unsere Haut. Wenn wir gelöst sind, hat sie eine weiche Beschaffenheit. Sind wir verspannt oder verschlossen, wird sie sich mit Hilfe der Muskulatur ebenfalls „schließen". Die Fähigkeit des Menschen, auf bestimmte Reize zu reagieren, ist einzigartig und ermöglicht gleichzeitig das Erkennen individueller Schwerpunkte, Stärken, Schwächen und Widerstände.

Schon in der Vergangenheit setzte man die Haut für verschiedene therapeutische Maßnahmen ein. Alle Reflexologen sehen in der Haut ein perfektes Medium für die Beeinflussung bestimmter Steuerungsvorgänge im Inneren des Körpers. Dabei geht die Vielfalt der Hautbehandlungen weit über den medizinischen Bereich hinaus. Konzentrierte man sich früher auf Schröpfen, Baunscheidtieren, Massage und ableitende Maßnahmen durch Wasser- und Hitzeanwendung, so können wir heute durch gezielte Stimulation bestimmter Hautzonen und -punkte mit Hilfe der Farbpunktur in spezielle Informationsabläufe im Inneren eines Menschen eingreifen. Dieser direkte Zugriff über die Haut ist einzigartig – die Haut ist für den Therapeuten offen und ohne Schwierigkeiten zugänglich für die Behandlung.

Das Hermetische Gesetz „Wie innen, so außen", mit dem die „Zweiweg-Funktion" der Haut beschrieben werden kann, schließt ein, dass sich das Unsichtbare im Sichtbaren ausdrückt. In der Naturheilkunde finden sich viele Informationen dieser Art, so genannte „übergeordnete Muster" (so zum Beispiel in der Irisdiagnostik, in der Reflexzonentherapie, in der Kirlian-Diagnostik, in der Physiognomie der Haut usw.). Auch die Gentechnik macht sich die Information, die jede Zelle in sich trägt, zunutze. Egal, welches System man anwendet – das Prinzip ist immer das gleiche!

Die Haut ist aber nicht allein organische Schutzhülle, sondern auch ein elektrisches Feld. Jede emotionale Reaktion, zum Beispiel Erröten, Erblassen, Schamgefühl, Erregung, Schreck oder Furcht, spiegelt sich im messbaren elektrischen Hautwiderstand durch eine Veränderung der Zahl freiwerdender Teilchen, der „Biophotonen". Die Messung dieser so genannten Entladungsdichte auf der Hautoberfläche ist Teil vieler Therapie- oder Diagnoseformen, so zum Beispiel der Kirlian-Diagnostik.

Ging man früher von einer großflächigen Hautbehandlung aus, so lassen die neuesten Erkenntnisse darauf schließen, dass die Bestrahlung kleinerer Flächen effektivere Therapieergebnisse zur Folge hat.

Die Schwierigkeit bei solchen Therapien besteht darin, die „Landkarte Haut" richtig zu lesen und zu interpretieren. Deshalb ist es so überaus wichtig, Farben, Essenzen oder andere Hilfsmittel nicht einfach wahllos auf die Haut aufzubringen. Hinter einer sinnvollen und erfolgreichen Therapie muss ein Koordinations-System stehen, welches das Therapiemittel mit den Hautzonen und -punkten, die auf bestimmte Stimulation am sensibelsten reagieren, kombiniert.

Genau dieses System steht hinter der Esogetischen Farbtherapie. Deshalb ist sie eine so vorzügliche Methode innerhalb der neueren ganzheitlichen Behandlungsformen. Gerade in der Kinderheilkunde ist sie von unschätzbarem Wert. Denn einerseits ist sie eine erfolgreiche Therapie, und andererseits löst sie auch langfristig keine Nebenwirkungen oder Folgeschäden aus, ist überdies schmerzfrei und deshalb auch bei Kindern optimal anzuwenden.

Doch wieder zurück zum Thema „Haut". Als Behandlungsareal stellt sie die effizienteste Möglichkeit der Beeinflussung des Krankheitsgeschehens dar. Sie hat nicht nur Signalfunktion bei offensichtlichen Erkrankungen der Haut, sondern reagiert auf sämtliche Krankheitsformen. Über die Haut kommt man mit der Vielschichtigkeit des Menschen in Berührung. Dazu gehören sowohl die Organe als auch Seele und Geist.

Betrachten wir beispielsweise die so genannte Pubertätsakne. Sie entsteht durch einen Konflikt im sexuellen Bereich. Ein junger Mensch wechselt vom Kindsein zum Erwachsenwerden. Er begreift, dass es keinen Weg zurück in seine Kinderwelt gibt, gleichzeitig kann er noch nicht mit dem Erwachsensein umgehen. Dieser seelische Konflikt geht einher mit hormonellen Veränderungen – sehr gut nachzuvollziehen, wenn man bedenkt, dass die Behandlung der Pubertätsakne bei Mädchen durch die Pille-Verschreibung sehr erfolgreich ist.

Sehr viel schwieriger gestaltet sich die Behandlung bei den verschiedensten Hauterkrankungen wie zum Beispiel Nesselsucht und anderen, oft von Juckreiz oder Ödembildung begleiteten Hautausschlägen. Häufig trifft man in solchen Fällen eine allergische Bereitschaft gegen bestimmte Nahrungsmittel an. Ausschläge dieser Art beginnen meist im Gesicht. Auch am Körper – speziell an den Händen – bilden sich juckende Quaddeln, die mehr oder weniger geschwollen sein können und von unterschiedlicher Größe sind. Psychologen sprechen bei solchen Patienten von einer hohen Verletzlichkeit in Liebesbeziehungen, von Angstbereitschaft, einer Neigung zu depressiver, negierender

Haltung und einem hohen Maß an Unsicherheit im Umgang mit anderen. Natürlich lässt sich hieraus keine allgemeine Gültigkeit ableiten, doch bei einer Therapie muss auf diese emotionalen Strukturen immer besonders eingegangen werden.

Eine der häufigsten Erkrankungen ist die Psoriasis – die Schuppenflechte. Sie zeigt sich in scheiben- bis flächenförmigen Entzündungen und Hautveränderungen mit silbrig-weißen Schuppen. Dabei ist die Hornbildung so stark entwickelt, dass die Haut oft mit einem Panzer vergleichbar ist. Psoriasis-Kranke sind leicht verletzbar (wie die Mehrzahl aller Hautkranken überhaupt) und sehr sensibel; hinter ihrer harten Schale verbirgt sich ein weicher Kern, wie ein Sprichwort so treffend beschreibt. Das größte Problem dieser Kranken ist das Gefühl, auf andere Menschen abstoßend zu wirken und sich durch dieses Minderwertigkeitsdenken immer mehr zu verschließen.

Die Neurodermitis und das endogene, also nicht durch äußere Einflüsse entstandene Ekzem sind weitere weitverbreitete Hauterkrankungen. Sie gehen mit Juckreiz und mit sichtbaren Verdickungen sowie ekzemähnlichen Veränderungen der Haut einher. Meist sind davon Gesicht, Nacken, Hals, Ellenbogen und Hand- oder Kniegelenke befallen. Neurodermitis-Kranke findet man in sämtlichen Altersstufen.

Oft zeigt sich in der diagnostischen oder therapeutischen Praxis, dass eine Neurodermitis-Erkrankung mit pränatalen, also vorgeburtlichen Vorgängen in engem Zusammenhang steht. Die Behandlung erweist sich überwiegend als sehr schwierig, zeigt aber nach längerer Therapiezeit eine positive Tendenz.

Durch die Eigenschaft der Haut, vielschichtige, den ganzen Menschen betreffende Verbindungen zu haben und Belastungen in allen Bereichen durch Signale „an die Oberfläche" bringen zu können, ist es so wichtig, auch bei Hauterkrankungen eine umfassende Therapie einzusetzen. Nur so kann der Therapeut der betreffenden Schichtung des Problems und damit der Ursache einer solchen Hauterkrankung Rechnung tragen. Er weiß auch, dass Hauterkrankungen nie durch ein einziges Kriterium ausgelöst werden. Sie sind nicht „nur" Folge eines immunologischen Defekts oder einer Unverträglichkeit bestimmter Nahrungsmittel. Die Haut ist wesentlich mehr – sie weist auf wirklich tief liegende Probleme des Menschen hin.

In der Kosmetik versucht man, Hautproblemen mit Salben, Lotionen oder Liposomen auf den Leib zu rücken. Das ist sicherlich sinnvoll, wenn es um die natürliche Alterung und die damit zusammenhängenden Begleiterscheinungen geht. Bei Hautveränderungen jedoch, die auf psychischen oder physischen Störungen beruhen, kann dieser Weg der „äußeren Verschönerung" auf Dauer gesehen keine nennenswerte Veränderung bewirken.

Dem Schönsein liegt der Begriff des „Seins" zugrunde. Wir sollten das ruhig wörtlich nehmen und uns in erster Linie um unser „Schön-Sein" kümmern. Und das ist viel mehr als „nur" schön aussehen! Denn Schön-Sein bedeutet Gesundheit und Harmonie – eben Schönheit, die von innen kommt!

Oft wird die Haut als „Vorposten des Gehirns" bezeichnet. Wenn wir sie als solchen ansehen, dann können wir ihren Wert gar nicht hoch genug einschätzen! Es mag ja nicht immer unbedingt wertvoll sein, den natürlichen Prozessen beispielsweise durch Schönheitsoperationen ein Schnippchen schlagen zu wollen. Sicherlich ist es aber wichtig, ja sogar lebensnotwendig, die richtige Wertung in Bezug auf die wesentlichen Dinge des Lebens zu finden. Denn innere Harmonie zeigt sich eben auch äußerlich. Und am guten oder gesunden Aussehen hat die Beschaffenheit unserer Haut einen nicht geringen Anteil!

Apropos „Wert": Auch heute noch hat der tierexperimentelle Versuch große Bedeutung. Die Wertschätzung allen Lebens sollte es uns jedoch ermöglichen, auch ohne solche Verfahren Mittel und Wege zum eigenen Schönsein und zur eigenen Schönheit zu finden! Denn auch Versuchstiere haben eine Haut, die sie zu Markte tragen müssen. Und wenn es nicht um lebenserhaltende Erkenntnisse geht, sollte keinem Tier das Fell über die Ohren gezogen werden!

Wie Sie den vorausgegangenen Ausführungen unschwer entnehmen können, muss man bei Hauterkrankungen sehr umfassend diagnostizieren und bei der Therapie möglichst viele Komponenten mit einbeziehen. Die Gesamtentgiftung allgemein und im besonderen auf den Darm bezogen steht nach unseren Beobachtungen im Vordergrund jeder Therapie.

Es ist zweifellos schwierig, alle möglichen Ursachen zu bedenken und innerhalb einer Therapie zu berücksichtigen. Deshalb werden auch wir das Thema „Haut" in zwei Teile aufgliedern. In diesem Buch schlagen wir Ihnen drei Grundkombinationen vor, die bei allen Hauterkrankungen besonders hilfreich sind und über einen entsprechenden Zeitraum gesehen regulierend in das Milieu der kranken Haut eingreifen. Darüber hinaus geben wir Anweisungen für die kosmetische Hauthygiene.

Es stimmt: Schönheit kommt von innen! Mit etwas Nachdenken erkennen wir den logischen Bezug zwischen Unregelmäßigkeiten der Haut (zum Beispiel Faltenbildung oder schnelles Altern) und Vorgängen im Inneren, die sich immer auf die Gesamtheit von Körper, Seele und Geist auswirken.

Es gibt eine ganze Reihe kosmetischer Produkte, die ohne chemische Zusätze und ohne Tierversuche der Haut die notwendigen Nährstoffe von außen zuführen können. Sie alleine sind jedoch nicht in der Lage, die Beschaffenheit der Haut zu verändern. Sie können eben nur an der Oberfläche „ausgleichen".

In diesem Zusammenhang möchten wir einen kleinen Abstecher machen… Sicher haben Sie darüber schon einmal gehört oder gelesen: Mit Hilfe der Physiognomie, also der Gesichtsausdruckskunde, kann man eine ganze Menge über das Innenleben des Menschen erfahren. Geübte Physiognomiker lesen im Gesicht eines Menschen wie in einem offenen Buch. Da wir ganz sicher sind, dass dieses Thema auch Sie, liebe Leserin und lieber

Leser, interessieren dürfte, und weil die Physiognomie natürlich auch sehr viel mit der Beschaffenheit der Gesichtshaut zu tun hat, stellen wir im zweiten Teil dieses Kapitels die Grundzüge der Gesichtsausdruckskunde und einige Anweisungen zur Farbflächenbestrahlung vor.

Beginnen wir nun jedoch mit den Hauterkrankungen und den Behandlungsmöglichkeiten, die uns die Esogetische Farbtherapie eröffnet.

Behandlungen

Grundbehandlung 1
Veränderung der Haut

Es handelt sich um eine ganz allgemeine Anweisung, die wir generell bei allen Veränderungen der Haut empfehlen. Natürlich kann sie auch dann durchgeführt werden, wenn diese Hautveränderungen schon seit längerer Zeit bestehen. Diese Grundbehandlung gilt gleichzeitig als Vorbereitung für spezifische Anwendungen.

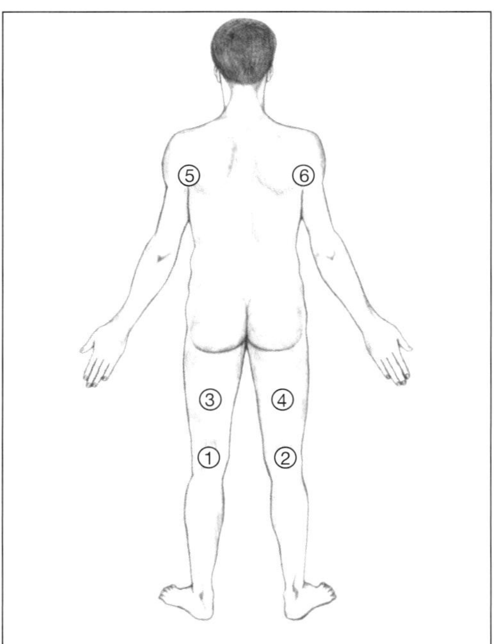

Abb. 156 Grundbehandlung Haut – Entgiftungspunkte

Lage der Punkte in Abb. 156
Punkte 1 und 2

liegen direkt in der Mitte der Kniekehle. In der Akupunkturlehre hat dieses Gebiet vor allem Bezug zu den Intoxikationen (Beeinflussungen durch schädliche/giftige Stoffe) der Haut.

Punkte 3 und 4

finden Sie, indem Sie die Strecke zwischen den Punkten 1 bzw. 2 und der Gesäßfalte halbieren. In der Mitte des linken und rechten Oberschenkels liegt die Esogetische Zone für die so genannten „seelischen Toxine". Gerade bei Hauterkrankungen zeigt die Erfahrung, dass dieses Punktpaar sich hervorragend zur Regulation der Haut eignet.

Punkte 5 und 6

liegen direkt über den beiden hinteren Achselfalten.
Beginnen Sie bei der Farbbestrahlung immer mit der linken Seite eines Punktpaares.
Farbe: Rot, Dauer: 60 Sekunden je Punkt.

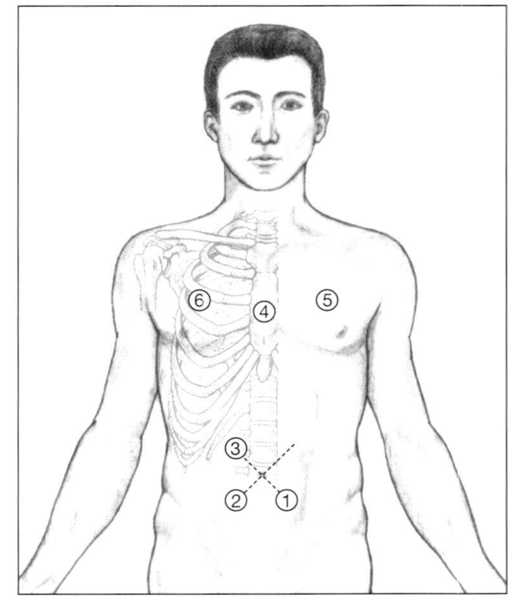

Abb. 157 Grundbehandlung Haut – Punkte vorn

Lage der Punkte in Abb. 157
Punkte 1, 2 und 3

Zuerst bestrahlen Sie die Punkte der Aggressiven Zone. Ziehen Sie dazu zwei imaginäre Diagonalen, die sich im 90°-Winkel exakt über dem Nabel kreuzen. Auf diesen Diagonalen sitzen die drei Behandlungspunkte – jeweils 2 Querfinger vom Nabelrand entfernt. Tasten Sie nun recht tief in das Gewebe hinein, diese Punkte sind bei fast allen Menschen schmerzhaft – auch bei denen, die noch nie Bauchbeschwerden hatten.

Punkt 1 liegt auf einer der Diagonalen schräg links unterhalb des Nabels.
Punkt 2 liegt schräg rechts unterhalb des Nabels auf der zweiten Diagonalen.
Punkt 3 liegt schräg rechts oberhalb des Nabels auf der ersten Diagonalen.
Farbe: Grün, Dauer: 30 Sekunden je Punkt.

Punkt 4

Anschließend behandeln Sie den Punkt in der Mitte des Brustbeins.
Farbe: Violett, Dauer: 60 Sekunden

Punkte 5 und 6

Als nächstes legen Sie die beiden den Nieren zugeordneten Punkte im vorderen Bereich des Brustkorbes fest. Sie liegen 4 Querfinger unterhalb der Schlüsselbeinmitte und ½ Querfinger nach innen neben der Seelenlinie, die von der Mitte der Schultern senkrecht über die Brustwarzen nach unten verläuft. Bestrahlen Sie zuerst Punkt 5 auf der linken Körperseite.
Farbe: Grün, Dauer: 30 Sekunden je Punkt.

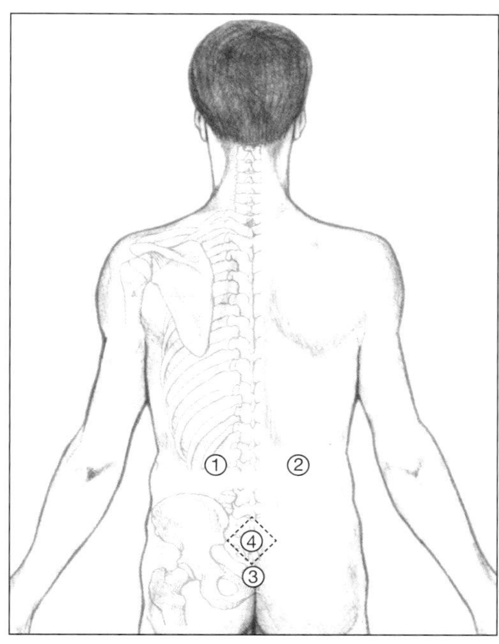

Abb. 158 Grundbehandlung Haut – Punkte am Rücken

Lage der Punkte in Abb. 158
Punkte 1 und 2

Zunächst behandeln Sie die beiden auf dem Rücken liegenden Nierenpole. Sie sind leicht zu tasten, wenn Sie die Hände mit dem Daumen nach hinten auf den Beckenkamm legen (wenn Sie den russischen Volkstanz Kasatschok kennen, ist das eine der leichtesten Übungen…). Die beiden abgespreizten Daumen berühren jeweils rechts und links den zu bestrahlenden Punkt. Tasten Sie ruhig etwas fester – so werden Sie die genaue Lage der Punkte spüren. Bestrahlen Sie zuerst die linke, danach die rechte Seite.
Farbe: Rot, Dauer: 60 Sekunden je Punkt

Punkt 3

liegt am Beginn der Analfalte, direkt am Übergang von Kreuzbein / Steißbein.
Farbe: Orange, Dauer: 60 Sekunden

Punkt 4
Zum Schluss bestrahlen Sie den Punkt, der exakt in der Mitte des Kreuzbeins liegt.
Farbe: Orange, Dauer: 60 Sekunden

Damit endet die „Einstiegsbehandlung" für alle Veränderungen der Haut. Ihr schließt sich die zweite Grundbehandlung an, die vor allem bei Ekzemen und Akne durchgeführt werden sollte.

Grundbehandlung 2
Ekzeme

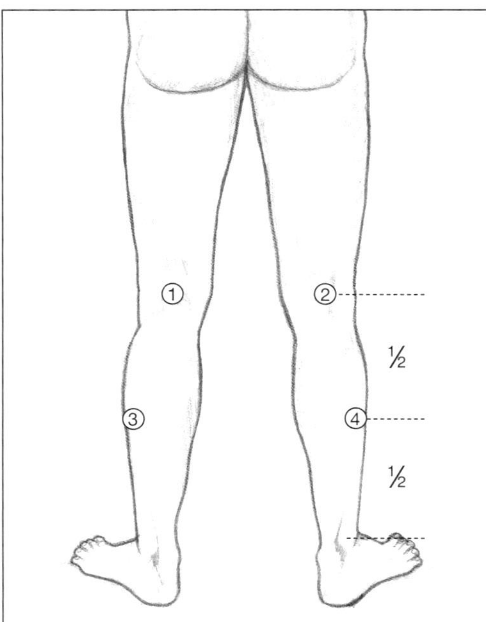

Abb. 159 Ekzeme – Beinpunkte hinten

Die Kombination dieser speziellen Punkte wird in der klassischen Akupunktur sehr erfolgreich eingesetzt. Deshalb lag es für uns nahe, sie auch für die Farbpunktur bzw. die Farbflächentherapie zu nutzen. Zwei Zonen auf der Rückseite des Beins eröffnen die Behandlungsreihe.

Lage der Punkte in Abb. 159
Punkte 1 und 2
Das Punktpaar liegt exakt in der Mitte der linken und rechten Kniekehle. Beginnen Sie mit der Bestrahlung der linken Seite.
Farbe: Rot, Dauer: 60 Sekunden je Punkt

Punkte 3 und 4
Ziehen Sie nun bei gebeugtem Knie eine Linie von der äußeren Knöchelspitze zum Kniegelenkspalt. In der Mitte dieser Linie, am Rand des äußeren hinteren Wadenmuskels links und rechts, befindet sich das zweite zu bestrahlende Punktpaar. Tasten Sie beide Seiten auf Druckempfindlichkeit ab, und beginnen Sie mit der schmerzhafteren Seite. Sie wird mit Grün bestrahlt, die Gegenseite mit Rot.
Farben: Grün und Rot, Dauer: 60 Sekunden je Punkt.

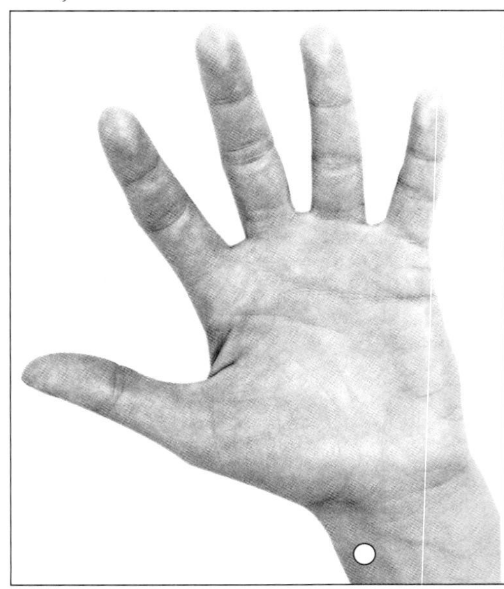

Abb. 160 Ekzeme – Abwehrpunkt Unterarm

Lage des Punktes in Abb. 160, beidseitig
Der Punkt liegt am Unterarm, dort, wo Sie den Puls fühlen können. Tasten Sie eine kleine Knochenerhöhung, die unterhalb des inneren Handgelenkknochens in Richtung Ellenbeuge liegt. Bestrahlen Sie zuerst den Punkt am linken, dann den am rechten Unterarm.
Farbe: Grün, Dauer: 30 Sekunden je Punkt

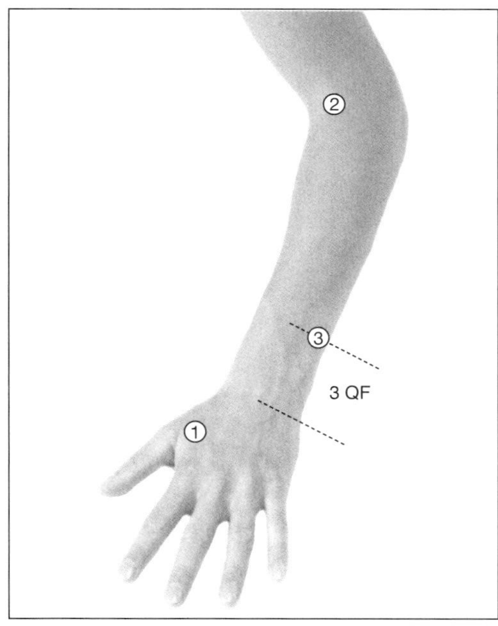

Abb. 161 Ekzeme – Lymphpunkte Hand und Unterarm

Lage der Punkte in Abb. 161, beidseitig
Punkt 1
liegt zwischen Daumen und Zeigefinger direkt in der Kuhle vor dem Knochen. Behandeln Sie zuerst den Punkt an der linken, dann an der rechten Hand.
Farbe: Gelb, Dauer: 60 Sekunden je Punkt

Punkt 2
finden Sie bei leicht angewinkeltem Arm am äußeren Ende der Ellenbogenfalte. Auch hier beginnen Sie die Bestrahlung auf der linken Seite.
Farbe: Grün, Dauer: 60 Sekunden je Punkt

Punkt 3
Er liegt an der Außenseite des linken und rechten Unterarms, 3 Querfinger vom Handgelenk in Richtung Ellenbogen gemessen, in der Mitte zwischen Elle und Speiche. Die beim Abtasten schmerzempfindlicher reagierende Seite bestrahlen Sie zuerst mit Grün, dann die Gegenseite mit Rot.
Farben: Grün und Rot, Dauer: 60 Sekunden je Punkt

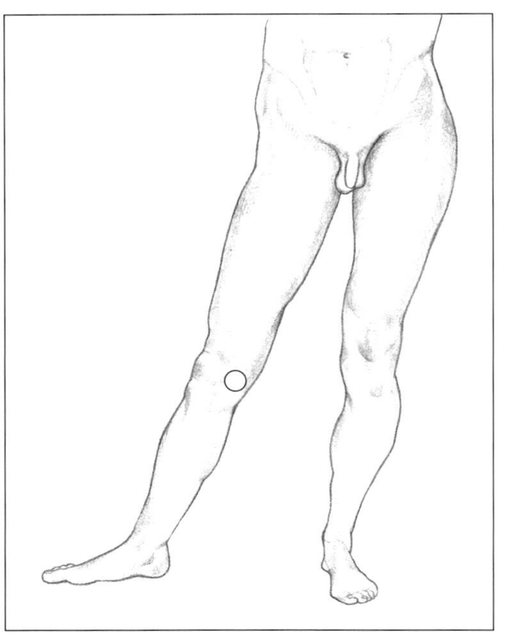

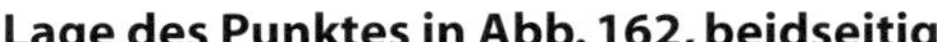

Abb. 162 Ekzeme – Punkt Kniebeuge

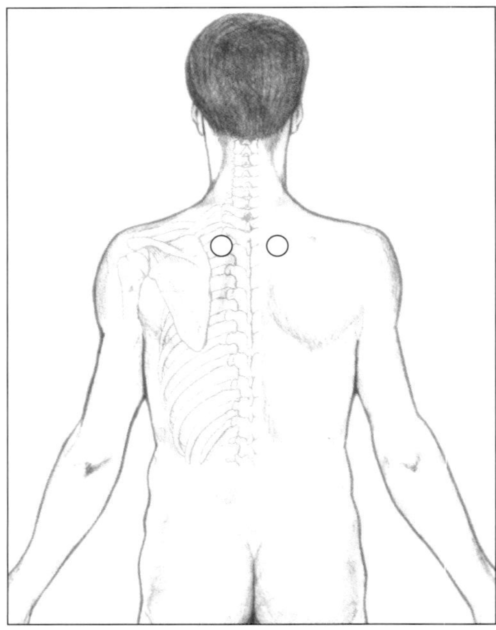

Abb. 163 Ekzeme – Rückenpunkte

Lage des Punktes in Abb. 162, beidseitig

Beugen Sie bitte das Knie leicht an. Der Punkt liegt auf der linken und rechten Beininnenseite, exakt am Beginn der durch die Beugung entstehenden Falte. Stellen Sie durch Abtasten die schmerzempfindlichere Seite fest, und bestrahlen Sie diese zuerst mit Violett; danach die Gegenseite mit Gelb. Farben: Violett und Gelb, Dauer: 60 Sekunden je Punkt

Lage der Punkte in Abb. 163

Das letzte Punktpaar dieser Anwendung liegt auf dem Rücken zwischen dem 3. und 4. Brustwirbel, jeweils rechts und links ca. 1 Querfinger von der Mittellinie entfernt. Hier wird die empfindlichere Seite zuerst Grün, danach die Gegenseite Rot bestrahlt.

Farben: Grün und Rot, Dauer: 60 Sekunden je Punkt

Damit haben Sie die zweite Grundbehandlung beendet. Wir empfehlen, auch hier zum Abschluss die „Aggressive Zone" (Text zu Abb. 157) hinzu zu kombinieren.

Grundbehandlung 3 Akne

Die dritte und letzte Grundbehandlung dieses Kapitels bezieht sich auf eine weitverbreitete Hauterkrankung, die man als „Akne" bezeichnet. Eine Akne ist sehr hartnäckig und nicht so leicht zu behandeln. Deshalb ist es besonders wichtig, die diesen Anweisungen folgenden Ernährungsempfehlungen besonders zu beachten.

Wenden wir uns der „Acne vulgaris" zu. Hierbei handelt es sich um eine gewöhnliche Hautveränderung. Gesicht, Nacken, Rücken und Brust sind sehr talgdrüsenreiche Körperzonen. Vor allem innerhalb dieser Bereiche tritt die Akne auf – meist von der Pubertät an bis zum 25. Lebensjahr. Medizinisch gesehen spielen bei der Entstehung der Akne verschiedene Faktoren eine Rolle:

- Hormone (besonders die Androgene wie z. B. das Testosteron),
- bakterielle Infektionen,
- zentral-nervöse Belastungen,
- Magen-Darm-Störungen (besonders bezogen auf den Dickdarm),
- fokale Intoxikationen, d. h. Störungen, die durch einen Herd (Fokus) im Körper auftreten,
- möglicherweise Vererbung,
- falsche Ernährung.

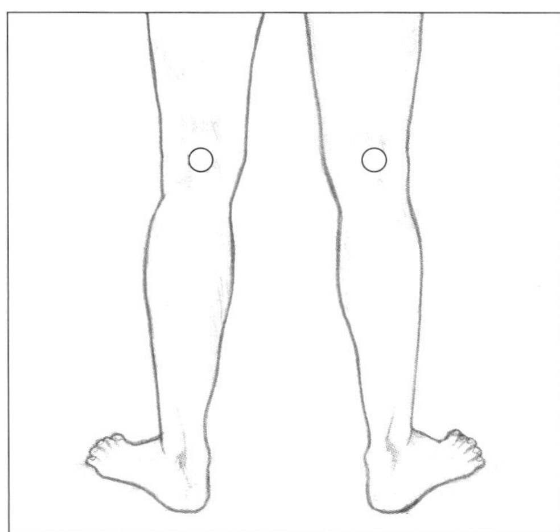

Abb. 164 Akne – Punkte Kniekehle

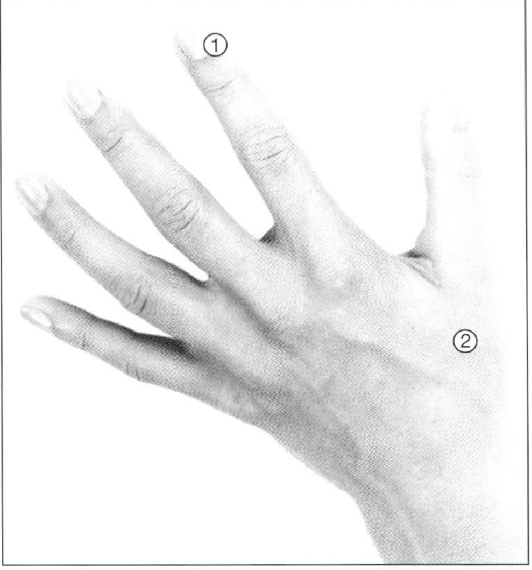

Abb. 165 Akne – Punkt Zeigefinger und Lymphpunkt Hand

Lage der Punkte in Abb. 164

Beide Punkte liegen direkt in der Mitte der linken und rechten Kniekehle. Bestrahlen Sie zuerst die linke Seite, danach die rechte.

Farbe: Rot, Dauer: 60 Sekunden je Punkt

Lage der Punkte in Abb. 165, beidseitig

Punkt 1

liegt am Nagelfalz des rechten und linken Zeigefingers (Daumenseite). Bestrahlen Sie zuerst links, dann rechts.

Farbe: Gelb, Dauer: 30 Sekunden je Punkt

Punkt 2
liegt zwischen Daumen und Zeigefinger direkt in der Kuhle vor dem Knochen. Behandeln Sie zuerst den Punkt an der linken, dann an der rechten Hand.
Farbe: Gelb, Dauer: 60 Sekunden je Punkt

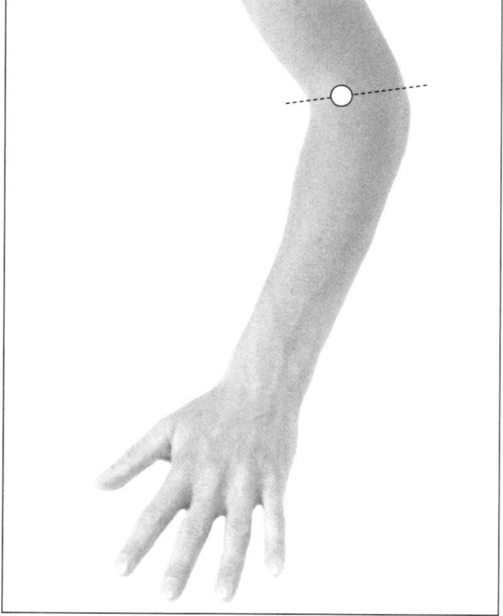

Abb. 166 Akne – Punkt Ellenbogenfalte

Lage des Punktes in Abb. 166, beidseitig
Sie finden ihn bei leicht angewinkeltem Arm am äußeren Ende der Ellenbogenfalte. Beginnen Sie die Bestrahlung auf der linken Seite.
Farbe: Grün, Dauer: 60 Sekunden je Punkt

Lage des Punktes in Abb. 167, beidseitig
Er liegt an der Außenseite des linken und rechten Unterarms, 3 Querfinger vom Handgelenk in Richtung Ellenbogen gemessen, in der Mitte zwischen Elle und Speiche. Die beim Abtasten schmerzempfindlicher reagierende Seite bestrahlen Sie

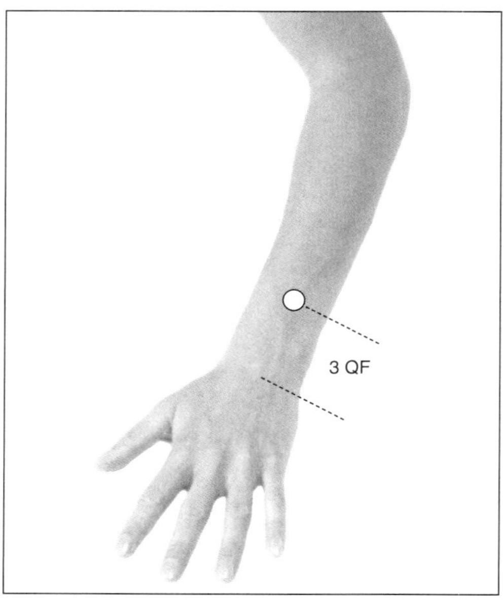

Abb. 167 Akne – Lamphzone Unterarm

zuerst mit Grün, dann die Gegenseite mit Rot.
Farben: Grün und Rot, Dauer: 60 Sekunden je Punkt

Lage der Ellipse in Abb. 168
Sie liegt im Anteil des 7. Halswirbels. In der Esogetik nennt man sie die „Ellipse des Tiefenbewusstseins". Beugen Sie den Kopf etwas nach vorne und ertasten Sie die höchste Stelle am Übergang der Halswirbelsäule zur Brustwirbelsäule. Ausgehend von der Wirbelmitte dehnt sich die Ellipse je 2 Querfinger nach unten sowie nach rechts und links aus. Damit haben Sie die Größe der Ellipse festgelegt. Beginnen Sie nun, den ovalen Ellipsenrand von oben her im Uhrzeigersinn zweimal zu streichen. Nun machen Sie dasselbe im Gegenuhrzeigersinn. Den gesamten Vorgang wiederholen Sie fünfmal.

Bei starken Reaktionen sollten Sie die Behandlung beenden und die Sequenz an einem anderen Tag wiederholen. Aber keine Angst ~ Reaktionen zeigen nur an, was in Ihrem Tiefenbewusstsein gelöst werden will! Schon allein aus diesem Grund sollten Sie nicht aufgeben und die Behandlung zu einem anderen Zeitpunkt wiederholen. Inzwischen können Sie dieses Problem sozusagen „im Schlaf" lösen, indem Sie am Abend 2 – 3 Tropfen Wildkräuteröl^relax in die gesamte Fläche der Ellipse einmassieren. Durch diese Maßnahme kann Ihr Traumgeschehen erheblich verstärkt werden. Oft lösen sich alleine schon durch dieses „Wegträumen" Blockierungen des Tiefenbewusstseins.
Farbe: Türkis, Dauer: ca. 2 Minuten

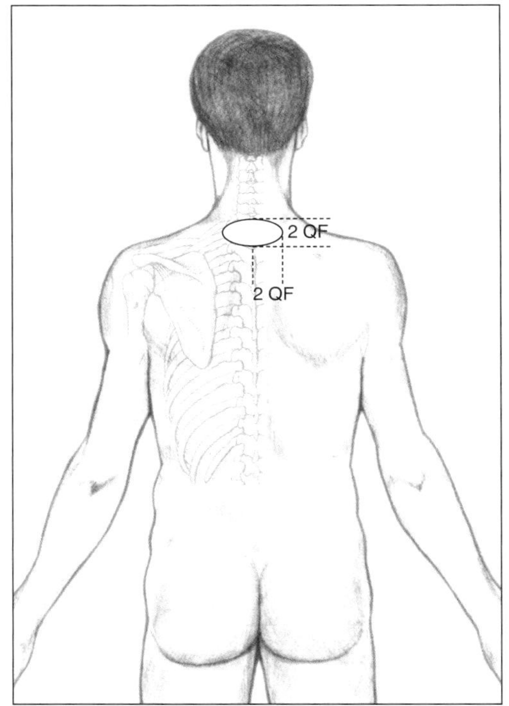

Abb. 168 Akne – Ellipse des Tiefenbewusstseins

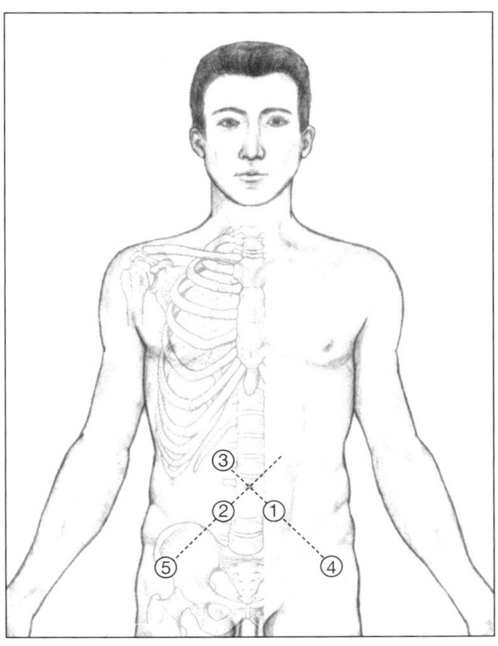

Abb. 169 Akne – Punkte der Aggressiven Zone und Darmbein

Lage der Punkte in Abb. 169
Punkte 1, 2 und 3

Ziehen Sie zwei imaginäre Diagonalen, die sich im 90°-Winkel exakt über dem Nabel kreuzen. Auf diesen Diagonalen sitzen die drei Behandlungspunkte – jeweils 2 Querfinger vom Nabelrand entfernt. Tasten Sie nun recht tief in das Gewebe hinein, diese Punkte sind bei fast allen Menschen schmerzhaft – auch bei denen, die noch nie Bauchbeschwerden hatten.
Punkt 1 liegt auf einer der Diagonalen schräg links unterhalb des Nabels.
Punkt 2 liegt schräg rechts unterhalb des Nabels auf der zweiten Diagonalen.
Punkt 3 liegt schräg rechts oberhalb des Nabels auf der ersten Diagonalen.
Farbe: Grün, Dauer: 60 Sekunden je Punkt

Punkte 4 und 5
liegen links und rechts auf dem Darmbein, direkt auf der Knochenspitze, die Sie dort ertasten können. Wenn Sie die Diagonalen der Aggressiven Zone nach unten hin verlängern, stoßen Sie direkt auf dieses Punktpaar. Beginnen Sie mit der Bestrahlung des linken Punktes.
Farbe: Rot, Dauer: 30 Sekunden je Punkt

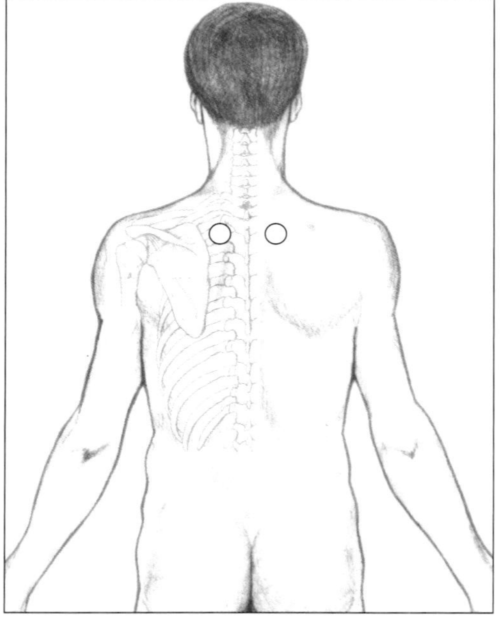

Abb. 170 Akne – Rückenpunkte

Lage der Punkte in Abb. 170
Dieses Punktpaar liegt auf dem Rücken zwischen dem 3. und 4. Brustwirbel, jeweils rechts und links ca. 1 Querfinger von der Mittellinie entfernt. Hier wird die schmerzempfindlichere Seite zuerst Grün, danach die Gegenseite Rot bestrahlt.
Farben: Grün und Rot, Dauer: 30 Sekunden je Punkt

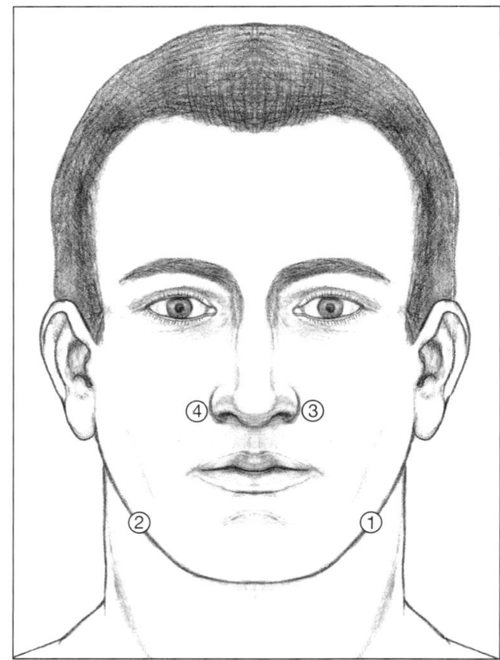

Abb. 171 Akne – Punkte im Gesicht

Lage der Punkte in Abb. 171
Zwei weitere Punktpaare im Gesichtsbereich beenden die Behandlung der Acne vulgaris.

Punkte 1 und 2
finden Sie, wenn Sie von der Spitze des Kieferwinkels 3 Querfinger in Richtung Kinn messen. Dort tasten Sie eine kleine Mulde. Bestrahlen Sie zuerst links, anschließend rechts.
Farbe: Grün. Dauer: 30 Sekunden je Punkt

Punkte 3 und 4
Nun lokalisieren Sie das zweite Punktpaar jeweils 1 Querfinger seitlich der beiden Nasenflügel. Auch hier beginnen Sie mit der linken Seite.
Farbe: Grün, Dauer: 60 Sekunden je Punkt

Damit ist die Akne-Grundbehandlung beendet. Wir kommen nun zu den bereits angedeuteten Empfehlungen bezüglich des Essverhaltens bei Hauterkrankungen. Hautpatienten müssen in jedem Fall eine Diät halten. Dabei ist auf folgendes zu achten:

Auf jeden Fall sollte man Zucker vermeiden, und zwar in jeder Form. Auch Honig ist nicht zu empfehlen. Zum Süßen eignet sich am ehesten Birnendicksaft. Ein „Zuckerverbot" schließt natürlich auch Schokolade, Bonbons, Kuchen und alle ähnlichen Nahrungsmittel ein. Auch bei Milchprodukten sollten Sie vorsichtig sein; also wenig Milch, kein Käse.

Von Fleisch ist generell abzuraten. Dies gilt besonders für Schweine-, Rind- und Kalbfleisch sowie Innereien. Vermieden werden sollten alle Salzwasserfische und Schalentiere. Streichen Sie blähendes Gemüse ganz aus dem Speiseplan. Knabbereien wie Nüsse jeglicher Art gehören ebenfalls nicht zur Ernährung einer oder eines Aknekranken. Keine Angst – so schlimm es im ersten Moment auch aussehen mag, es gibt trotzdem noch eine ganze Menge weiterer schmackhafter Nahrungsmittel!

Sehr zu empfehlen sind auch Kräutertees, die rundherum auf den gesamten Organismus wirken. Zur Hautpflege eignet sich unter anderem die Esogetische Hautschutzsalbe auf Ringelblumenbasis.

Die kosmetische Behandlung

Wir sind beim letzten Thema dieses Bandes angelangt. Hierbei geht es in erster Linie nicht so sehr um spezifische Hauterkrankungen, sondern um die Alterung und Faltenbildung der Haut. Im Mittelpunkt steht dabei die Farbbestrahlung des Gesichts, das wohl bei den meisten Manipulationen im Vordergrund steht.

Die Aussage „Schönheit kommt von innen" ist nicht nur wahr und tagtäglich tausendfach nachzuvollziehen, sie ist in ihrer Konsequenz – gerade was das Äußere des Menschen betrifft – von ganz entscheidender Bedeutung. Die innere oder psychische Situation, die „Verfassung" des Menschen spiegelt sich in eklatanter Weise im sichtbaren Außen und vor allem im Gesicht wider. Die Physiognomielehre (Gesichtsausdruckskunde) ist eine uralte Methode, aus den Details im Gesicht des Menschen Hinweise auf dessen psychischen Zustand und auch auf die Konstitution seiner Organe zu bekommen.

Wenden wir uns zunächst den tiefenpsychologischen Aspekten der Gesichtsmerkmale zu. Alle alten Kulturen haben diese Möglichkeiten genutzt und sie oft zur Perfektion hin entwickelt. Besonders in der traditionellen chinesischen Medizin hat diese Art der Diagnose auch heute noch einen besonderen Platz. Das Gesicht – wie überhaupt die gesamte Oberfläche des Körpers – kann man also als Spiegel der inneren Wirklichkeit bezeichnen.

Die Tatsache, dass es im Leben des Menschen keine Einbahnstraßen gibt und alles dem Gesetz der Polarität unterliegt, eröffnet uns einen Weg, durch so genannte feinstoffliche Manipulationen Einfluss auf krankhafte Veränderungen seelischer und körperlicher Art zu nehmen. Dieser Umkehreffekt ermöglicht uns, mit Hilfe der Farbtherapie sowohl auf die Psyche als auch auf das Organsystem einzuwirken. Darum ist die Haut als Hülle des menschlichen Körpers geradezu eine Fundgrube für frühzeitige Erkennung krankhafter Entwicklungen. Gleichzeitig ist sie das „Medium", das vorbeugende Maßnahmen zur Verhinderung solcher Krankheiten aufnimmt und weiterleitet. „Wehret den Anfängen" hat in diesem Zusammenhang eine ganz besondere Bedeutung!

Die Zonen und Punkte, die wir Ihnen nun vorstellen, sind ein solcher Anfang – ein Anfang, einfache Hinweise zu erkennen und richtig zu verstehen. Je früher man diese Zeichen für sich selbst annimmt und danach handelt, um so besser wird die persönliche Weiterentwicklung verlaufen.

Alle Areale kann man ganz besonders gut erkennen, da die meisten innerhalb des Gesichtsfeldes liegen. Es geht bei diesen Hinweisen immer sowohl um körperliche als auch um psychische Veranlagungen, Unregelmäßigkeiten bzw. Funktionsveränderungen. Auf keinen Fall sollte man der Versuchung erliegen, aufgrund solcher Hinweise auf manifeste Erkrankungen zu schließen!

Mit zunehmendem Alter ist es meist unabdingbar, dass das Leben sich in das Gesicht „eingräbt". Diese Faltenbildung ist normal und nimmt einem von innen her strahlenden Gesicht nichts von seiner natürlichen Schönheit! Die natürliche Faltenbildung wird allerdings verstärkt, wenn sich Ärger, Trauer, Depression oder Krankheit einstellen oder wenn der Mensch ständig im Kampf mit sich selbst oder seiner Umgebung liegt.

Die Falten im Gesicht eines Menschen hat man mit Namen belegt. So kennen wir beispielsweise Kämpfer- und Denkerfalten. Die Namen alleine schon geben Hinweise auf die „Entstehungsgeschichte". Wir konnten beobachten, dass die Farbbehandlung dieser Zonen zunächst Reaktionen im Inneren zur Folge hat, die dann bei regelmäßiger Behandlung auch im Äußeren Veränderungen bewirkt, zum Beispiel die Hautstraffung der relevanten Bereiche. Diese langfristigen Hautreaktionen sind von ganz hervorragender kosmetischer Relevanz. Die Erfahrung hat gezeigt, dass gerade die Esogetische Farbtherapie hier Entscheidendes bewirken kann. Deshalb möchten wir den ersten Band mit Behandlungsvorschlägen abschließen, die sich mit dem Thema „innerer und äußerer Ausgleich" beschäftigen. Ziel ist es, die innere Ausgeglichenheit durch ein strahlendes und damit schönes Gesicht auch nach außen hin zu demonstrieren.

Faltenbehandlung

Bei der Betrachtung des eigenen Gesichts fallen sehr oft zwischen den Augenbrauen steil nach oben gerichtete Falten auf. Diese oft verzweigten Falten weisen auf Spannungszustände des Gehirns hin und sind ganz besonders bei Menschen zu finden, die nicht aufhören können, gegen alles und jeden anzukämpfen. Sie können im Alltag nicht loslassen, nehmen ihre Konflikte mit in den Schlaf und wachen am nächsten Morgen mit ihnen auf. Über eine längere Zeitspanne gräbt sich dieser „Rhythmus", diese Anspannung regelrecht ins Gesicht ein.

Deshalb ist es zunächst einmal wichtig, generell mit Entspannungsbehandlungen zu beginnen. Diese Behandlungen sollte man möglichst am Morgen durchführen, indem man die wenigen Zonen, die dafür notwendig sind, mit den angegebenen Therapiefarben bestrahlt.

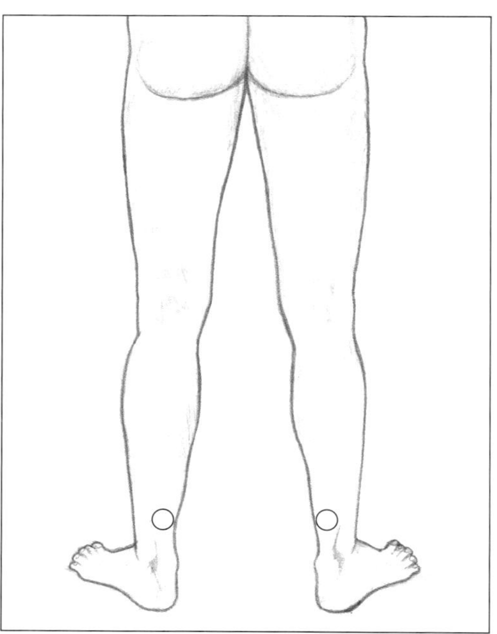

Abb. 172 Entspannung – Punkte des Loslassens

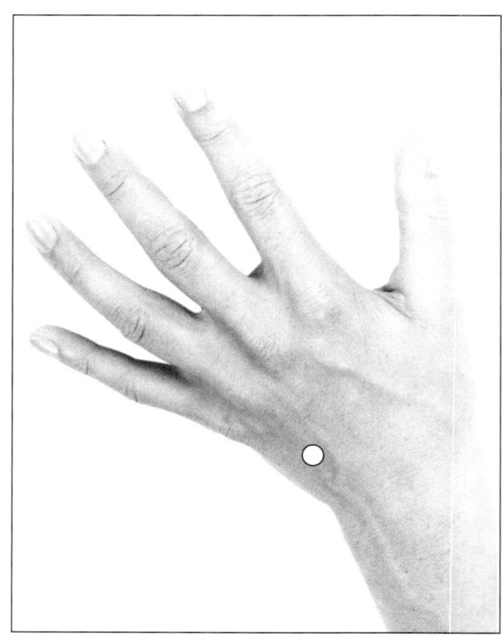

Abb. 173 Entspannung – Psychepunkt Hand

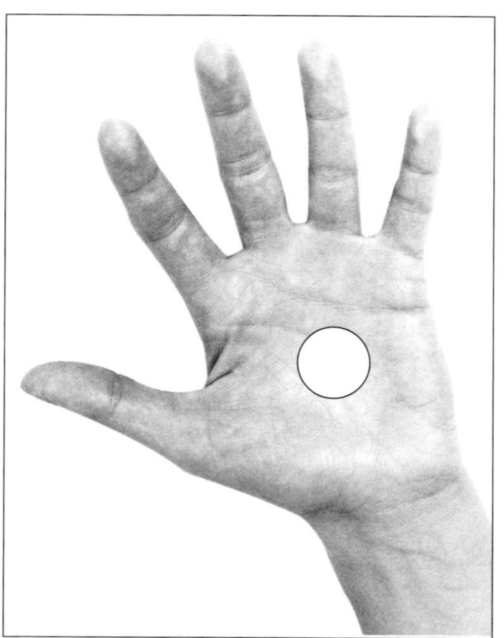

Abb. 174 Entspannung – Zone Handinnenfläche

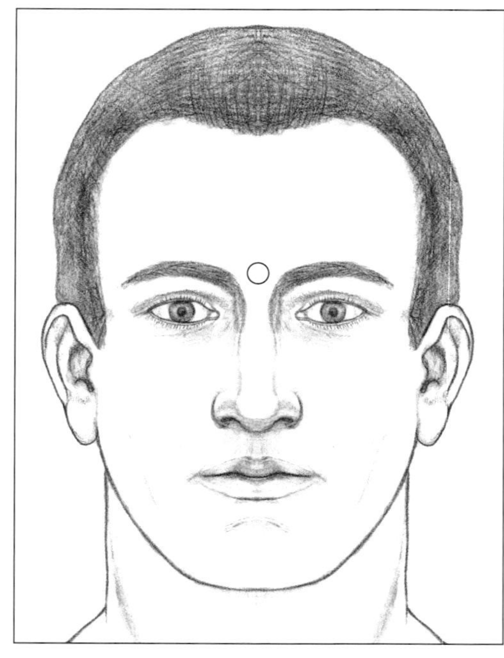

Abb. 175 Entspannung – Zwischenaugenbrauenpunkt

Lage der Punkte in Abb. 172
Wir beginnen mit einem Punktpaar im Bereich der Achillessehne. Es ist dort lokalisiert, wo der Wadenmuskel beginnt. Diese Maßnahme erleichtert das „Loslassen". Beginnen Sie mit der Bestrahlung am linken Bein.
Farbe: Grün, Dauer: 60 Sekunden je Punkt

Lage des Punktes in Abb. 173
Bestrahlen Sie nun den Psychepunkt auf dem Handrücken der linken Hand, der auf einer Linie zwischen Ring- und Kleinfinger am Übergang von Röhrenknochen und Handwurzelknochen liegt. Er ist besonders wichtig für die allgemeine Entspannung – besonders im Bereich des Solarplexus (Sonnengeflecht). Verkrampfungen in der Magengrube, die typisch sind für Stress und Aufregung, lassen sich über diesen Punkt lösen. Sollten Sie unruhig sein oder im Verlauf der Behandlung unruhig werden, wechseln Sie von der Therapiefarbe Orange zu Blau. Bitte beachten Sie, dass diese Zone nur auf dem linken Handrücken lokalisiert ist!
Farbe: Orange oder Blau, Dauer: 60 Sekunden

Lage der Zone in Abb. 174, beidseitig
Diese große Zone ist in der Mitte der beiden Handinnenflächen lokalisiert. Reihenfolge der Bestrahlung: erst links, dann rechts.
Farbe: Orange, Dauer: 60 Sekunden je Zone

Lage des Punktes in Abb. 175
Sie finden ihn exakt in der Mitte zwischen den Augenbrauen.
Farbe: Türkis, Dauer: 60 Sekunden

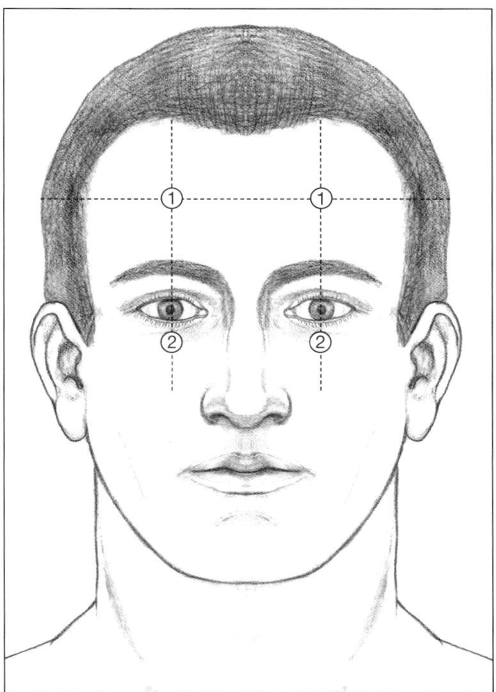

Abb. 176 Entspannung – Punkte im Gesicht

Lage der Punkte in Abb. 176
Punkte 1
liegen in der Mitte der linken und rechten Stirnseite zwischen Augenbrauen und Haaransatz, auf einer senkrechten Linie, die vom geradeaus blickenden Auge nach oben zieht. Beginnen Sie mit Blau auf der schmerzempfindlicheren Zone. Anschließend folgt die Bestrahlung der Gegenseite mit Orange.
Farben: Blau und Orange, Dauer: 30 Sekunden je Punkt

Punkte 2
Direkt unterhalb des Auges, wo die Verlängerung der eben beschriebenen senkrechten Linie auf die Wangenknochen trifft, liegt dieses Punktpaar. Finden Sie

die empfindlichere Seite heraus, und beginnen Sie hier die Bestrahlung mit Blau. Der gegenüberliegende Punkt wird Orange bestrahlt.
Farben: Blau und Orange, Dauer: 30 Sekunden je Punkt

Diese Punkt-/Zonenkombination sollten Sie exakt in der hier beschriebenen Reihenfolge vor jeder Faltenbehandlung durchführen. Erst dann beginnen Sie mit der eigentlichen Behandlung (zum Beispiel Kämpferfalten).

Faltenformen des Gesichts

1. Kämpferfalten

Empfehlenswert ist es, die den einzelnen Faltenformen spezifisch zugeordneten Zonen und Punkte vor dem Schlafengehen zu bestrahlen. Alle liegen im Gesichtsbereich; der Zeitaufwand ist gering. Hier nun die Anweisungen für Kämpfer-, Denker- und Oberlippenfalten.

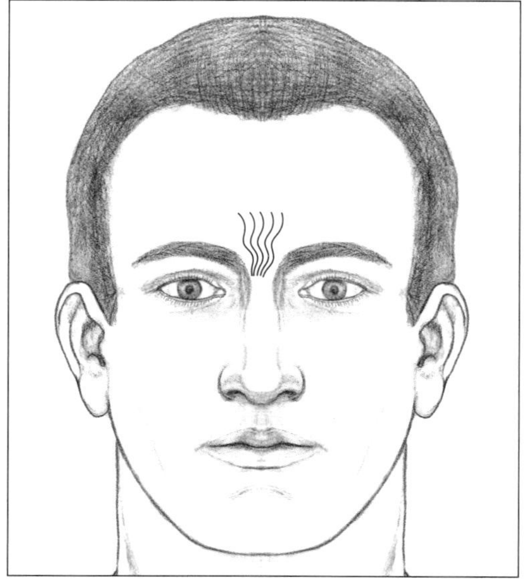

Abb. 177 Zone Kämpferfalten

Lage der Zone in Abb. 177

Bestrahlen Sie die Zone der Kämpferfalten, indem Sie den gesamten Bereich der Faltenbildung ausstreichen. Beginnen Sie mit Violett, danach bestrahlen Sie das gleiche Gebiet mit Rot.
Farben: Violett und Rot, Dauer: 60 Sekunden je Farbe

Punktbehandlung Kämpferfalten

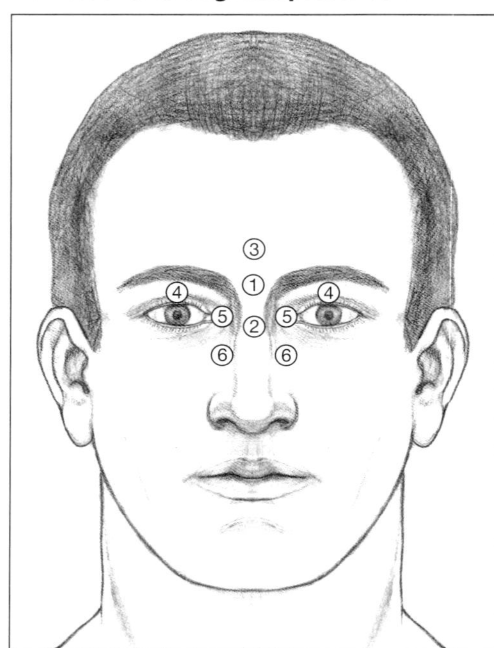

Abb. 178 Punktbehandlung Kämpferfalten

Lage der Punkte in Abb. 178

Punkt 1

liegt exakt zwischen den Augenbrauen etwas oberhalb der Nasenwurzel.
Farbe: Violett, Dauer: 30 Sekunden

Punkt 2

liegt auf dem Nasenrücken, etwas unterhalb der Nasenwurzel.
Farbe: Rot, Dauer: 30 Sekunden

Punkt 3
liegt 1 Querfinger oberhalb des Zwischenaugenbrauenpunktes.
Farbe: Gelb, Dauer: 30 Sekunden

Punktpaar 4
Auf einer Senkrechten ausgehend vom geradeaus blickenden Auge in Richtung Haaransatz liegt dieser Punkt unterhalb der Augenbraue direkt auf dem Knochen. Bestrahlen Sie die empfindlichere Seite mit Blau, danach die Gegenseite mit Orange.
Farben: Blau und Orange, Dauer: 30 Sekunden je Punkt

Punktpaar 5
liegt vom inneren Augenwinkel ausgehend auf dem seitlichen Nasenknochen rechts und links. Bestrahlen Sie auch hier zuerst die empfindlichere Seite mit Blau, danach die Gegenseite mit Orange.
Farben: Blau und Orange, Dauer: 30 Sekunden je Punkt

Punktpaar 6
liegt 1 Querfinger unterhalb des 5. Punktpaares seitlich auf dem Nasenknochen. Die schmerzempfindlichere Seite wird zuerst mit Blau, dann die Gegenseite mit Orange bestrahlt.
Farben: Blau und Orange, Dauer: 60 Sekunden je Punkt

2. Denkerfalten

Lage der Zone in Abb. 179
Bestrahlen Sie die Zone der Denkerfalten, indem Sie den gesamten Bereich der Faltenbildung zuerst mit Violett, dann mit Rot ausstreichen.
Farben: Violett und Rot, Dauer: 60 Sekunden je Farbe

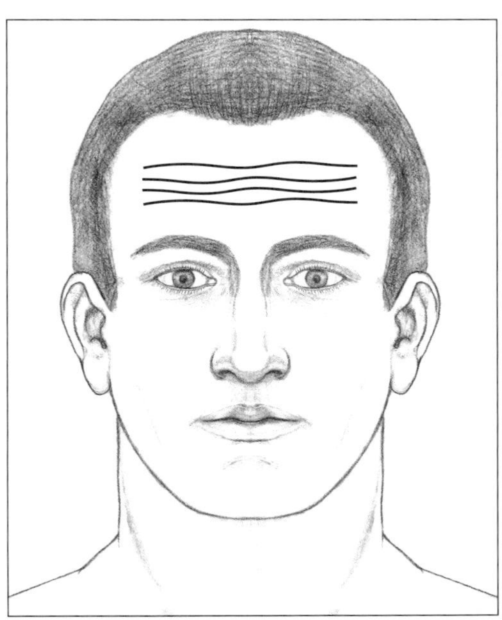

Abb. 179 Zone Denkerfalten

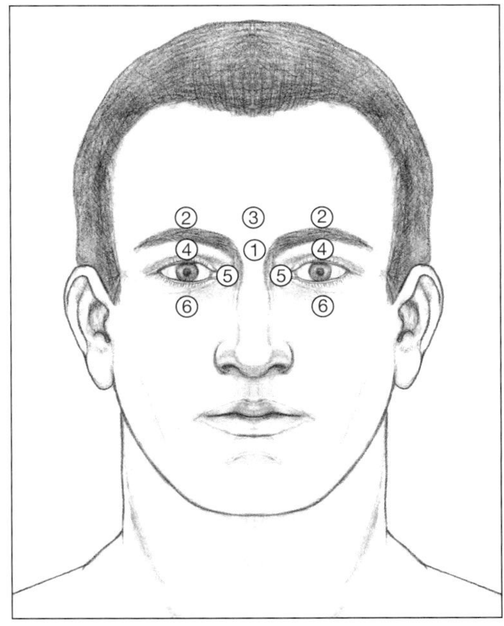

Abb. 180 Punktbehandlung Denkerfalten

Lage der Punkte in Abb. 180

Punkt 1

liegt exakt zwischen den Augenbrauen etwas oberhalb der Nasenwurzel.
Farbe: Violett, Dauer: 30 Sekunden

Punktpaar 2

Messen Sie von der Augenbraue auf der Linie des geradeaus blickenden Auges in Richtung Haaransatz 1 Querfinger nach oben. Die schmerzempfindlichere Zone bestrahlen Sie Violett, die Gegenseite Gelb.
Farben: Violett und Gelb, Dauer: 30 Sekunden je Punkt

Punkt 3

liegt 1 Querfinger oberhalb des Zwischenaugenbrauenpunktes (Punkt 1).
Farbe: Gelb, Dauer: 30 Sekunden

Punktpaar 4

Auf einer Senkrechten ausgehend vom geradeaus blickenden Auge in Richtung Haaransatz liegt dieser Punkt unterhalb der Augenbraue direkt auf dem Knochen. Bestrahlen Sie die empfindlichere Seite mit Blau, danach die Gegenseite mit Orange.
Farben: Blau und Orange, Dauer: 30 Sekunden je Punkt

Punktpaar 5

liegt vom inneren Augenwinkel ausgehend auf dem seitlichen Nasenknochen rechts und links. Bestrahlen Sie auch hier zuerst die empfindlichere Seite mit Blau, danach die Gegenseite mit Orange.
Farben: Blau und Orange, Dauer: 30 Sekunden je Punkt

Punktpaar 6

Den Abschluss bilden die beiden Punkte rechts und links auf dem Knochen unterhalb des Auges. Bestrahlen Sie die schmerzempfindlichere mit Blau, die Gegenseite mit Orange.
Farben: Blau und Orange, Dauer: 30 Sekunden je Punkt

3. Oberlippenfalten

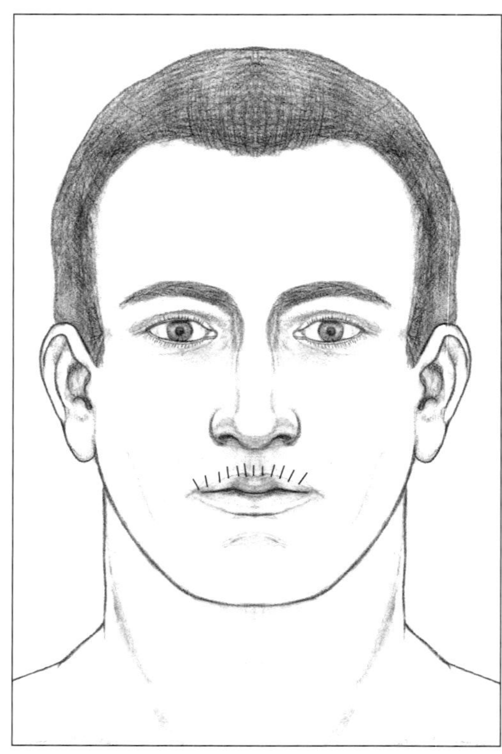

Abb. 181 Zone Oberlippenfalten

Lage der Zone in Abb. 181

Bestrahlen Sie die Zone der Oberlippenfalten, indem Sie den gesamten Bereich der Faltenbildung ausstreichen. Beginnen Sie mit Violett, danach bestrahlen Sie das gleiche Gebiet mit Rot.
Farben: Violett und Rot, Dauer: 60 Sekunden je Farbe

Punktbehandlung Oberlippenfalten

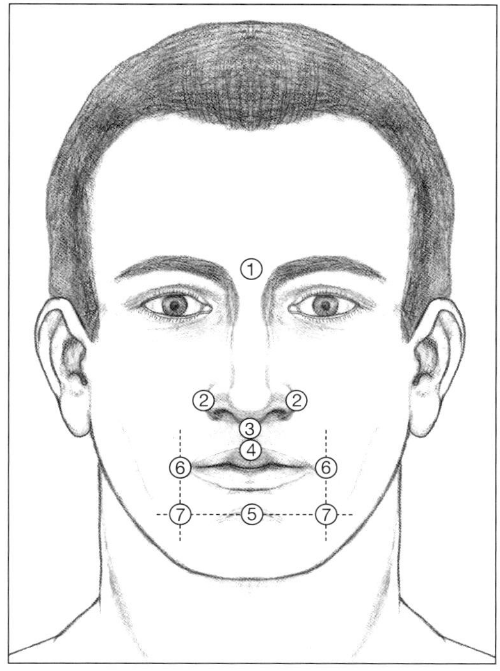

Abb. 182 Punktbehandlung Oberlippenfalten

Lage der Punkte in Abb. 182

Punkt 1
liegt exakt zwischen den Augenbrauen etwas oberhalb der Nasenwurzel.
Farbe: Türkis, Dauer: 30 Sekunden

Punktpaar 2
liegt rechts und links der Nasenflügel, wobei Sie mit der empfindlicheren Seite beginnen. Sie wird mit Violett behandelt, anschließend die Gegenseite mit Gelb.
Farben: Violett und Gelb, Dauer: 30 Sekunden je Punkt

Punkt 3
liegt in der Mitte direkt unterhalb der Nase
Farbe: Rot, Dauer: 30 Sekunden

Punkt 4
liegt in der Mitte des Oberlippenrandes.
Farbe: Rot, Dauer: 30 Sekunden

Punkt 5
liegt am Unterkiefer zwischen Kinnspitze und Unterlippe.
Farbe: Violett, Dauer: 30 Sekunden

Punktpaar 6
liegt exakt neben dem äußeren Lippenwinkel. Behandeln Sie zuerst links, dann rechts.
Farbe: Türkis, Dauer: 60 Sekunden je Punkt

Punktpaar 7
Ausgehend von Punktpaar 6 ziehen Sie eine vertikale Linie nach unten. Dann ziehen Sie von Punkt 5 aus eine Horizontale. Die beiden Schnittpunkte rechts und links sind die letzten Punkte dieser Behandlung. Bestrahlen Sie zuerst links, dann rechts.
Farbe: Türkis, Dauer: 30 Sekunden je Punkt

Haut- und Bindegewebsstraffung

Am Ende des Buches möchten wir eine weitere Grundbehandlung der Esogetischen Farbtherapie in der Kosmetik vorstellen. Sie ist gedacht für gesunde Menschen, die etwas für Haut und Bindegewebe tun wollen. Sie können diese Anwendung alle sieben bis zehn Tage einmal durchführen. Meist schon nach 5 bis 6 Behandlungen zeigt sich eine deutliche Wirkung. Auch diese Grundbehandlung unterstützt die „Schönheit »von innen".

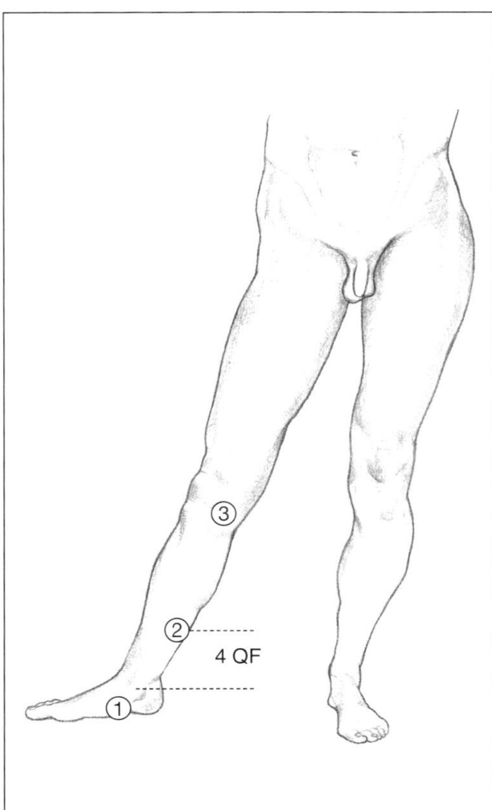

Abb. 183 Straffung – Beinsteuerung

Lage der Punkte in Abb. 183, beidseitig

Punkt 1

liegt an der Innenseite des Fußes. Dort, wo das Quergewölbe am höchsten ist, können Sie einen kleinen Knochenvorsprung tasten, unter dem der zu bestrahlende Punkt liegt. Tasten Sie diesen Punkt an beiden Füßen ab, um festzustellen, welche Seite bei Berührung stärker schmerzt. Den Punkt auf dieser Seite bestrahlen Sie zuerst Grün, dann die Gegenseite Rot.

Farben: Grün und Rot, Dauer: 30 Sekunden je Punkt

Punkt 2

liegt 4 Querfinger oberhalb der inneren Knöchelspitze am hinteren Rand des Schienbeins. Verfahren Sie nun wie vorher, und bestrahlen Sie zuerst den schmerzhafteren Punkt Blau. Danach behandeln Sie den Punkt des anderen Beines Orange.

Farben: Blau und Orange, Dauer: 30 Sekunden je Punkt

Punkt 3

Ihn finden Sie am besten bei leicht angewinkeltem Knie am Ende der inneren Kniefalte. Suchen Sie den schmerzhafteren Punkt und bestrahlen Sie diesen zuerst mit Violett. Den weniger empfindlichen Punkt behandeln Sie mit Gelb.

Farben: Violett und Gelb, Dauer: 30 Sekunden je Punkt

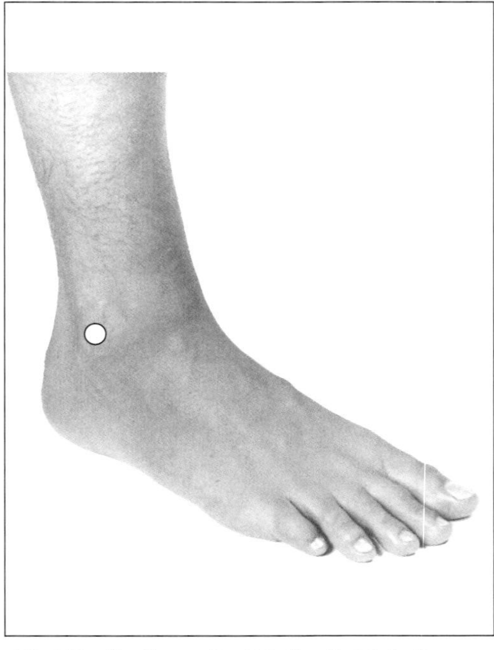

Abb. 184 Straffung – Punkt äußere Knöchelspitze

Lage des Punktes in Abb. 184, beidseitig
Nun folgt ein Punkt direkt auf der äußeren Knöchelspitze. Tasten Sie beide Seiten ab, und bestrahlen Sie die empfindlichere Zone zuerst mit Grün, dann die Gegenseite mit Rot.
Farben: Grün und Rot, Dauer: 30 Sekunden je Punkt

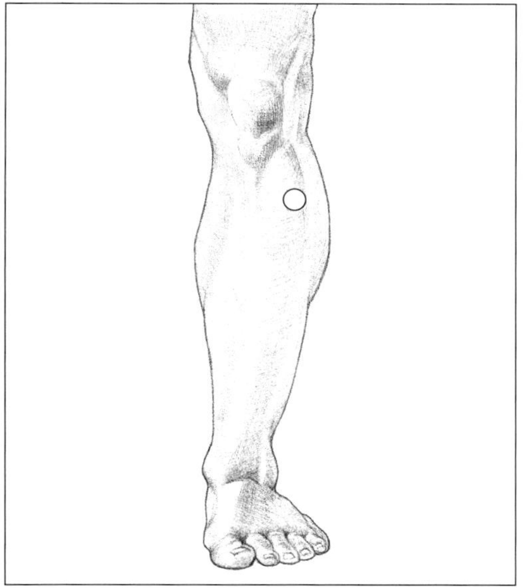

Abb. 185 Straffung – Magenpunkt Schienbein

Lage des Punktes in Abb. 185, beidseitig
Sie finden ihn auf der Beinvorderseite am äußeren Rand des Schienbeins, etwa handbreit unterhalb des Kniegelenkspalts. Bei leicht angewinkeltem Knie ist dieser Punkt leicht zu tasten. Wenn Sie den Punkt an beiden Beinen nun leicht drücken, werden Sie feststellen, dass entweder der Punkt auf dem linken oder dem rechten Schienbein stärker schmerzt. Diesen bestrahlen Sie bitte zuerst Blau, danach die weniger schmerzhafte Seite Orange.

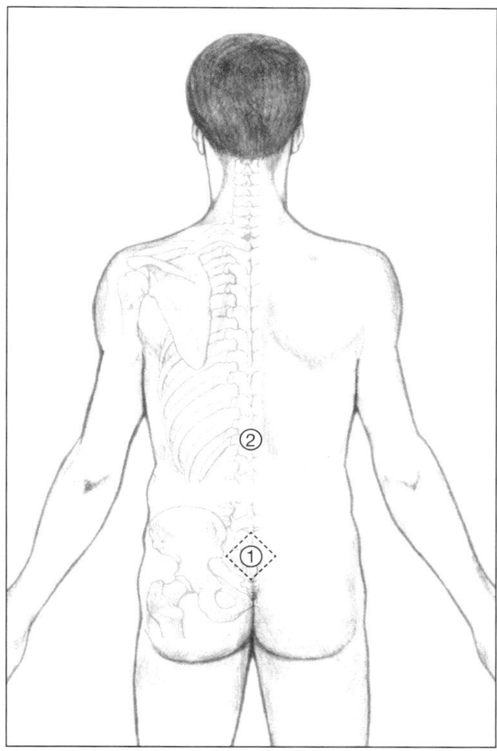

Abb. 186 Straffung – Kreuzbeinpunkt und Lebenspunkt

Farben: Blau und Orange, Dauer: 30 Sekunden je Punkt

Lage der Punkte in Abb. 186
Punkt 1
liegt exakt in der Mitte des Kreuzbeins.
Farbe: Orange, Dauer: 60 Sekunden

Punkt 2
Suchen Sie am Bauch auf der Senkrechten zwischen Brustbeinspitze und Nabel den Mittelpunkt. Wenn Sie ihn auf die Wirbelsäule übertragen, können Sie den so genannten „Lebenspunkt" lokalisieren.
Farbe: Violett, Dauer: 60 Sekunden

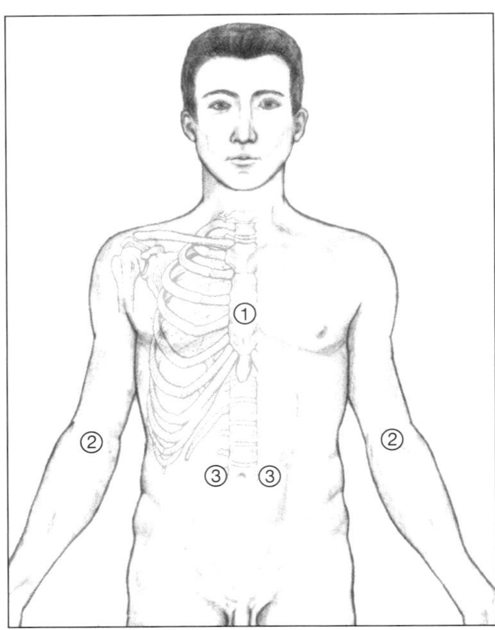

Abb. 187 Straffung – Punkte an Bauch, Brustbein und Ellenbeuge

Lage der Punkte in Abb. 187

Punkt 1

liegt genau in der Mitte des Brustbeins.
Farbe: Gelb, Dauer: 60 Sekunden

Punktpaar 2

finden Sie in der Mitte der Ellenbeugenspalte links und rechts. Ertasten Sie die empfindlichere Stelle und beginnen Sie die Behandlung dort mit der Farbe Grün. Anschließend bestrahlen Sie die gegenüberliegende Zone mit Rot.
Farben: Grün und Rot, Dauer: 30 Sekunden je Punkt

Punktpaar 3

liegt auf einer Horizontalen in Höhe des Nabels und jeweils 2 Querfinger rechts und links vom Nabel entfernt. Auch hier behandeln Sie zuerst die schmerzhaftere Seite mit Violett, anschließend die Gegenseite mit Gelb.
Farben: Violett und Gelb, Dauer: 30 Sekunden je Punkt

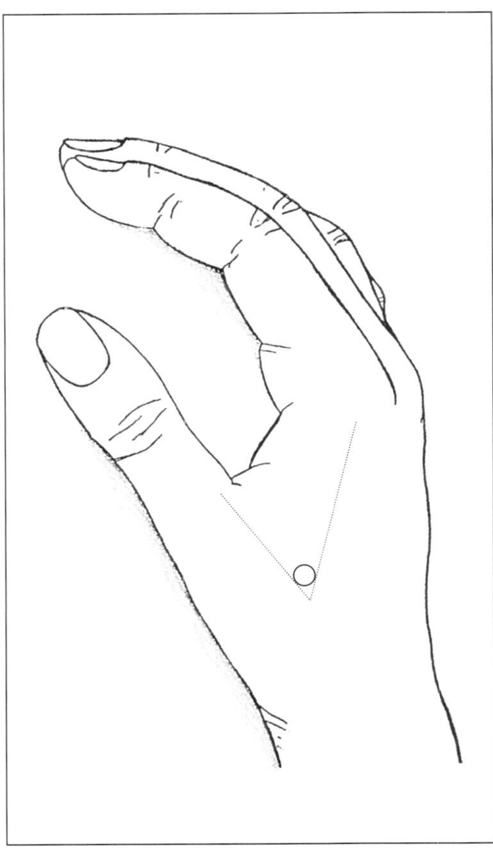

Abb. 188 Straffung – Lymphpunkt Hand

Lage des Punktes in Abb. 188

Er liegt zwischen Daumen und Zeigefinger direkt in der Kuhle vor dem Knochen. Ertasten Sie den empfindlicheren Punkt und beginnen hier mit der Therapiefarbe Violett. Die Gegenseite hat die Farbe Gelb.
Farben: Violett und Gelb, Dauer: 30 Sekunden je Punkt

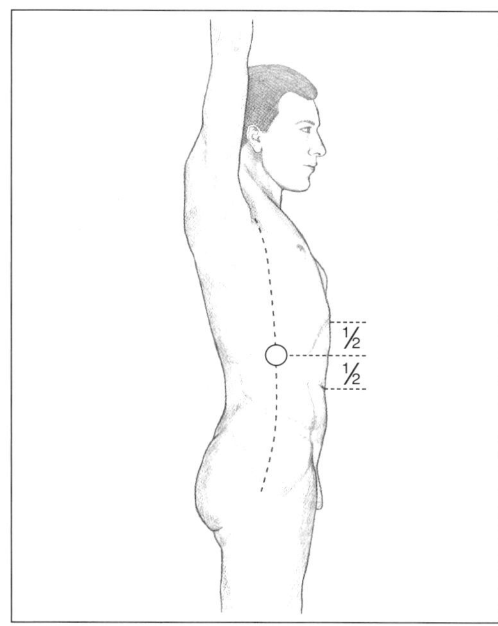

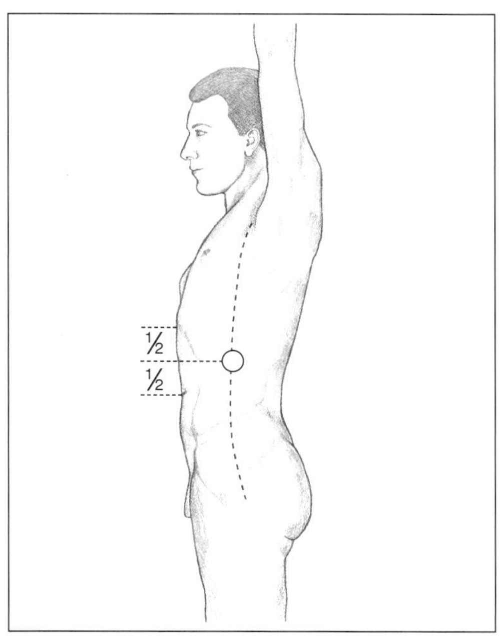

Abb. 189 und 190 Straffung – Punkt innerhalb der Immunellipse

Lage der Punkte in Abb. 189 und 190, beidseitig

Das letzte Punktpaar dieser Anweisung finden Sie, wenn Sie in der Mitte zwischen Brustbeinspitze und Nabel eine gedachte Horizontale von der linken zur rechten Körperseite führen. Nun ziehen Sie auf beiden Seiten eine imaginäre Linie von der Spitze des Hüftgelenkknochens zur Achselhöhle. An der Stelle, an der die Horizontale rechts und links die beiden vertikalen Linien überschneidet, liegt das zu bestrahlende Punktpaar. Auch hier beginnen Sie mit der schmerzempfindlicheren Seite. Bestrahlen Sie mit Grün, die Gegenseite anschließend mit Rot.
Farben: Grün und Rot
Dauer: 30 Sekunden je Punkt

Mit dieser Anweisung schließt die Grundbehandlung der Esogetischen Farbtherapie in der Kosmetik.

Die nun folgenden Seiten geben Ihnen einen Überblick über Therapiehilfsmittel und Literatur, auf die wir im Laufe des Buches hingewiesen haben. Jede dieser Therapien ist zu Hause anwendbar. Zuerst stellen wir Ihnen den Farbflächenstift vor, der speziell für die Behandlungen dieser Buchreihe konzipiert wurde.

Informationsteil

Literatur

Bachmann, Gerhard
Die Akupunktur – eine Ordnungstherapie
Haug Verlag, Heidelberg 1976, 2. Auflage

Bischko, Johannes
Einführung in die Akupunktur
Haug Verlag, Heidelberg 1974, 5. Auflage, Verl. Stuttgart und Deutscher Taschenbuchverlag, München 1979

Akupunktur für Fortgeschrittene
Haug Verlag, Heidelberg 1974, 2. Auflage

Brauchle, Alfred
Naturheilkunde
Prisma-Verlag

Brennan, Barbara Ann
Licht-Arbeit und Licht-Heilung
Goldmann Verlag

Capra, Fritjof
Wendezeit
Knaur Verlag, München

De la Fuye-Schmidt
Die moderne Akupunktur
Hippokrates-Verlag, Stuttgart 1952

Dethlefsen, Thorwald und Dahlke, Rüdiger
Krankheit als Weg
C. Bertelsmann Verlag, München 1988

Dinshah, Darius
Let there be light
Dinshah Health Society, Malaga 1985

Eberhard, L.,
Heilkräfte der Farben
Drei-Eichen-Verlag, Engelberg/Schweiz und München 1977, 4. Auflage

Füß, Robert und Mandel, Peter
Farbpunktur bei Wirbelsäulen- und Gelenkerkrankungen
esogetics GmbH, Bruchsal 1993

Gleditsch, Jochen M.
Reflexzonen und Somatotopien
Biologisch-Medizinische Verlagsges., Schorndorf 1983

Grof, Stanislav
Das Abenteuer der Selbstentdeckung
Kösel-Verlag, 1987

Hamer, Ryke Geerd
Krebs – Krankheit der Seele Vermächtnis einer neuen Medizin
Amici di Dirk-Verlag, Köln

Heidemann, Christel
Meridian-Therapie, Band 1 und 2
Christel Heidemann, Badenweiler 1984 und 1985, jeweils 2. Auflage

Heiss, Robert und Halder, Petra
Der Farbpyramidentest
Hans Huber Verlag, Bern 1975, 2. Auflage

Heumann, Ferdinand
Krankheiten mit seltsamen Ursachen
Verlag Bika, Stuttgart 1931

Itten, Johannes
Kunst der Farbe
Otto Maier Verlag, Ravensburg 1970, 3. Auflage

Johnson, Georg
In den Palästen der Erinnerung
Verlag Droemer Knaur, München 1991

Kowa, Willi
Karma – Schicksal – Kosmische Ordnung
Bio-Vita-Esoteric-Verlag, Heidelberg 1982

Krack, Niels
Segment-Diagnostik und Segment-Therapie, Band 16
Haug Verlag, Heidelberg 1977

Krippner, Stanley
Lichtbilder der Seele
Wilhelm Goldmann Verlag, 1982, 2. Auflage

Küppers, Harald
Die Logik der Farben
Verlag D. W. Callwey, München 1981, 2. Aufl.

Lange, Günter
Akupunktur der Ohrmuschel
WBV Biologisch-Medizinische Verlagsgesellschaft, Schorndorf 1987, 3. Aufl.

Löbsack, Theo
Die manipulierte Seele
Dt. Taschenbuch Verlag, München 1981

Lüscher, Max
Der Lüschertest
Rowohlt Verlag GmbH, Rheinbek/ Hamburg 1971

Mandel, Peter
Die Akupunkt-Impuls-Therapie
esogetics GmbH, Bruchsal 1988

Praktisches Handbuch der Farbpunktur, Band 1 und 2
esogetics GmbH , Bruchsal 1989/1993

Lichtblicke in der ganzheitlichen (Zahn-) Medizin
esogetics GmbH , Bruchsal 1989

40 neue Therapien mit der Farbpunktur
esogetics GmbH , Bruchsal 1990

Energetische Terminalpunkt-Diagnose
esogetics GmbH , Bruchsal 1991

Esogetik – Sinn und Unsinn von Krankheit und Schmerz
esogetics GmbH , Bruchsal 1991

Handbuch der Schmerztherapie mit spezifischen Infrarot-Frequenzen
esogetics GmbH , Bruchsal 1994

Mandel, Peter und Pflegler, Andreas
Farben: die Apotheke des Lichtes, Band 2
esogetics GmbH , Bruchsal 1995

Marquardt, Hanne
Reflexzonenarbeit am Fuß
Haug Verlag, Heidelberg 1984, 18. Auflage

Mozer, Harald
Brennpunkte der Krankheiten
Haug Verlag, Heidelberg 1975, 5. Auflage

Pawlik, Johannes
Theorie der Farben
DuMont Buchverlag, Köln 1979, 6. Auflage

Goethe-Farbenlehre
DuMont Buchverlag, Köln 1974
Pöppel, Ernst und Edingshaus, Anna-Lydia

Geheimnisvoller Kosmos Gehirn
C. Bertelsmann Verlag, München 1994

Popp, Fritz-Albert
Neue Horizonte in der Medizin
Haug Verlag, Heidelberg 1983

Biologie des Lichts
P. Parey Verlag, Berlin und Hamburg 1984

Biophotonen – ein neuer Weg zur Lösung des Krebs-Problems
Verlag f. Medizin Dr. Fischer, Heidelberg 1984

Riedel, Ingrid
Farben
Kreuz Verlag, Stuttgart 1983, 2. Auflage

Riedweg, Franz
Vom Wandel des Denkens in der Medizin
Limes-Verlag, Wiesbaden/München 1979

Schalle, Albert
Die Kneipp-Kur
Verlag Knorr und Hirth

Schiegl, Heinz
Colortherapie – Heilung durch Farbenkraft
Hermann Bauer Verlag, Freiburg 1979

Schneider, E.
Die Heilkräfte der Natur
Saatkorn Verlag

Schoeler, Heinz
Die Weiheschen Druckpunkte
Haug Verlag, Heidelberg 1972, 2. Auflage

Sheldrake, Rupert
Das schöpferische Universum
Meyster, 1983

Steiner, Rudolf
Das Wesen der Farben
Rudolf Steiner Verlag, Dornach/Schweiz 1980, 3. Auflage

Talbot, Michael
Mystik und neue Physik
Heyne, 1980

Das holographische Universum
Droemer'sche Verlagsanstalt, München 1992

Vester, Frederic
Neuland des Denkens
DTB, München 1984,
2. Auflage

Wertsch/Schrecke/Küstner
Akupunkturatlas
WBV Biologisch-Medizinische Verlagsges., Schorndorf 1986, 6. Auflage

Wilber, Ken
Halbzeit der Evolution
Scherz-Verlag, Bern, München, Wien 1984

Das Spektrum des Bewusstseins
Scherz-Verlag, Bern, München, Wien 1987

Die drei Augen der Erkenntnis
Kösel-Verlag, 1988

Wilson, Annie und Bek, Lilla
Farbtherapie
Scherz-Verlag, Bern, München, Wien 1984

Wolf, Fred Alan
Körper, Geist und neue Physik
Scherz-Verlag, Bern, München, Wien 1989

Wolff, Friedrich
Moderne Fototherapie, Band 2
Wolff-System Verlag, Freiburg 1984

Woltersdorf, H. W.
Die Schöpfung war ganz anders
Walter-Verlag, Olten/Freiburg 1976

Phänomen Schwerkraft
Walter-Verlag, Olten/Freiburg 1977

Keine Angst vor Einstein
esogetics GmbH , Bruchsal 1992

Index

Im Portrait: ESOGETICS GmbH

Autorisierte und exklusive Produktions- und Distributionsgesellschaft für die Herstellung und den Vertrieb der Diagnose- und Therapiegeräte nach Peter Mandel in enger Kooperation mit dem Internationalen Mandel Institut für Esogetische Medizin.

Der Erfolg der Esogetischen Medizin und Farbpunktur nach Peter Mandel hängt eng mit der Entwicklung und Herstellung geeigneter Diagnose- und Therapiegeräte zusammen. Als autorisierte und exklusive Produktions- und Distributionsgesellschaft steht dabei der Name der esogetics GmbH für die fachmännische Entwicklung und Qualität der medizinischen Instrumente. Unter dem geschützten Markennamen „Perlux" entwickelt und fabriziert die esogetics GmbH maßgeschneiderte Leuchtstifte sowohl für Personen, die sich selbst therapieren wollen, wie auch für ausgebildete und praktizierende Therapeuten.

Für die „Energetische Terminalpunkt-Diagnose"(E-T-D) führt die esogetics GmbH das wertvolle und wegweisende Diagnosegerät „E-T-D Bioscan" im Angebot. Bei esogetics finden Sie auch die Fachliteratur für die Esogetische Medizin und Farbpunktur nach Peter Mandel.

ESOGETICS – DIE SPRACHE DER GESUNDHEIT
Besuchen Sie uns im Internet unter www.esogetics.com

esogetics GmbH
D-76646 Bruchsal • Hildastraße 8
Tel: +49 (0) 72 51 – 80 01 0 • Fax: +49 (0) 72 51 – 80 01 55 • info-de@esogetics.com

esogetics GmbH – Niederlassung Schweiz
CH-6003 Luzern • Hirschmattstrasse 16
Tel: +41 (0) 41 – 4 20 58 36 • Fax: +41 (0) 41 – 4 20 59 36 • info-ch@esogetics.com

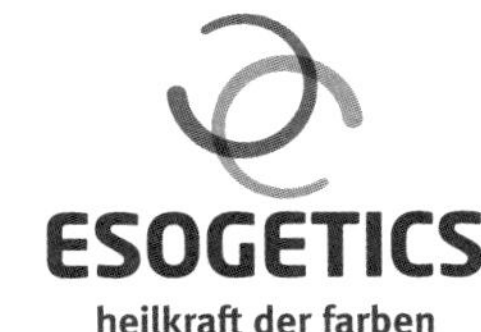

Farben: Die Apotheke des Lichtes, Band 2

Peter Mandel / Andreas Pflegler

Auch der zweite Band dieser Buchreihe befasst sich mit weit verbreiteten Alltagsbeschwerden. Nach einer kurzen Einführung werden der Leserin und dem Leser grundsätzliche Betrachtungen über Symptome, Hintergründe und den Umgang mit den vorgestellten psychischen und physischen Belastungen vermittelt. Der praktische Teil baut auf den Grundinformationen des ersten Bandes auf.

Der zweite Band befasst sich mit folgenden Schwerpunktthemen:

- Herz- und Kreislaufbeschwerden
- Kopfschmerzen – Migräne
- Knochen- und Gelenkerkrankungen
- Psychische Erkrankungen

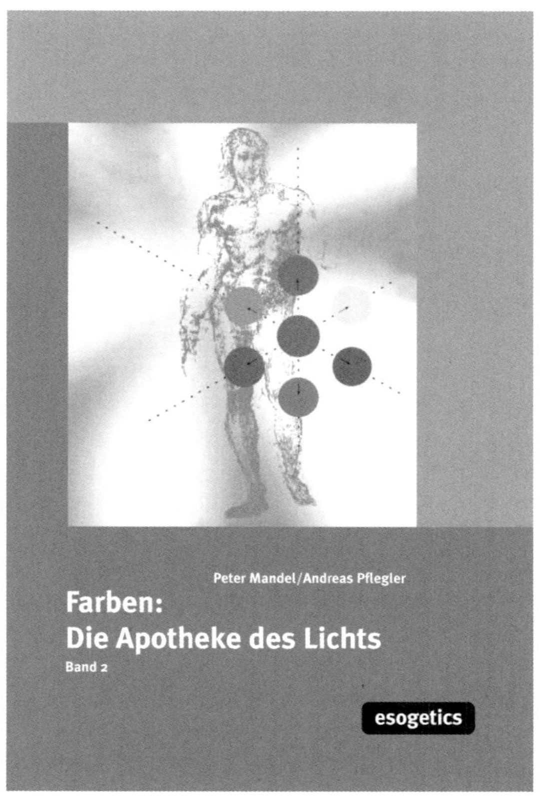

Esogetik – Sinn und „Unsinn“ von Krankheit und Schmerz

Peter Mandel

Jeder von uns – ob Therapeut oder Laie – ist in der Lage, den Sinn einer Krankheit zu erfassen und Einsicht zu gewinnen in das, was uns krank macht.
Hinter Sinn und „Unsinn“ von Krankheit und Schmerz zu blicken bedeutet Selbsterfahrung und Selbsterkenntnis. Lange bevor man Krankheit als solche erkennt, hat sie bereits begonnen. Das zu erkennen und diese Krankheit zu meistern oder sogar zu verhindern, ist eine wichtige Aufgabe innerhalb der Esogetik. Krankheit ist das Gehen eines falschen Weges, der oft nur deshalb beschritten wird, weil der „richtige“ nicht als „richtig“ identifiziert wird. Der einzig richtige Weg zur Gesundheit aber ist der eigene – und ihn gilt es zu erkennen!
Einsicht bedeutet, hineinzusehen in das eigene vergangene Leben. Eine wesentliche Erkenntnis besteht darin, dass Vergangenes, wenn es von uns reflektiert wurde, Einsicht gibt in Fehlverhalten und hilft, richtige Schlussfolgerungen zu ziehen. Die so gewonnenen Erfahrungen helfen uns, unseren „Lebensweg“, die Spanne zwischen Geburt und physischem Tod, neu zu überdenken und uns – vielleicht – neu zu orientieren.
Die Kombination von Therapie, Bewusstmachung von Selbstverantwortlichkeit und Bereitschaft zur Veränderung ist die absolut zuverlässigste und auf Dauer wirksamste Voraussetzung für die Bekämpfung von Krankheit und Schmerz. Und unter eben diesem Aspekt wird der Wunsch nach einem ausgeglichenen, gesunden Leben für jeden von uns erfüllbar.
Das Buch versucht, den Sinn von Krankheit zu vermitteln. Es fordert auf, Einsicht zu nehmen in das, was den Menschen krank macht.

Ein Buch zum Nachdenken,
zum Überdenken,
zum Neuorientieren!

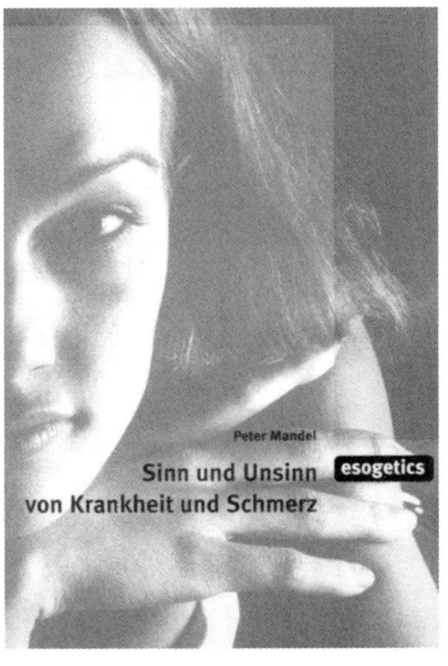

Perlux© F 333

für die Flächenbestrahlung

Das Farbpunktur-Set zur einfachen Flächenbehandlung für die Praxis, zu Hause und unterwegs besteht aus einem netzunabhängigen Farbflächenstift (Batterie- oder Akkubetrieb) und sieben Farblinsen (rot, orange, gelb, grün, türkis, blau und violett). Dem praktischen Etui liegt eine Bedienungsanleitung bei.

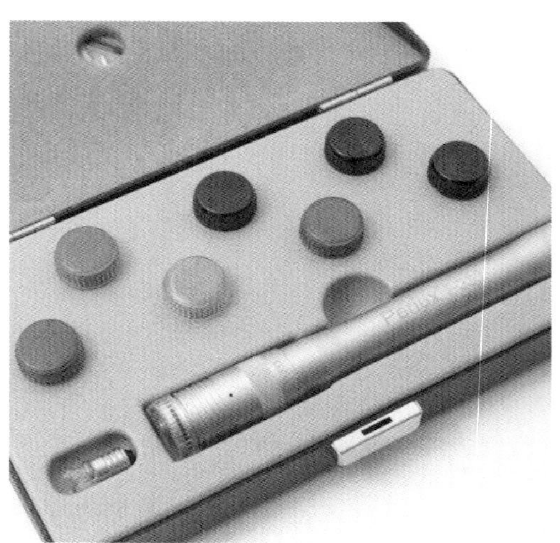

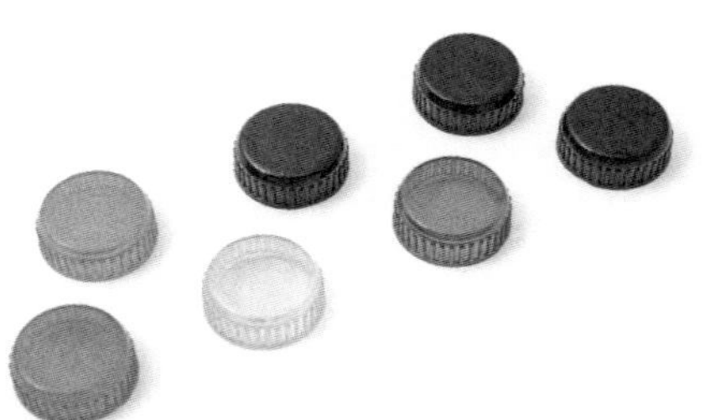

Kinder im Licht

Dr. Fausto N. Pagnamenta

Einführung in die Farbtherapie – Grund- und Steuerungsbehandlungen – Spezifische Therapien bei Schlaflosigkeit, Ängsten und Verhaltensstörungen – Pränatale Therapie – Bauchschmerzen und Koliken, Infekte und Hautprobleme – Bettnässen Essstörungen – Soforttherapien bei Erkältung, Durchfall, Fieber.

Kartoniert, 160 Seiten

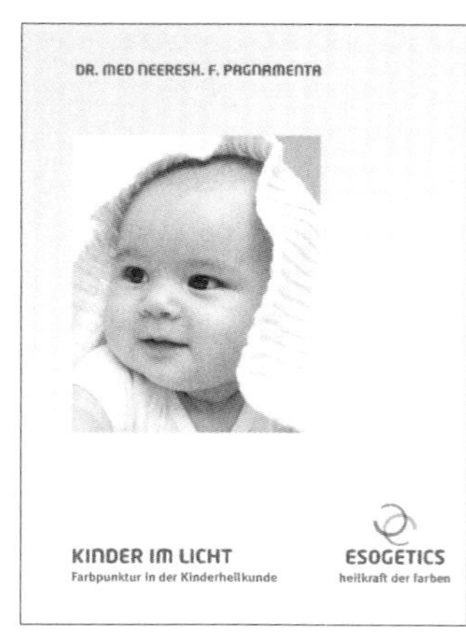

Perlux© PF 450

für die Flächen- und Punktbestrahlung

Die Eigenschaften des Perlux©-GerätesPF 450 sind speziell auf die Ansprüche der Esogetischen Farbtherapie abge-stimmt. Auswechselbare Aufsätze, die exakt den spezifischen Therapiefarben der Esogetik entsprechen, machen die Farbbehandlung – sei es zur Prophylaxe oder als begleitende Behandlung – effektiv und einfach. Egal ob Punkt- oder Flächenbestrahlung – Sie haben immer das richtige Therapiegerät zur Hand, unterwegs, in der Praxis oder zu Hause.

Das Perlux© PF 450 ist alles in einem: Flächen- und Punktbestrahlungs-Set. Es besteht aus zwei Therapieleuchtstiften, dem „P 117" für die Farbpunktur und dem „F 333" für die Flächenbehandlung. Es verfügt über 7 Farbglasstäbe, jeder einzelne mit einem speziellen Pyramidenschliff an der Spitze, der die Lichtquellen zu einem besonders wirkungsvollen Lichtstrahl bündelt. Außerdem gehören zum Set 7 Farblinsen, ein Punktsuchstift und eine Spezialersatzbirne, eine Bedienungsanleitung und eine Therapiebroschüre.

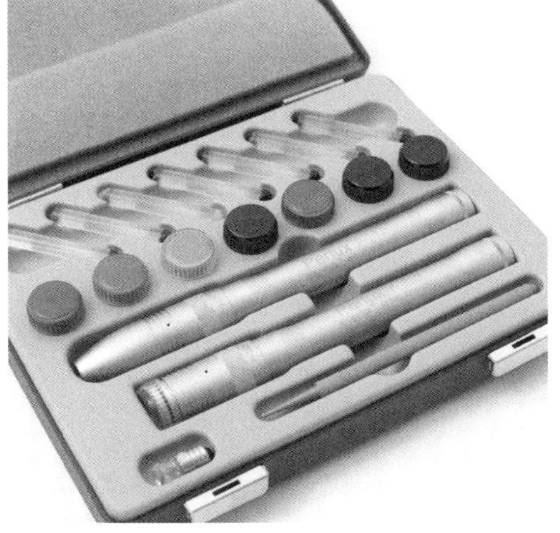

Natürlich wurde dieses Gerät nach den neuesten Erkenntnissen der Farbpunktur nach Peter Mandel konzipiert und entwickelt.

CD-Reihe: Farbklang-Therapie

Die Seele hört mit...

Das Ohr als „Tor zur Seele“ lässt sich nie ganz schließen und lässt sogar im Tiefschlaf „Gewolltes“ und „Ungewolltes“ sozusagen unzensiert eindringen. Das alles müssen wir kompensieren. Für unsere Psyche heißt das: verarbeiten!

Schon in der frühen Menschheitsgeschichte kannte man zwei Therapien, mit deren gezieltem Einsatz Psyche und Körper beeinflusst wurden: die des Lichts und die des Klangs.
Damals wie heute gilt jedoch: Falsche Musik ist wie falsche Medizin! Denn Harmonien und Rhythmen wirken direkt über das Ohr auf das Gehirn und so auf das Unterbewusstsein. So ist erwiesen, dass ruhige Klangfolgen den Herzschlag senken, den Blutdruck und die Hauttemperatur reduzieren. Mozart ist gut gegen Magenbeschwerden und die Brandenburgischen Konzerte sind besser als jedes Schlaflied!

Die Gesamtheit der Erfahrungen mit Klangwirkungen ist in die Farbklang-Therapien eingeflossen. Umfangreiche Studien haben ergeben, dass Tonfrequenzen in bestimmter Zuordnung vom Gehirn als Information behandelt werden. Das Gehirn schließlich entschlüsselt diese Informationen und leitet sie an die Steuerungssysteme weiter.
Mit anderen Worten: Mit den „richtigen“ Informationen versorgt, kann das Gehirn Fehlfunktionen entdecken und beheben!
Mit den Farbklang-Therapien haben die beiden Musikforscher Ludovika Helm und Kay Korten einen Weg gefunden, bestimmte Farben aus der Farbpunktur nach Peter Mandel mit Hilfe einer speziellen mathematischen Formel in Tonfrequenzen umzuwandeln. Die klangliche Entsprechung einer bestimmten Therapiefarbe setzt sich jedoch aus mehreren – unterschiedlich stark ausgeprägten – Tönen zusammen.

Die gezielt eingesetzten Klangkombinationen können helfen, Probleme besser aufzuarbeiten, und zwar ohne ständiges Bemühen, alles über unseren Verstand bewältigen zu wollen. Dabei hören sie sich so angenehm an wie Entspannungs- oder Meditations-CDs. Ein Wohlklang für das Ohr – eine Wohltat für die Seele...

Folgende Farbklang-Therapien sind erhältlich:

Psychosomatischer Ausgleich
Die permanenten Belastungen des Alltags bringen uns aus dem Gleichgewicht und führen nicht selten zu massiven körperlichen und/oder psychischen Störungen. Die CD bewährt sich seit vielen Jahren besonders bei großen Anforderungen, in Konfliktsituationen und bei starken Reizüberflutungen.

Immun-Aufbau
Luftverschmutzung, Sauerstoffmangel, Viren und Bakterien, falsche Ernährung, Lärm und vor allem auch Stress sind Gründe, warum unser Immunsystem oft über das normale Maß hinaus gefordert ist. Die CD unterstützt den Aufbau des Immunsystems und regt den Lymphabfluss an.

Konzentration
Diese Farbklang-Therapie fördert die Aufnahmefähigkeit – zum Beispiel bei Schulkindern mit Lernschwächen, die durch Konzentrationsmangel entstehen. Empfehlenswert generell in jedem Alter zur Verbesserung und Stabilisierung des Konzentrations- und Erinnerungsvermögens sowie bei Müdigkeit.

Schlafstörungen
Unbewusste Blockierungen wie z. B. außergewöhnliche psychische Belastungen hindern uns daran, in den zum Einschlafen erforderlichen Entspannungszustand und von diesem in den Tiefschlaf zu kommen. Bestimmte Tonfrequenzen helfen, Emotionen während des Tages besser zu verarbeiten und auf diese Weise Ein- und Durchschlafprobleme zu lösen.

Kopfschmerzen/Migräne
Mehr als 180 körperlich und seelisch bedingte Ursachen sind als Auslöser von Kopfschmerzen und Migräne bekannt. Der Schmerz entsteht, wenn die Verkrampfungen im Gehirn sich lösen und ein Ödem entsteht. Die CD eignet sich sowohl für die Linderung von Schmerzzuständen als auch zur Vorbeugung.

Motivation
Hier wird vor allem die emotionale Ebene angesprochen. Sie wirkt gezielt im Mittelhirnbereich, der wichtigsten Verbindung zwischen Körper und Gefühl. Diese CD fördert die Entstehung von Emotionen und damit auch die Motivation und Kreativität.

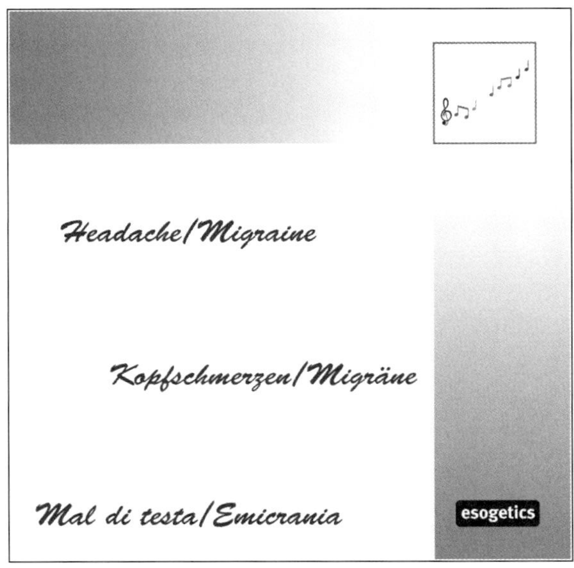

CD-Reihe: Klangbilder

Grundlage dieser Klangbilder ist das von Peter Mandel entwickelte Esogetische Modell, das die Zusammenhänge der Körper- und Bewusstseinsebenen darstellt. Die Wortschöpfung Esogetik steht für die Verschmelzung von Esoterik, dem überlieferten Wissen um die Heilung und Gesunderhaltung von Körper, Seele und Geist, und Energetik.

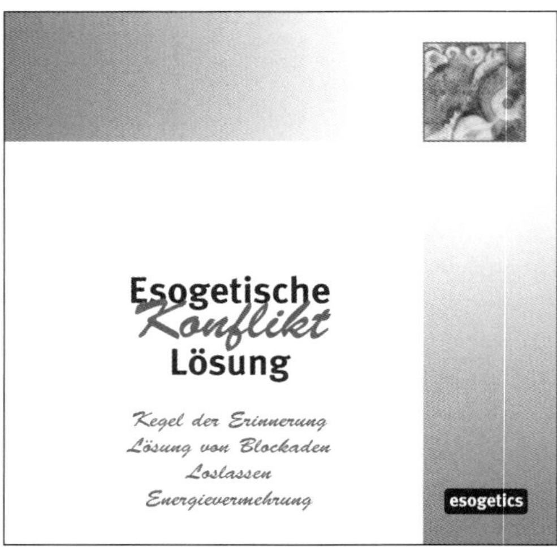

Die Esogetischen Klangbilder haben exakte mathematische und musikalische Grundlagen nach therapeutischen Vorgaben.

Hierbei wird der Körper als Schlüssel benutzt, um aus dem Erkennen und Interpretieren von Schmerz und Erkrankung auf die wirklichen Inhalte und Aufgaben, also auf das ganz individuelle „Programm" jedes einzelnen Menschen schließen zu können.

CD-Set: Die Esogetische Konfliktlösung
Diese CD-Reihe basiert auf der Konfliktlösungstherapie der Farbpunktur. Sanfte Regulierungsimpulse nehmen direkten Einfluss auf Blockaden und führen behutsam zu deren Auflösung. „Konfliktlösung" stellt sowohl ein Behandlungsinstrumentarium als auch lebenslange Begleitung und Unterstützung dar – eine Hilfe zur Überwindung schwieriger Lebenssituationen und zum Erkennen und Auflösen alter, krankmachender Muster. Nur im 4-er-Set erhältlich.

CD 1: Kegel der Erinnerung

CD 2: Lösung von Blockaden

CD 3 Loslassen

CD 4 Energievermehrung

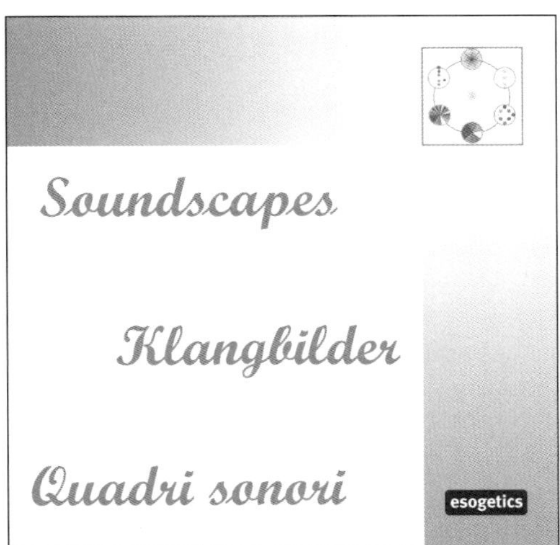

Weitere Klangbilder:

CD 1: Ausgeglichenheit
Fördert die Bereitschaft, das Leben als eine sich ständig verwandelnde Entwicklung anzunehmen, Altes los- und Neues zuzulassen: die Voraussetzung für Gelassenheit.

CD 2: Regeneration
Unterstützt und fördert alle geistigen Verarbeitungsprozesse, die mit Veränderung und Neuorientierung zu tun haben – auch die körperliche Erneuerung im Sinne von Regeneration.

CD 3: Selbstsicherheit
Dient als „Wegweiser" zum eigentlichen Kern des Menschen. Je mehr wir erkennen, was in uns als Lebensplan angelegt ist, desto mehr leben wir aus uns selbst heraus, in unserer Mitte. Das ist die Grundlage für Selbstsicherheit.

CD 4: Vitalität
Hilft, Wege zu neuen Erkenntnissen zu finden und diese zu verwirklichen. Die Vitalität wird gestärkt. Sicherheit baut sich auf, dass wir allen Aufgaben gewachsen sind, wenn wir nur wollen.

CD 5: Selbsterkenntnis
Fördert die Fähigkeit, die eigenen Kräfte zu erkennen. Wir verstehen unsere Hemmungen, Blockaden und Widerstände, die unser Leben beeinträchtigen, und lernen, sie zu verstehen und abzubauen.

CD 6: Veränderung
Bestärkt im Wunsch, sich frei zu machen von negativen Gedanken. Wir lernen, starre Verhaltensmuster, die zu Problemen führen können, zu verändern und neue Wege zu gehen.

CD 7: Neuorientierung
Zeigt Möglichkeiten, den Sinn des Lebens zu finden. Fördert die Möglichkeit, Depressionen, Melancholie, Trauer und Resignation zu überwinden und das Lebensziel zu erreichen.

CD 8: Harmonie
„Was ich begonnen habe, bringe ich jetzt auch erfolgreich zu Ende" ist Thema dieser CD. Sie unterstützt Sie dabei, Ihr Lebensziel zu erreichen und ein bewusstes, gesundes und harmonisches Leben zu führen.

CD 9: Vollendung
Extrakt der wirkungsvollsten Teile aus den Klangbildern CD 1 bis CD 8 zur Verarbeitung des gesamten Themenkreises. Als Repetition zur Auffrischung aller bereits vermittelten Inhalte.

Esogetisches Wildkräuteröl^relax

Das Öl, das unter die Haut geht

Das Esogetische Wildkräuteröl^relax ist ein Naturpräparat, das sich die vielfältigen und bewährten Heilkräfte der Natur zunutze macht. Darunter sind unter anderem Öle von Wacholderbeere, Nelke, Zimt, Kümmel, Latschenkiefer, Zedernholz, Lavendel, Pfefferminze, Rosmarin, Anis und Eukalyptus. Die natürlichen Pflanzenöle garantieren für seine Reinheit und sind die beste Voraussetzung für Ausgewogenheit und körperliches Wohlbefinden. Und seine Inhaltsstoffe sind in Bezug auf die ganz speziellen Anwendungsbereiche ideal kombiniert und aufeinander abgestimmt!

Ausschlaggebend für seine »Einzigartigkeit« ist die Gesamtkomposition aus 22 Einzelbestandteilen, das heißt: Zusammensetzung und Mischungsverhältnis sind beim Esogetischen Wildkräuteröl^relax perfekt abgestimmt und deshalb optimal geeignet für die gezielte Anwendung auf bestimmte Hautzonen und Segmente! Über diese sogenannten »Reflexzonen und Segmente« der Haut werden seine Wirkungsstoffe perkutan eingeschleust. Gemeint sind einerseits zum Beispiel die »Head-Zonen«, die schon seit über 100 Jahren ihren festen Platz innerhalb ganzheitlicher therapeutischer Maßnahmen haben, und andererseits spezielle Muskelsegmente. Nicht umsonst ist das Einreiben mit Kräutern und Ölen seit alters her eine unverzichtbare Form der Therapie. Und auf das, was seit Jahrhunderten maßgeblich zur Gesundung und Gesundheit beiträgt, sollten wir auch heute nicht verzichten!

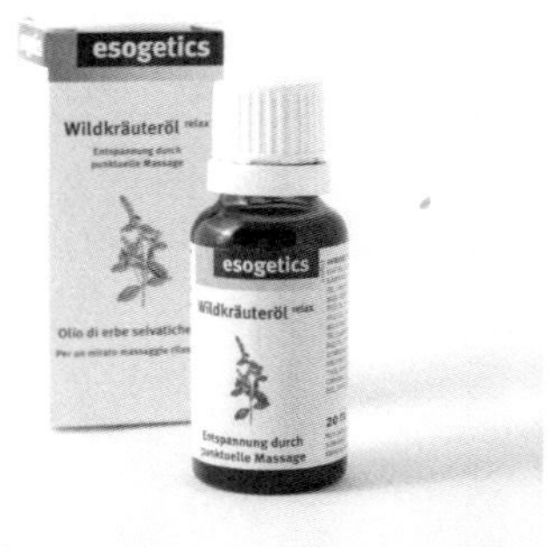

All dieses Wissen liegt nun der Symbiose zwischen der Zusammensetzung des Esogetischen Wildkräuteröls^relax und den Zonen und Segmenten zugrunde. Sowohl die übernommenen feststehenden Zonen als auch die von Peter Mandel entdeckten Segmente spielen eine wesentliche Rolle beim Einsatz des Esogetischen Wildkräuteröls^relax.

Doch dieses Öl kann noch mehr! So zum Beispiel wird es in Verbindung mit ganz speziellen, von Peter Mandel definierten Hautzonen und -punkten schon seit Jahren als »Traumöl« verwendet. Studien belegen, dass die Anwendung des Esogetischen Wildkräuteröls^relax auf diese bestimmten Hautzonen helfen kann, die ganz individuelle Persönlichkeit eines jeden zu unterstützen, ja sogar weiterzuentwickeln.

Das Esogetische Wildkräuteröl^relax ist erhältlich in Fläschchen zu 20 ml Inhalt.

Wildkräutertee^{relax}

Trinken Sie auf Ihr Wohlempfinden! Die vierzehn Wildkräuter dieses neuen Tees sind auf die Inhaltsstoffe des Esogetischen Wildkräuteröls^{relax} abgestimmt und entfalten ihre wohltuende Wirkung gezielt im gesamten Bauchraum – also auch in dem Bereich, der allgemein als „Bauchgehirn" bezeichnet wird.

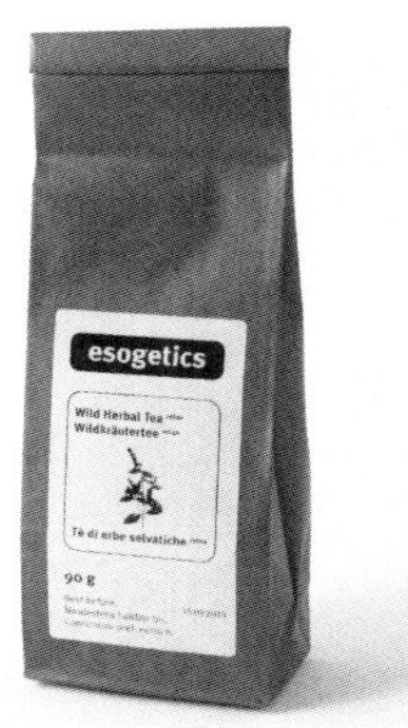

Genießen Sie ein bis zwei Tassen des Esogetischen Wildkräutertees^{relax} am Abend vor dem Einreiben der entsprechenden Traumzonen, damit er seine Wirkung voll entfalten und die Stimulation der Zonen verstärkend unterstützen kann.

Hautschutzsalbe

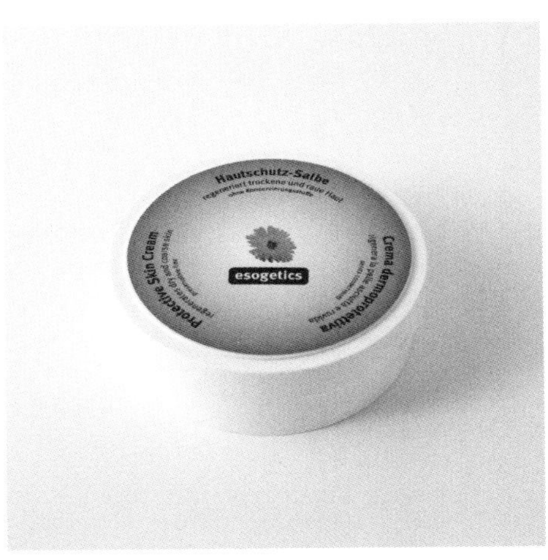

Die Esogetische Hautschutzsalbe auf Ringelblumenbasis dient zur Pflege der gesunden Haut und zur Vorbeugung. Sie eignet sich vorzüglich als Zusatz zur täglichen Kosmetik, wirkt aber auch hervorragend beispielsweise bei allen Hautunreinheiten. Sie reinigt das Gewebe und regt die Hautdurchblutung an.

In der Therapie wird die Esogetische Hautschutzsalbe zur Wundheilung, bei Ekzemen, Quetschungen und Hautschäden aller Art eingesetzt.

Die Scheiben der Esogetik

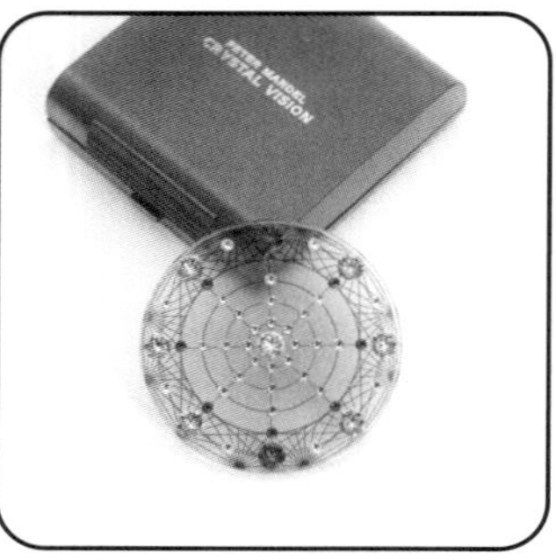

Die Scheibe der Elemente

Aus der Erfahrung mit den drei Scheiben Liebe (Herzscheibe), Licht (Traumscheibe) und Leben (Erdenscheibe) entstand die Idee, dass alles auf der Ebene der Materie, also auch unser Körper, von den vier Elementen erschaffen wird. Impulsgeber ist dann das 5. Element Äther, welches die Informationen von oben (Informationsraum) nach unten in die „Raum-Zeit" trägt. Diese Überlegung hat Peter Mandel in eine vierte Scheibe, die er „Scheibe der Elemente" nennt, umgesetzt.

Durch die Beobachtungen der vergangenen 40 Jahre ist Peter Mandel davon überzeugt, dass die vier Elemente mit allen Erkrankungen, Schmerzen und Beschwerden verbunden sind. Er erkannte schon sehr früh, dass die vier Elemente genau definierte Reflexbereiche auf der Körperoberfläche haben. Dabei sind dies holografische Muster, welche rückgekoppelt übergeordnete Funktionen beinhalten und so in der Lage sind regulierende Impulse zu geben.

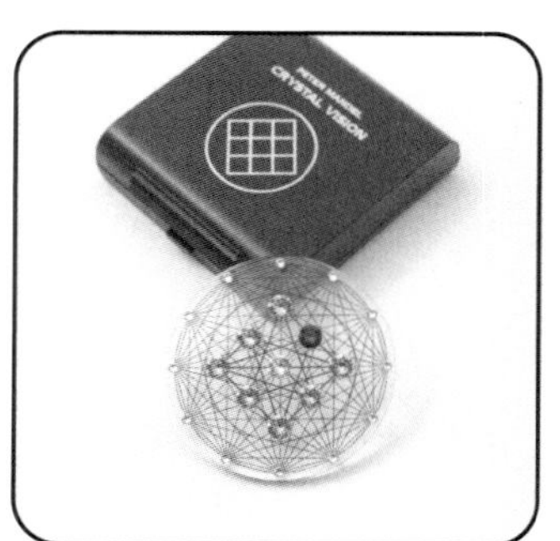

Die Scheibe des Herzens

Symbolisch wird das menschliche Herz mit den Empfindungen und Gefühlen wie Herzenswärme, Herzensgüte, Hingabe und der Liebe, welche tief in unserem Herzen verankert ist, in Verbindung gebracht.

Die drei großen „L" („LIEBE – LICHT – LEBEN") haben für Peter Mandel die gleiche Bedeutung wie „GEIST – SEELE – KÖRPER" oder „INFORMATION – ENERGIE – MATERIE".

Alle diese Begriffe beschreiben die „Ganzheit und Einmaligkeit" unseres Wesens. Die Scheibe des Herzens lässt uns dies erkennen und fühlen. Dadurch werden wir Veränderungen in unserem Leben spüren, welche die Qualität der Ruhe und „das zu sich selbst Kommen" in sich tragen. Viele Beschwerden, welche durch unsere Umwelt entstehen, wie Stress oder Aggression, werden gemildert oder ganz aufgehoben.

Zu Beginn empfiehlt sich die tägliche Anwendung. Später reicht es aus, mehrmals in der Woche die Scheibe des Herzens aufzulegen. Oder man trägt sie bei sich, vielleicht über dem Herzen positioniert.

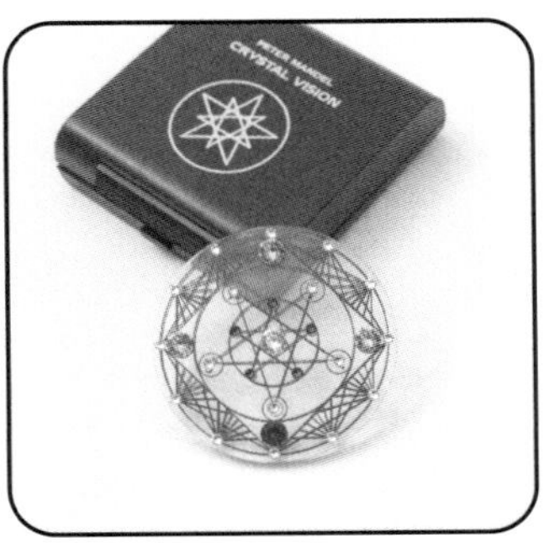

Die Scheibe des Lichts (Traumscheibe)

Zur Intensivierung der Traumaktivität hat Peter Mandel die Symbolik der zehn antiken Planeten, welche als Archetypen verstanden werden können, bearbeitet. Hier reifte in vielen Jahren die Idee, das Pentagramm in seiner doppelten Darstellung als Therapie zu nutzen.

Was immer dem Pentagramm durch die verschiedenen Zeiten und Kulturen, Religionen und Philosophien angedichtet wurde, für Peter Mandel steht es nach so vielen Jahren der Beobachtung am Menschen fest, dass man ihm durch den Einsatz der „Pentagramm-Traumscheibe" helfen kann, seine Mitte wieder zu finden.

Die Traumscheibe verhilft zu tiefer Ruhe und zu einer Verbesserung der Schlafbereitschaft. Weitere Reaktionen sind die Zunahme der erinnerlichen Traumaktivität und die Verbesserung der Regeneration von Körper und Nervensystem durch Ausgleich der Schlafrhythmik. Für die Gesunderhaltung sowie die Gesundung ist der rhythmische Schlaf unabdingbar, ebenso die erinnerlichen Träume, welche die Botschaften unserer Seele in das Wachbewusstsein transportieren.

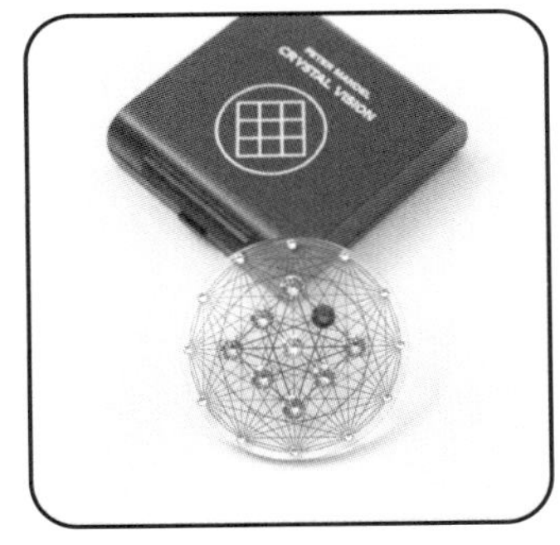

Die Scheibe der Erde

Nach der Traumscheibe (Scheibe des Lichts) und der Herzscheibe (Scheibe der Liebe) hat Peter Mandel die **Scheibe der Erde (Scheibe des Lebens)** entwickelt.

Das Konzept dieser Scheibe basiert auf der heiligen Geometrie und der damit verbundenen „Blume des Lebens". Wenn wir die Schwingungen höherer Welten spüren möchten, so brauchen wir Medien, welche uns dies ermöglichen. Die Vibration in Bezug auf die Zelle ist Voraussetzung für das Leben. Hört Vibration auf, so ist auch der wechselseitige Informationsfluss der Zellen gestört oder aufgehoben.

So ist die Scheibe des Lebens ein bestens geeignetes Medium, um die Kommunikation der Zellen des Körpers wieder in Gang zu bringen.

Die Scheibe der Erde hat keine spezifische Indikation. Da sie aber dem Körper und damit dem Zellbewusstsein zugeordnet ist, bezieht sie sich auf alle Blockaden zellulärer Strukturen. Die Anwendung dieser Scheibe ist besonders auf die Segmentzonen des Körpers ausgerichtet und ist in der Lage, Blockaden sanft zu lösen.